Elisabeth Kaiser
Natürlich schwanger werden

Elisabeth Kaiser

natürlich schwanger werden

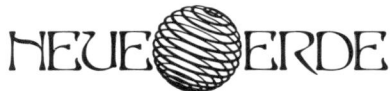

Bücher haben feste Preise.

1. Auflage 2017

Elisabeth Kaiser
Natürlich schwanger werden

© Neue Erde GmbH 2017
Alle Rechte vorbehalten.

Titelseite:
Foto: svetikd/www.iStockphoto.com
Gestaltung: Dragon Design, GB
Satz und Gestaltung:
Dragon Design, GB
Gesetzt aus der Sabon

Gesamtherstellung: Appel & Klinger, Schneckenlohe
Printed in Germany

ISBN 978-3-89060-710-8

Neue Erde GmbH
Cecilienstr. 29 · 66111 Saarbrücken
Deutschland · Planet Erde
www.neue-erde.de

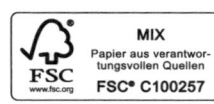

Inhalt

Persönliches Vorwort –
Warum ich dieses Buch geschrieben habe

Wir leben in einer Zeit, in der Verhütung, Kinderwunsch, Empfängnis, Schwangerschaft, Geburt, Leben und Tod immer selbstverständlicher technisiert werden. Der französische Arzt und Geburtshelfer Michel Odent schreibt in seinem Buch »Im Einklang mit der Natur – neue Ansätze der sanften Geburt« von der Industrialisierung der Landwirtschaft und den Parallelen zur Industrialisierung des Gebärens. Die industrialisierte Landwirtschaft stößt an ihre Grenzen, und seit einiger Zeit werden sich auch die Frauen der Grenzen der Methoden der Empfängnisverhütung, der künstlichen Befruchtung, der industrialisierten Schwangerschaftsbetreuung und des apparativen Gebärens gewahr.

Männer können nicht gebären und werden es auch niemals können. Seit vielen Jahren beherrscht eine »männlich« definierte Medizin die weibliche Verhütung, Empfängnis, Schwangerschaft und Geburt. Was meine ich damit? Ich gebe Ihnen ein Beispiel. In einer Innenstadt machte eine Partei Wahlwerbung. Aus Interesse für das Programm sprach ich mit der jungen Wahlwerberin über Kinderwunsch und dessen Industrialisierung. Sie schloss: »Naja, wenn es nicht anders geht.« Anscheinend hatte sie bereits verinnerlicht, dass Kinder nicht mehr »empfangen«, sondern »gemacht« werden.

Die meisten Frauenärztinnen und Frauenärzte haben ihre Domäne der Schwangerschaftsberatung und -vorbereitung bei den verschiedenen Ursachen eines unerfüllten Kinderwunsches an Kinderwunsch-Institute abgegeben. Sie ordnen eine zeitaufwendige, einfühlsame Begleitung vor und während einer Schwangerschaft den technischen Abläufen unter. Es wird signalisiert, dass Frauen nicht mehr für sich selbst sorgen können, sondern verwaltet werden müssen. Es ist nicht mehr *ihr* Kind, das sie beherbergen, es gehört unter die ständige Obhut ärztlicher Kontrolle. Auf diese Weise bleibt etwas ganz Wesentliches ausgespart. Auf einer tieferliegenden Ebene können Sie sich auf eine Schwangerschaft vorbereiten und die von Ihnen geplante oder ungeplante Empfängnis in Einklang mit dem Wunsch Ihres Ungeborenen bringen. Wenn Sie mit Ihrer Intuition verbunden sind, spüren Sie ganz von allein, wann die Zeit gekommen ist, ein kleines Wesen in Ihrem Körper zu beherbergen.

Grundsätzlich kann jede Frau schwanger werden. Gönnen Sie sich Zeit und Ruhe für eine körperliche, geistige und seelische Vorbereitung. Das kann ein bis drei Jahre dauern. Es ist nicht immer ohne weiteres möglich, sofort schwanger zu werden, nachdem eine Frau jahrelang synthetische Verhütungsmittel eingesetzt hat. Der Körper muss sein natürliches hormonelles Gleichgewicht erst wieder herstellen. Das dauert unterschiedlich lange Zeit. Hinzu kommt, dass Sie während der Verhütungsphase seelisch auf »nur nicht schwanger werden« gepolt sind, denn kein Verhütungsmittel ist zu 100 % sicher. Es kann sein, dass Sie zunächst ein altes, tiefverwurzeltes »Jetzt-will-ich-noch-kein-Kind«-Denkmuster loslassen müssen. Dazu benötigen Sie entweder einen »Spaten«, um das tief Verwurzelte auszugraben, oder die Reife, nachzuspüren, warum Sie ein Kind nicht kommen ließen, als **es** beschlossen hatte zu »kommen«.

Sicher haben Sie schon oft die Aussage gehört: »Mein Kind war gar nicht geplant.« Ein noch nicht empfangenes Kind weiß, wann es reif ist für ein neues Erdenleben. Vielleicht trifft hier das alte Sprichwort zu: »Der Mensch denkt und Gott lenkt.« Der von Frauen gesteuerte Plan, schwanger werden zu wollen, geht oft nicht auf, weil ein Mysterium keiner Planung unterliegt – es geschieht einfach. Es sind fein abgestimmte seelische, hormonelle und immunologische Vorgänge, die zu einer Schwangerschaft führen können, jedoch nicht automatisch eintreten müssen. Eine Schwangerschaft tritt ein, wenn sich drei Personen einig sind: eine Frau, ein Mann **und** das ungeborene Kind. Hören Sie in sich hinein, vertrauen Sie nur sich selbst. Ungeborene Kinder haben – wo immer sie auch vor einer Empfängnis sein mögen – ihre eigene Persönlichkeit und ihren eigenen Wunsch und Plan, ob und wann sie in ein neues Leben eintreten und in welchem Familien-Clan sie aufwachsen möchten.

Zwischen 1940 und 1970 erhielten 4 Millionen schwangere Frauen in den USA ein synthetisches Östrogen mit der Bezeichnung DES =

Diethylstilbestrol (Stilbenderivate) zur Verhütung von Früh- und Fehlgeburten. Bereits 1950 zeigten klinische Studien, dass DES weitgehend wirkungslos war. Viele dieser Frauen und deren Töchter haben oder hatten viele Jahre nach der Einnahme von DES ein erhöhtes Brustkrebsrisiko. Die Töchter, deren Mütter DES bekamen, erkrankten häufig an Scheiden- oder Gebärmutterhalskrebs. Viele Söhne leiden oder litten an Missbildungen der Geschlechtsorgane. Die ersten Missbildungsfälle bei den Töchtern traten erst 1966 auf! In den westlichen Staaten wurde DES vom Markt genommen, als sich herausstellte, dass die Einnahme mit dem Risiko von Anomalien des kindlichen Genitaltraktes verbunden war.[1] Heute wird bei Frauen mit Kinderwunsch sehr oft Clomifen eingesetzt, dessen Wirkstoff Clomifendihydrogencitrat ist. Er gehört zur Stoff- und Indikationsgruppe Stilbenderivate. Es soll nur eine geringe Dosis enthalten sein. Stilbenderivate oder Destilbene befinden sich auch noch heute in Waschmitteln, Textilien und Papier. Es ist bekannt, dass Arbeiter, die mit ihnen in Berührung kamen, unter einer Veränderung ihres Hormonsystems litten.[2]

Vor meiner Ausbildung zur Hebamme absolvierte ich im Jahr 1961/62 ein Praktikum im Kreißsaal einer großen Frauenklinik. Bis heute kann ich folgende Situationen nicht vergessen: Ärzte, Hebammen und ich standen wie angewurzelt am Bett einer kreißenden Frau und hielten gespannt den Atem an. Wir atmeten jedes Mal erleichtert durch, wenn wir sahen, dass das Neugeborene gesund war. Was war geschehen? Unter Ärzten, Ärztinnen und Hebammen sprachen wir oft über Contergan. Immer wieder kam es vor, dass schwangere Frauen um den 34. - 50. Tag nach Beginn ihrer letzten Menstruation auf ärztliche Empfehlung hin das Beruhigungs- und Schlafmittel Contergan eingenommen hatten. Schwangere, die in dieser Zeit ihrer Schwangerschaft – oft nur eine einzige Tablette – Contergan eingenommen hatten, gebaren Kinder mit schweren Fehlbildungen. Contergan (Wirkstoff Thalidomid) wurde in Deutschland zwischen dem 1. Oktober 1957 und dem 27. November 1961 von der Firma Grünenthal vertrieben. Der Spiegel schrieb am *5.12.1962*, »dass die Auswirkungen nirgendwo so verheerend gewesen seien wie in der

Bundesrepublik, wo schätzungsweise 5000 bis 6000 Kinder unter den Betroffenen waren.«

Im Jahr 1965 vermutete ich bei mir eine Schwangerschaft, da ich einen sehr unregelmäßigen Zyklus hatte. Ich suchte deshalb eine Frauenärztin auf. Sie gab mir ein Praxismuster Duogynon, um durch die Einnahme festzustellen, ob ich schwanger wäre. Da ich die Contergan-Affäre hautnah miterlebt und im Nachrichtenmagazin »Der Spiegel« gelesen hatte, dass durch Contergan bei vielen Babys Missbildungen hervorgerufen worden waren, fragte ich die Frauenärztin skeptisch, ob denn Duogynon auch wirklich ungefährlich sei. Sie bejahte das und sagte: »Auf gar keinen Fall ist das gefährlich.« Erst Jahre später erfuhr ich, dass ich ein Versuchskaninchen gewesen war. In der Frühschwangerschaft wurde Duogynon unter der Hand auch als Abtreibungsmittel bekannt. Die Pharmaindustrie hat damals Milliarden am Verkauf von Duogynon verdient, alleine 1968 in der ganzen Welt 3,8 Millionen Packungen verkauft (siehe Spiegel Online 07.07.2016). Für viele Frauen war es eine völlig unnötige Erfahrung mit erschütternden Folgen. In Deutschland blieb Duogynon unter dem Namen Cumorit bis 1980 auf dem Markt.[3]

Während ich dieses Buch schreibe, erscheint bei Spiegel Online ein Artikel von Udo Ludwig und Christian Schweppe mit dem Titel »Schering-Arzneimittelskandal: Für die Opfer kein Wort«. Die Anwälte Heynemann und Sommer haben bei ihren Recherchen 2016 einen Zufallsfund gemacht. Sie entdeckten in den Akten des 1980 eingestellten Strafverfahrens sogenannte Beiakten, Dokumente aus dem Hause Schering, die dem damaligen Opferanwalt vorenthalten worden waren. Diesmal versuchte Bayer vergebens, die Fundstücke unter Verschluss zu halten. Unter dem Aktenzeichen 234 UJs 2014/16 ermittelt jetzt die Berliner Staatsanwaltschaft.

All diese Ereignisse haben mich als junge Frau entsetzt, wütend und nachdenklich gemacht. Sie haben mich für mein ganzes weiteres Leben geprägt und mir eine Chance gegeben, gegenüber der Leichtfertigkeit ärztlicher Empfehlungen sehr kritisch zu werden. Es war ein langer, langer Weg bis ich Vertrauen in meinen eigenen Körper entwickeln konnte und sich die von außen vermittelte Unsicherheit in mir beruhigte. Heute übernehme ich die volle Verantwortung für meinen Körper, meine Gesundheit, meine Ernährung und mein ganzes Leben. Niemand kann mir diese Verantwortung abnehmen. Es scheint sehr einfach, zu allen möglichen Fachleuten zu gehen und sie um eine Diagnose zu bitten. Es gibt mehrere Möglichkeiten, um festzustellen, ob ich »gesund« bin oder ob man eine Art »Krankheit« bei mir findet oder mir alle möglichen Vorsorgeuntersuchungen, Prophylaxen und Operationen anbieten möchte. Alle Mediziner wollen nur mein Bestes, aber ist das auch das Beste für mich?

Mit diesem Buch möchte ich Sie ermutigen in erster Linie sich selbst zu vertrauen, sich nicht bevormunden zu lassen. Sollten Sie wirklich krank sein, fragen Sie Ihre »innere Ratgeberin« und diskutieren Sie mit verschiedenen Gesundheitsberatern, bis Sie sicher sind, welche Methode für Sie die richtige ist. Es ist an der Zeit, dass wir unsere Intuition und Kreativität entfalten, denn wir haben es in unserer Hand, wie wir unser Leben gestalten wollen. Kapitel für Kapitel werde ich Sie tatkräftig mit wichtigen Informationen und praktischen Tips bei Ihrem Kinderwunsch unterstützen. Lesen Sie langsam und verweilen Sie immer auch einige Zeit, um Ihre eigenen Gedanken und Gefühle wahrzunehmen.

Einführung

Noch vor 50 Jahren wurden Frauen ohne Mühe schwanger, oft ohne es geplant zu haben. Viele »mussten« heiraten. Den Liebesakt konnten sie aus Angst, schwanger zu werden, oft nicht genießen. Es gab auch immer wieder Ehepaare, die sich mit einem Leben ohne Kinder abfinden mussten. Seit einigen Jahren können Frauen – aus den verschiedensten Gründen – vermehrt nicht mehr unbeschwert schwanger werden. Das Wissen um die eigene Fruchtbarkeit und die notwendige seelische und körperliche Vorbereitungszeit sind weitgehend verlorengegangen. Über viele Jahre werden hormonelle Verhütungsmittel angewandt, die den körpereigenen Hormonhaushalt enorm belasten und wie ein »Virus auf der Festplatte« wirken.[4] Hinzu kommen Stress und Umweltbelastungen, denen Frauen heutzutage ausgesetzt sind und die den Stoffwechsel zusätzlich schwächen. Das Wissen um den eigenen Hormonhaushalt ist verlorengegangen. In ihrer Hilflosigkeit melden sich viele Paare zur Beratung in einem oder mehreren Kinderwunsch-Instituten an. Sie äußern ihren Kinderwunsch und geraten in einen Sog von Vorschlägen, welche künstlichen Befruchtungen für sie in Frage kämen. Sie sind bereit, sehr viel Geld zu investieren.

Einige Frauen, die einen Termin in einem Kinderwunsch-Institut hatten, berichteten mir entsetzt davon, dass so viele Frauen dort waren, dass sie nicht nur auf Stühlen, sondern auch auf dem Boden saßen, um sich nach einer künstlichen Befruchtung zu erkundigen oder sich behandeln zu lassen. Ich fragte mich, wie Ärzte und Ärztinnen es schaffen, den Frauen das Kinderwunsch-Wunder zu verkaufen.

Es interessierte mich, welche Medikamente vor, für und nach einer Befruchtung eingesetzt werden, um ein Lebewesen zu erzeugen. Mir fiel auf, dass viele Frauen nach einer erfolgreichen künstlichen Befruchtung und der Geburt ihres Kindes oder gar Zwillingen unbewusst und ungewollt nach kurzer Zeit ohne ärztliche Hilfe ein zweites Mal schwanger wurden. Ich habe verzweifelte Frauen in meiner Praxis aufgefangen, die durch gespritzte oder eingenommene synthetische Hormone, völlig neben sich standen und bitterlich weinten. Sie ertrugen die Torturen einer künstlichen Befruchtung einfach nicht mehr. Ein Ehemann drohte seiner Frau mit der Scheidung, wenn sie nicht »weitermachen« würde. Bei einer anderen Frau hatte sich tief eingeprägt, dass sie ohne künstliche Befruchtung keinesfalls schwanger werden könne, denn sie habe »schlechte Eier« und ihr Ehemann »schlechte Spermien«.

Was werden uns weitere Experimente bringen? Als kritische Beobachterin stelle ich fest, dass ganz natürliche Vorgänge des weiblichen Körpers seit vielen Jahren mit enormer Geschwindigkeit unnötig verkompliziert werden, und das mit riesigen finanziellen Ausgaben der Wissenschaft und der hilfesuchenden Frauen. Hierzu fällt mir immer wieder das Kindermärchen: »Des Kaisers neue Kleider« ein. Es wird uns – meistens den Frauen – etwas vorgegaukelt, und gutgläubig, wie wir sind, kommen wir in die Gefahr, es als die neueste wissenschaftliche Wahrheit anzusehen. Meine Eltern wollten von mir als Jugendliche immer den Beweis für das, was ich erzählte. Als Wissenschaftler prüfte mein Vater nach, was die »Fachleute« verkündeten. Wenn ich aus meinem Bauch heraus meine Meinung kundtat, sagte meine Mutter: »Falsch, das ist nicht richtig, ich sage dir was richtig ist.« So bin ich aufgewachsen. Und Sie?

Als ich im Laufe meines Lebens merkte, dass sich Meinungen und Paradigmen ständig veränderten, legte ich meine kindliche Gutgläubigkeit ab und traute mich, zu hinterfragen. In der heutigen Zeit haben wir die Möglichkeit, im Internet zu recherchieren und müssen nicht mehr alles glauben, was »Autoritäten« uns vermitteln wollen. Bei meinen Recherchen für dieses Buch fand ich im Internet zum Thema Kinderwunsch zu 90 % nur die Informationen von und über

Kinderwunschpraxen. Ein sehr erfahrener Kinderarzt, der noch vor 70 Jahren lebte, sagte einmal zu seiner Enkelin: »Wissenschaft ist der derzeitig herrschende Irrtum«. Und doch sind wir viel technikgläubiger geworden und nutzen die neuesten Möglichkeiten, ein Baby zu »bestellen«. Wir haben vergessen und verlernt, wie wir uns den Kinderwunsch in den allermeisten Fällen selbst erfüllen können. Wir, das ist auch die Gesellschaft, können überhaupt noch nicht absehen, welche Spätfolgen der Einsatz von künstlichen Hormonen, Nährlösungen für Embryonen in Petrischalen, eingefrorenen Eiern und so weiter für Frauen und ungeborene Kinder hat. Die »Manipulationen« geschehen nicht aus Mitgefühl und Hilfsbereitschaft, sondern aus finanziellen Interessen und der Absicht: »Es muss doch möglich sein, den weiblichen Körper zu beherrschen oder am Ende gar ohne die Gebärmutter auszukommen.«

Viele hilfesuchende Frauen verlieren die Übersicht über die Vorschläge und Untersuchungen der Kinderwunschzentren. Frauen zeigen mir Unterlagen von verschiedenen Laboren, die sich deutlich widersprechen. Es werden ihnen Unfruchtbarkeit, PCO, Hashimoto, Gefahr von Schwangerschaftsdiabetes und was nicht alles angedichtet. Dann kann nach Schema F vorgegangen werden, denn individuelle Sicht kostet Mühe und verlangt Kreativität. Verunsichert lassen die meisten Frauen alles mit sich machen. Sie geraten in eine Mühle, die sie hineinzieht, vertrauen dem Versprechen, dass sie nur mit Hilfe eines erfahrenen Spezialisten schwanger werden können. Was ist anschließend mit den vielen negativen sich selbsterfüllenden Prophezeiungen?

Immer wieder kommen Frauen zu mir, die eine wache Begleiterin suchen. Ich schlage ihnen vor, etwas abzuwarten und zu allen Aussagen erst einmal Distanz einzunehmen. Allein die liebevollen Gespräche zwischen uns führen zu einer meditativen Stimmung der Zuversicht. Es gibt jedoch auch Frauen, die ihrem Herzen und ihrer Intuition nicht vertrauen. Sie geraten in eine Art »Trance«, die sie auf ihren Kinderwunsch fixiert. In ihrem Eifer warten sie die Zeit nicht ab, die sie oder ich bräuchten, und sagen: »Wenn es bei Ihnen nicht klappt, gehe ich eben ins Kinderwunschzentrum.« Doch was ist mit den Werten von Sich-Zeit-Lassen und Ehrfurcht vor dem Leben oder mit dem Annehmen von der derzeitigen Kinderlosigkeit? Es gibt da vielleicht auch einen Egoismus, der Ihnen vorgaukelt, dass Sie unbedingt ein Kind haben müssen, ohne zu ahnen, welche Opfer Sie bringen müssten. Trauen Sie sich, liebe Leserin, ehrlich zu hinterfragen, warum Sie unbedingt ein Kind haben wollen.

Der Wunsch nach einem Kind ist seit Tausenden Jahren ein Thema. Lassen Sie sich von mir mit diesem Buch auf einen der vielen »Kinderwunschberge« in der Natur mitnehmen, und wir sprechen darüber, wie der Wunsch nach einem Kind seit Tausenden von Jahren ein Thema ist. Vielleicht werden Sie nachdenklich und sagen: »Das mit dem Berg, auf den ich gehen kann, als Einweihung für die Erfüllung meines Kinderwunsches, habe ich noch nie gehört.« (Lesen Sie mehr im Anhang unter »Magische Orte«.) Vielleicht spüren Sie, dass Sie sich auf diesen besinnlichen Weg zur Vorbereitung auf Ihren Kinderwunsch dennoch einlassen können. Ich begleite Sie mit meiner Zuversicht und Lebenserfahrung auf dieser Reise in Ihre Kraft und Selbstbestimmung. Lassen Sie uns miteinander lachen, wenn das gewünschte Kind schließlich den Weg zu Ihnen gefunden hat. Schnuppern Sie hinein in mein Buch und genießen Sie meine Vorschläge, die Ihnen als aufgeklärter Frau bisher vielleicht noch fehlten: die seelische und körperliche Vorbereitung auf Ihr Kind!

Vertiefen Sie sich nach und nach in alle Themen, die dieses Buch beinhaltet. Dazu gehört auch die Auseinandersetzung damit, dass unsere Umwelt nicht mehr »heil« ist und wie das mit Ihrer bisherigen Kinderlosigkeit zusammenhängen könnte. Vieles mag Sie möglicherweise im ersten Moment erschüttern, doch möchte ich Sie dazu anregen, selbst Verantwortung zu übernehmen und gemeinsam mit anderen Frauen und Männern für eine lebenswertere Umwelt zu sorgen. Ich erhebe keinen Anspruch auf Vollständigkeit – so ein Buch würde viele Tausend Seiten haben.

Ich möchte mit diesem Buch ein kleines Zeichen setzen gegen den technisch-materiellen, sich immer weiter verselbständigenden Kinderwunschsog unserer Zeit. Die herkömmlichen herrschenden

Lehrmeinungen und Ansichten mischen sich mit meinen Sichtweisen und Erfahrungen, in meinem Intellekt und meiner Intuition. Ich freue mich, wenn Sie dadurch angeregt werden, weiterzudenken und gleichzeitig den Mut und das Vertrauen finden, von Ihrer angeborenen Intuition Gebrauch zu machen.

Haben Sie sich schon einmal etwas gewünscht? Oder haben Sie sich Ihre gut überlegten Wünsche erfüllt oder nie erfüllt? Oder haben Sie sich nicht getraut, etwas zu wünschen? Tragen auch Sie Ihre Wünsche zu einem »Fachmann«, der Ihnen hilft, Ihre Wünsche zu erfüllen?

Gehen Sie in Ihre Eigenmächtigkeit und erfüllen Sie sich Ihre Wünsche selbst. Neben einem klugen Plan, der Schritt für Schritt gegangen werden kann, bedarf es dazu der Vorfreude, der Dankbarkeit, des Loslassens und der Intuition, die Sie offen sein lässt für Unerwartetes oder Zufälle, damit sich Ihr innigster Wunsch erfüllen kann. Albert Einstein sagte einmal: »Die Intuition ist ein göttliches Geschenk, der denkende Verstand ist ein treuer Diener. Es ist paradox, dass wir den Diener verehren und die göttliche Gabe entweihen.«

Kind – ja oder nein?

Will ich ein Kind? Will es mein Mann? Erwarten es die Großeltern? Werde ich ständig gefragt, warum ich noch kein Kind habe? Will ich heraus aus meinem ungeliebten oder anstrengenden Beruf? Haben alle Frauen und Freundinnen um mich herum schon Kinder, und ich möchte dazugehören?

Um sich aus der Falle der Fremdbestimmung zu befreien und sich auf einen selbstbestimmten Weg zu machen, ist es wichtig, sich zunächst ehrlich all diesen Fragen zu stellen. Können oder wollen Sie die ersten Jahre bei Ihrem Kind zu Hause bleiben? Wollen oder müssen Sie unbedingt wieder zu Ihrer Arbeit gehen? Haben Sie Hilfe durch Eltern oder Tagesmutter, einen Halbtagesplatz in einer ausgezeichneten Kita, die auf biologische Ernährung setzt? Stellen Sie sich darauf ein, dass Ihr bisheriges Leben komplett auf den Kopf gestellt werden wird. Besprechen Sie sich frühzeitig mit Ihrem Partner, wie das Leben weitergehen soll, wenn Sie schwanger sind und geboren haben: Wie ist die Zeit abgedeckt, in der Ihr Kind krank ist?

Trotz aller Schutzimpfungen werden Babys und Kinder bis zu achtmal im Jahr krank, auch um das Immunsystem anzuregen. In meiner Praxis habe ich die Beobachtung gemacht, dass die vielen Impfungen – bis zu zwanzig Impfungen im ersten Lebensjahr – das Immunsystem erst einmal völlig überfordern. Deshalb sind geimpfte Kinder viel häufiger krank als Kinder, die nach und nach und zum richtigen Zeitpunkt geimpft werden. Wenn Sie nicht zu den Eltern gehören, die ihre Kinder krank und mit Antibiotika und Fiebersaft versehen in der Kita abgeben und sowohl die anderen Kinder als auch die Erzieherinnen und Erzieher ständig den verschiedensten Keimen aussetzen möchten, dann bedarf es einiger Vorüberlegungen.

Ein krankes Kind braucht seine Mutter, seinen Vater oder nahe Angehörige! Legen Sie sich rechtzeitig vor dem gewünschten »Ereignis« Geld zurück, um so lange bei Ihrem Kind bleiben zu können, wie Sie es genießen möchten und solange Sie gebraucht werden. Wenn nicht genügend Geld angespart ist, muss Ihr Partner nach der Geburt des Kindes eine Zeit lang alleine für alles Materielle sorgen. Ich habe immer wieder von Vätern gehört, die plötzlich bis nachts um 21 Uhr arbeiten. Selten bleiben Väter länger im Büro, weil das Baby abends schreit. Es entsteht häufiger eine Art Sicherheitsdenken in ihnen, die materielle Versorgung betreffend. Die Verhaltensweise beruht auf genetischen, aber auch kulturellen Prägungen. Fernab davon, Sie oder Ihren Partner auf eine Rolle festlegen zu wollen, möchte ich Sie hier wie im Folgenden dazu anregen, Gefühl und Verstand zusammenzubringen und Ihren eigenen Weg zu finden. In unserer schnelllebigen und mehr und mehr technisierten Welt scheint es dabei notwendiger denn je, der Intuition wieder mehr Raum zu geben und zu spüren, was sich für Sie persönlich stimmig anfühlt. Gönnen Sie sich, zusammen mit Ihrem Partner, Ruhe. Aus einer inneren Ruhe heraus können Sie beide überlegte Entscheidungen für die Zukunft treffen und gute äußere Umstände für das Leben mit Ihrem Kind schaffen. Entwickeln Sie auch anderweitige Perspektiven mit Ihrem Partner, für den Fall, dass sich trotz aller Bemühungen kein Nachwuchs einstellen sollte. Sobald die gewünschte Schwangerschaft nicht mehr im gedanklichen Fokus steht, geschieht sie oft von ganz alleine.

Untersuchungen zeigen, dass Kinder, die in den ersten Lebensjahren durch die ständige aufmerksame Versorgung, das Trösten, Herumtragen, Verwöhnen, Ansprechen und Ermuntern durch die Mutter, den Vater, die Großeltern oder andere feste Bezugspersonen, zu liebevolleren, lebenstüchtigeren, stabileren Kindern heranwachsen. Der Psychosomatik-Professor Bauer von der Uni Freiburg gibt in diesem Zusammenhang folgendes zu bedenken: »Ein Staat, der Eltern nicht ausreichende Möglichkeiten einräumt, sich in der frühen Lebensphase ihrer Kinder intensiv um diese zu kümmern, zahlt später einen hohen Preis – in Form einer Zunahme psychischer, insbesondere depressiver Störungen und anderer Stresskrankheiten«.[5]

Sie sind nicht sicher, ob Sie Ihrem Baby die Zuneigung geben können, die es braucht? Ich möchte Ihnen dazu gerne eine kurze Geschichte erzählen. Ich lebte einmal für fünf Jahre auf einem Bauernhof und hatte Zeit zu beobachten, wie aufopferungsvoll ein Pommerngänsepaar seine Jungen betreute. Ich sah, wie das Gänsepaar sich zunächst auf die kommenden Küken vorbereitete: Ab Januar lockte der Ganter die Gans immer wieder zum Stall und gab leise Töne von sich, bis die Gans schließlich begann, ein Nest zu bauen. Als es fertig war, legte die Gans jeden Tag ein befruchtetes Ei. Der Ganter stand wachsam vor dem Stall, während die Gans brütete. Manchmal schloss er vor Erschöpfung die Augen. Einmal am Tag gab er leise Töne von sich, bis die Gans sich erhob. Dann rannten sie und er unter schrillem Geschrei zum Weiher. Beide schwammen und putzten sich. Er begleitete die Gans zurück zu ihrem Nest und wartete wiederum Tage und Wochen geduldig vor dem Stall. Die Gans bekam die besten Leckerbissen, während er sich zurückhielt und nur fraß, wenn sie genug hatte. Sobald die ersten Küken geschlüpft waren und vorsichtig aus dem Stall liefen, passte er auf sie auf. Erst als alle Küken geschlüpft waren, gingen Gans und Ganter mit ihnen spazieren. Er stieß schrille Schreie aus, wenn Gefahr drohte. Entweder standen dann die Gänseküken sofort stramm neben dem Ganter oder sie versteckten sich unter den Flügeln ihrer Mutter. Bei meinen Beobachtungen des Gänsepaares dachte mir immer wieder: Von diesem Verhalten könnten die Menschen sehr viel lernen. Gänseküken, die in einer Brüterei herangezogen wurden, fehlt oft im ersten oder zweiten Jahr ihres Brutversuchs die Erfahrung, so lange auf ihren Eiern sitzen zu bleiben, bis die Küken geschlüpft sind.

Warum möchten Sie ein Kind? Der Grund dafür, dass Sie bisher keine Kinder bekommen haben, kann auch in ungelösten Problemen Ihrer Familie oder Vorfahren liegen. Ungelöste Probleme werden von Generation zu Generation stillschweigend weitergegeben. In Kriegszeiten etwa erlebten Frauen oft sexuelle Gewalt und ungewollte Schwangerschaften. Aus Scham konnten sie nicht offen darüber sprechen. Die Nachfahrinnen spüren, dass Sexualität und eine unerwünschte Schwangerschaft etwas »Nicht-Fassbares« sind. Energetisch gesehen hängt das Nicht-Gesagte in der Luft und kann zu einer unbewussten Vermeidung führen, ein Kind zu empfangen. Eine extrem schwierige Kindheit oder eine belastende Erziehung durch Eltern oder Großeltern kann bewusst oder unbewusst Ihren Kinderwunsch beeinflussen. Vielleicht starb Ihre Mutter bei Ihrer Geburt oder sehr früh in Ihrer Kindheit. Das könnte in Ihnen eine unbewusste Angst vor einer Schwangerschaft und Geburt bewirken. Wurde eine Frau als Baby, Kind oder Jugendliche nicht ausreichend bemuttert, kann ihr das Urvertrauen fehlen, dass sie für ihr Kind sorgen kann.

Suchen Sie sich eine warmherzige, verständnisvolle Therapeutin, die Sie in Ihrem Wunsch nach einem Kind ermutigt und begleitet. Lassen Sie sich nicht in eine »Kinderwunschklinik« abschieben. Gehen Sie in Ihre Autonomie und helfen Sie selbst mit bei einer Lösung. Heutzutage ist es selbstverständlich, sich nach einer Fehlgeburt, einer schwierigen Geburt oder einer Totgeburt Hilfe zu holen, um den Verlust eines Kindes zu verarbeiten.

Ich möchte Ihnen eine weitere Begebenheit erzählen, die mich nachdenklich gestimmt hat: Das Kind einer kinderreichen Familie verunglückte. Die Eltern und die Geschwister waren alle sehr unglücklich. Es wurde aber nur kurz der Versuch gemacht, über den Tod zu sprechen. Zudem hatten die Eltern Schuldgefühle, weil sie kurz vor dem Unglück – wie so oft – gestritten hatten. Alle Familienmitglieder blieben mit ihrem Kummer alleine. Die Kinder beteiligten sich stellvertretend für die Eltern an den Schuldgefühlen. Die Eltern stellten sich vor, wie es wäre, ein neues Kind zu zeugen. Tatsächlich gebar die Mutter genau ein Jahr später ein gesundes Kind. Können Sie nachfühlen, wie sich dieses Kind ein Leben lang fühlte, als es erfuhr, dass es Ersatz für seine verstorbene Schwester war, ohne dass Eltern und Geschwister die Ursache des schwesterlichen Todes und ihre Trauer hatten verarbeiten können?

Sie sehen, dass im Vorfeld einer Schwangerschaft viele Themen aufkommen können, die Sie dazu herausfordern, zu wachsen. Auf

eine bestimmte Art und Weise ist das Schwangerwerden auch ein
Weg zu mehr Klarheit über sich selbst und zu mehr Vertrauen ins
Leben.

Es liegt in den Genen, oder?

In jedem menschlichen Zellkern befinden sich annähernd 20.000 Gene. Gene sind Abschnitte auf dem DNA-Faden. DNA ist die englische Abkürzung für Desoxyribonukleinsäure. Die DNA enthält den gesamten Bauplan eines Lebewesens. Sie speichert enorme Mengen an Informationen, die über Generationen hinweg stabil weitergegeben werden. Gene sind Träger der Erbinformation. Neben der Genetik, die sich der Erforschung dieses Materials widmet, gibt es die Epigenetik, die die Zusammenhänge zwischen den Genen und unserer Umwelt erforscht. Epi kann man übersetzen mit: neben, über, zusätzlich, anbei. Vor einiger Zeit meinten die meisten Wissenschaftler noch, dass wir ausschließlich durch die Gene gesteuert werden, obwohl immer wieder Zweifel hinsichtlich dieser Theorie aufkamen.

In jeder unserer Zellen, genauer gesagt in den Zellkernen, liegt je eine Hälfte des Erbguts unserer Mutter und unseres Vaters. In jedem Zellkern befinden sich zwei Meter DNA-Faden, aufgeteilt auf 46 Chromosomen. Ausnahmen sind die Keimzellen, die nur 23 Chromosomen haben und die roten Blutkörperchen, die keinen Zellkern besitzen. Jede Zelle enthält die komplette Erbinformation eines Menschen. Inzwischen weiß man, dass uns die Gene nicht unveränderlich steuern, sondern auch gesteuert werden. Der epigenetische Vorgang ist folgender: Die DNA wird markiert, indem kleine Moleküle an die DNA-Enzyme angehängt werden. Das Gen wird so für den Moment abgeschaltet, bleibt aber erhalten. Der Vorgang heißt Methylierung und kann auch wieder rückgängig gemacht werden. Das Epigenom bleibt so flexibel und kann jederzeit auf Veränderungen reagieren, auf neu erworbene Eigenschaften und Umwelteinflüsse, die uns im Leben begegnen. Der epigenetische Code und die Gene sind durch elektromagnetische Impulse miteinander verbunden. In unserem Leben ist es jederzeit möglich, dass sich Gene durch das Wirken der Epigenome verändern. Durch das An- und Abschalten von Genen ist eine dynamische Anpassung an das Leben möglich. So nimmt auch die Art und Weise, wie wir leben, Einfluss auf unser Erbmaterial.

Aber nicht nur Mütter und Väter, sondern auch Urgroßväter und -mütter prägen mit ihrer Lebensweise die spätere Gesundheit und Stabilität ihrer Enkelkinder und Kinder. So bestätigt Professor Dr. J. Huber, dass Umweltgifte den genetischen Code verändern können. Ein Winzer, der Pestizide einsetzt, riskiert, dass bestimmte Gifte (Toxine) von seinem Körper aufgenommen werden und sich unter Umständen auch auf die Spermien-Qualität seiner Söhne auswirken.[6] Eine Mutter, die trotz eines Vitamin D-Mangels schwanger wurde, gibt ihren Vitamin D-Mangel bei der Empfängnis an ihr Kind weiter. Es kann sein, dass es mit 50 Jahren an Osteoporose erkrankt, während die Mutter gesund bleibt. Über die epigenetische Codierung ist es auch möglich, dass bereits die Großmutter einen Vitamin D-Mangel hatte und die Osteoporose- und weitere Erkrankungs-Neigungen, die durch einen Vitamin D-Mangel entstehen können, an ihre Enkelin vererbt hatte. Frauen, die einen starken Vitamin D-Mangel haben, werden übrigens selten schwanger. Es lohnt sich den Vitamin D-Spiegel – mit dem Sie in den neun Monate der Schwangerschaft Einfluss auf den Vitamin D-Spiegel Ihres Babys haben – im Blick zu behalten. (Mehr im Kapitel Vitamin D – ein Pro-Hormon auf Seite 81) Die Lebens- und Verhaltensweisen der Eltern und Urgroßeltern wirken sich auf das Baby aus. Bereits Eizelle und Spermien nehmen bei der Zeugung die Stimmung der Eltern wahr. Sie hat einen prägenden Einfluss auf das spätere Leben des Kindes. Das liegt unter anderem daran, dass während eines liebevollen Liebesaktes das Hormon Oxytocin ausgeschüttet wird. Es weckt Empathie und Vertrauen. Wird das Baby nach der Geburt durch Mutter, Vater und alle Verwandte wohlwollend umsorgt, legt das einen weiteren Grundstein für sein Leben.

Daraus ergeben sich für Sie viele Möglichkeiten, sich selbst und dem noch ungeborenen Kind schon lange vor der Zeugung etwas Gutes zu tun, wie Sie im weiteren Verlauf des Buches sehen werden. Sie können sehr viel mehr Einfluss nehmen, als sie jetzt vielleicht noch denken. Erst kürzlich fanden Forscher Belege, dass auch akuter Stress den Vorgang der Methylisierung – wie oben beschrieben – beeinflusst. Ein Forscherteam um Prof. Dr. Gunther Meinlschmidt von der Klinik für Psychosomatische Medizin und Psychotherapie des LWL-Universitätsklinikums der RUB untersuchte Gen-Abschnitte, die für die biologische Stressregulation bedeutsam sind. Frühere Studien hatten gezeigt, dass belastende Erlebnisse und psychische Traumata in frühen Lebensjahren langfristig mit veränderter DNS-Methylierung einhergehen. In den vergangenen Jahren gab es immer wieder Hinweise, dass epigenetische Prozesse an der Entstehung verschiedener chronischer Krankheiten wie Krebs oder Depression beteiligt sind.

Besonders interessant ist in unserem Zusammenhang die Meldung über die Studie des Pathologen Carmen Sapienza von der *Temple University School of Medicine* in Philadelphia, der den epigenetischen Bauplan von in-vitro und natürlich gezeugten Babys miteinander verglich. Das Ergebnis:

Bei immerhin fünf bis zehn Prozent der Gene fand sich ein erheblicher Unterschied, der sowohl das Methylierungsmuster als auch die daraus resultierende Aktivität der entsprechenden Gene betraf. In-vitro gezeugte Kinder hatten weniger Methylgruppen an besonderen aktiven Stellen auf dem DNA-Faden, allerdings nur in der Placenta. Dagegen zeigten sich im Körper der Kinder, gemessen an der DNA des Nabelschnurbluts, mehr Methylgruppen als bei Babys, die auf normalem Weg gezeugt wurden.

Für die Forscher besonders erstaunlich war, dass jene Erbanlagen betroffen waren, die Stoffwechsel, Blutzucker und Blutdruck regulieren. In der Pressemitteilung zur Studie wird angemerkt, dass aus diesen Erkenntnissen für künstlich gezeugte Babys ein erhöhtes Risiko ableiten ließe, an bestimmten Altersleiden zu erkranken.[7] In seinem Buch *Liebe lässt sich vererben* schreibt Prof. Dr. J. Huber, dass man bereits seit längerer Zeit vermute, dass die In-vitro-Fertilisation als »Stresssituation« Einfluss auf die Gene nehmen könnte.

Kinderwunsch als Schöpfungsakt

Dr. med. Jaap van der Wal, ehemals Universitätsdozent für Anatomie, Bewegungswissenschaft und Embryologie an der Universität Maastricht in den Niederlanden, hielt im Jahr 2011 in Bad Boll einen Vortrag über Embryologie, in dem er die verschiedenen Möglichkeiten einer Befruchtung beschrieb:

> Eine ungestörte Eizelle rotiert, und die Samenzellen sammeln sich um sie. Rotieren heißt in diesem Fall, Ruhe und Bewegung. Eizellen sind aktiv – bewegen sich rückwärts und lassen sich bewegen. Eine Eizelle hat keine Form und wenn, dann eher eine Kugelform. Kugel bedeutet Ruhe – sie lässt sich bewegen, sie ist passiv und dynamisch zugleich. Eizelle und Samenzelle öffnen (lockern) sich gegenseitig, sie haben ein aufeinander bezügliches Gespräch. Eizelle und Samenzelle tanzen zusammen. Eizelle und Samenzelle sind Polaritäten, sie stülpen sich ineinander.

Samenzellen sind chaotisch, sie wissen nicht wohin, schwimmen nur bei Strömung, bewegen sich gegen die Strömung. Samenzellen sind wie Radler. Eizellen nehmen die Umgebung wahr. Früher dachte man, dass die Samenzelle die Eizelle befruchtet. Heute weiß man, dass Samenzelle und Eizelle miteinander verschmelzen. Eizelle und Samenzelle müssen sich sechs bis acht Stunden beieinander aufhalten. Es ist ein langes Ritual bis die Eizelle sich öffnet und mit der

Samenzelle verschmilzt. Durch diesen faszinierenden Vorgang wird die Entstehung eines Menschenkindes ermöglicht.

Bei einer künstlichen Befruchtung wird eine Nadel durch die beiden Eizellschutz-Hüllen gestochen. Die Eizelle weicht zurück – ähnlich wie bei einem prall gefüllten Luftballon, der nach hinten ausweicht, wenn man versucht einen spitzen Gegenstand in ihn hineinzubohren. Die Eizelle möchte nicht gewaltsam penetriert werden.

Beeindruckend ist auch eine weitere Entdeckung. Forscher haben jüngst herausgefunden, dass die Eizelle der Frau einen Duftstoff absondert, der dem Duft eines Maiglöckchens gleicht. Spermien, die darauf reagieren, haben eine höhere Wahrscheinlichkeit, die Eizelle zu befruchten. Das Duftmolekül bewirke, dass die Spermien sozusagen den Turbo einschalten, schneller schwimmen und den Weg zur Duftquelle einschlagen.[8]

Spüren Sie den Unterschied zwischen den beiden Befruchtungswegen? Mit meinen Ausführungen möchte ich Sie hier wie im Folgenden dazu anregen, wieder über die vielfältigen Vorgänge zu staunen, die in Ihrem eigenen Körper und auch in dem Ihres Partners wie auch Ihrer Vorfahren stattfinden. Es ist mein tiefer Wunsch, dass Sie wieder mehr Vertrauen in Ihre Wahrnehmung entwickeln, indem ich Ihnen nach der Zusammenstellung von Informationen immer wieder Raum zum Nachspüren gebe, damit Sie in Ihr ganz persönliches Gleichgewicht hineinfinden.

Ein Embryo oder Fetus – man bedenke: ein Mensch! – sucht sich in vollkommener Freiheit und unter Einsatz all seiner Möglichkeiten den Zeitpunkt der Empfängnis und die Stunde aus, an der er das Licht der Welt erblicken möchte. Er möchte sicher nicht in einer Nährlösung schwimmen, von »Experten« »objektiv« bestimmt, ob er ausgewählt werden soll oder nicht. Er will nicht zusammen mit den anderen Embryos in seinen Entwicklungsschritten dargestellt und verglichen werden und zusammen mit den anderen Embryos auf seine Einpflanzungsfähigkeit »objektiv« untersucht und kultiviert werden. Der Zufall hat keine Chance mehr. Es entsteht eine Energie von Druck und Konkurrenz, wie auf einer öffentlichen Bühne, auf der unter Scheinwerferlicht eine Miss Embryo gewählt wird.

Bei einer ICIS (Intrazytoplasmatische Spermieninjektion) wird von den »Experten« eine Eizelle mit einer Kanüle gewaltsam aufgestochen und irgendeine Samenzelle hineingepresst. Eizelle und Spermium haben keine Wahl. Es ist wie eine Zwangsverheiratung. Sie soll »funktionieren«. Dieser Blickwinkel spiegelt das gesellschaftliche Paradigma, das ich oben als »männlich« beschrieben habe. Es ist ein Blick von außen auf die Welt, auf das Leben. Aber wir sind ein Teil davon. Und diese Verbindung darf meines Erachtens gerade in Vorgängen wie der Befruchtung, Schwangerschaft und Geburt nicht vergessen werden.

In einem Artikel bei *Zeit online* schreibt Martin Spiewack über die moderne Fortpflanzungsmedizin:

> Ende der neunziger Jahre wagte der Chemiker Carl Djerassi einen Blick in die Zukunft. Djerassi ist berühmt, die Welt kennt ihn als Vater der Antibabypille. So wie die Pille den Geschlechtsverkehr von der Fortpflanzung trenne, prophezeite Djerassi, werde die moderne Medizin es möglich machen, die Fortpflanzung vom Geschlechtsakt zu trennen. In jungen Jahren würden Menschen ihre Keimzellen einfrieren lassen – zwecks späterer Zeugung im Labor. Anschließend würden sie sich sterilisieren lassen. Verhütung wäre gar nicht mehr nötig… Dann wird es auch für Frauen möglich, was bisher nur für Männer möglich war. Sie können nach Jahrzehnten beruflicher Erfüllung und persönlicher Selbstverwirklichung als 40-Jährige entspannt ans Kinderkriegen denken… Setzt sich die Technisierung der Fortpflanzung also fort? Steht uns nach der Pille die zweite Revolution der Familienplanung bevor? Wird sich die ärztlich kontrollierte Zeugung irgendwann als die überlegene Methode erweisen?[9]

Ob es immer selbstverständlicher werden wird, sich künstlich befruchten zu lassen? Warum genießen die Frauen in dieser Zeit nicht ihr Leben oder kuscheln mit ihrem Partner? Als Zwölfjährige lebte ich für sechs Wochen auf einem Bauernhof. Ich war völlig verblüfft, als der Tierarzt kam und die Kühe über eine Art Trichter mit Samen eines ausgewählten, starken Bullen befruchtete. Die Kühe sollten ja möglichst in regelmäßigen Abständen kalben, um den Menschen ständig ihre Milch zu liefern. Die Kälbchen wurden von der Mutter getrennt und mit Milchpulver, gelöst in einem Eimer mit warmem Wasser, gefüttert. Damals wusste ich noch nicht, dass Versuche an Tieren die Vorbereitung für menschliche Versuchstechniken sind.

Kennen Sie die Geschichte über einen Häuptling der Südseeinsel Tanna? Lassen Sie mich sie Ihnen erzählen:

> Fünf Männern seines Stammes fliegen nach England. Ihre Reise führt sie zu einem englischen Schweinezüchter. Sie bewundern die großen Schweine und berühren sie. Der Schweinezüchter zeigt ihnen, wie ein Schwein künstlich befruchtet wird. Als der Häuptling das sieht, sagt er entsetzt: » Wo bleibt denn die Befriedigung, wo bleibt denn die Befriedigung. «[10]

Die Menschen auf Tanna leben in ursprünglicher Tradition. Sie sind ein spiritueller Stamm, der in Freude, Achtung und Liebe zusammenlebt.

Interview mit Jaap van der Wal über die Embryologie

(Das Interview führten Kerstin Schmidt und Torsten Liem.)

Schmidt: Wie stehen Sie zu den verschiedenen Möglichkeiten der künstlichen Befruchtung (insbesondere zur Verwendung eingefrorener Follikel/Embryonen) im Hinblick auf die Entwicklung der menschlichen Seele?

Van der Wal: Unsere moderne Befruchtungstechnologie ist zwanghaft, sozusagen biogewaltsam. In der Retorte wird nicht empfangen sondern reproduziert, gezwungen und vor allem gemacht. Das ist vollkommen im Einklang mit unserem heutigen Denken über Konzeption: Kinder werden gemacht, Samenzellen penetrieren Eizellen, Männer befruchten Frauen usw. Ob diese Techniken zu psychosomatischen Schäden führen? Ich denke ja. Es ist zwar schwierig, das wissenschaftlich zu beweisen, aber viele Therapeuten erzählen mir zunehmend von

Disorders (Störungen) bei Kindern mit »Displacedness« (nicht am richtigen Ort sein) zu tun haben.

Was mir aber viel mehr Sorgen macht ist, dass durch IVE, ICSI usw. Bilder darüber entstehen, wie wir Konzeption und Kinder betrachten. Wir machen Kinder, sie sind unser Eigentum, das sind leere Eimer, die man füllen muss mit Gedanken, wir pflanzen uns fort in unseren Kindern. Um mich herum bemerke ich mehr und mehr, dass eine Gesellschaft entsteht, die das Wissen des Kindlichen nicht mehr versteht. Ratlose Eltern, Kindervernachlässigung, Kinder, die keine Kinder mehr sein können, ein nach vorn gerückter, einseitiger Intellekt.

Vielleicht verursachen IVF, ICSI keine Störungen. Aber es ist gestört, so über uns selbst, unsere Kinder und unsere Reproduktion zu denken. Unsere moralische Entwicklung hält nicht mehr Schritt mit unserer technologischen Entwicklung. Es ist ein Märchen, dass Wissenschaft objektive Tatsachen und Techniken hervorruft. Nein, Wissenschaft produziert sehr bestimmte Bilder über die Wirklichkeit und uns selbst. Wissenschaft ist eine moderne Religion geworden. Der moderne neurogenetische Determinismus, der damit einhergeht und sich in unseren Köpfen einprägt, ist eine falsche Ideologie, die zu einem grausamen Gesellschaftsideal führt. Dabei steht nicht nur die Menschenwürde auf dem Spiel.

(Osteopathische Medizin, 12. Jahrgang Heft 2/2012 Seite 13 -17)

Leben ist Klang

In einem anthroposophischen Vortrag hörte ich einst folgende Geschichte: Eine junge Frau in Afrika wünscht sich ein Kind. Sie geht, wie es üblich ist bei ihrem Stamm, in den Wald und setzt sich unter einen Baum. Sie schweigt und lauscht lange, bis sie in weiter Ferne den Gesang ihres künftigen Seelenwesens – ihres Wunschkindes – hört. Hat sie den Gesang erkannt, geht sie zurück zu ihrem Mann und singt ihm das Lied ihres Seelenwesens vor. Frau und Mann singen das Lied, wenn sie zusammen sind und sich umarmen und lieben. Wenn die Frau ihr Kind empfangen hat, singt sie das Lied ihres Kindes. Vater und Mutter singen das Lied in der Schwangerschaft. Das Kind erlauscht die Melodie durch Bauchdecke und Fruchtwasser. Die Frau singt ihrer Hebamme das Lied vor – beide singen es während der Geburtswehen. Wenn das Baby zur Welt kommt, singen Mutter und Hebamme ihm das Lied zur Begrüßung. Wenn es Kummer hat, singen die Eltern, Großeltern und der ganze Stamm, bei dem es lebt, dem Kind sein Lebenslied. Es wird vom Stamm zur Hochzeit gesungen und im Sterben. (Quelle unbekannt)

Ich halte es durchaus für möglich, dass eine Frau lange bevor eine Schwangerschaft eintritt, das Lebenslied ihres Kindes hört und dem Ungeborenen durch die gesungene Antwort Signale gibt, dass sie bereit ist, es in ihrem Körper aufzunehmen. Der ehemalige Hals-Nasen-Ohren-Arzt Alfred Tomatis geht in seinem Buch *Der Klang des Universums* davon aus, dass wir das nur nicht mehr so spüren können, weil wir in einer durch den Verstand dominierten Welt leben, in der wir uns selbst von der Intuition, dem Klang des Universums, der in jedem einzelnen Menschen widerhallt, abgeschnitten haben:

In Wahrheit muss man die Frage anders stellen: Das Wesen existiert noch vor der Zeugung, da dieses selbst einer höheren Bestimmung unterliegt. Natürlich sind wir Menschen, von unserer Warte aus gesehen, die Herren der Welt. Aber das liegt nur an unserer beschränkten Sichtweise. Aus zeitlicher und räumlicher Distanz sieht dies aber ganz anders aus. Für jeden, der den Moment des Beginns erfasst hat, resultiert alles Geschehen nur aus einem Prozess, den wir mit unserem Denken nicht begreifen können. Es ist ein Orchesterstück auf der kosmischen Tonleiter, an dem sowohl jedes Geschöpf als auch die gesamte Schöpfung teilhat. Wahrscheinlich würde sich der Mensch, wenn er sein Bewusstsein so empfinden würde, wie es sich phänomenologisch darstellt, einem symphonischen Universum gegenübersehen. Und dann würde er wie selbstverständlich dessen Gesetzmäßigkeiten und seine Endlichkeit entdecken.[11]

Das Singen während der Schwangerschaft dient aber nicht nur dazu, sich intuitiv auf das Wunschkind einzustimmen, sondern es lockert gleichzeitig die Kiefergelenke, das Zwerchfell und das Becken. Zwischen den Schließmuskeln von Mund und Hals und dem Muttermund und der Scheide besteht eine Verbindung. Singen entspannt und dehnt durch das »Tönen« alle Bereiche. Der Gesang überträgt sich über Knochen, Bauchdecke und Fruchtwasser auf das Baby. Wenn Ihr Baby auf der Welt ist und Sie ihm die vertrauten Melodien vorsingen, wird es lauschen. Es wird sich auf einer tieferliegenden Ebene erinnern, wenn es unruhig ist oder nicht schlafen kann, weil es zu viele Eindrücke aus dem Alltagsgeschehen verarbeiten muss. Wenn Sie meinen, nicht singen zu können, sprechen Sie zunächst mit klangvoller Stimme zu Ihrem Baby, tönen Sie, spielen Sie ihm fröhliche Melodien auf einem Instrument vor und lauschen Sie gemeinsam angenehmer Musik. Öffnen Sie sich dem Klang. Schwingen Sie sich mehr und mehr auf sich selbst und auf Ihr Kind ein.

»Gott schuf die Welt aus Klang«, sagte der Musikjournalist Joachim Ernst Berendt.[12] Die amerikanischen Professoren Rodgers und Ruff haben den Umlauf der Planeten in einen Synthesizer eingegeben, um den Gesang der Planeten für das menschliche Ohr hörbar zu machen. Sonne, Mond und Planeten gestalten mit ihren Tönen und Schwingungen unsere äußere Gestalt und unsere Organe während einer Schwangerschaft mit. Im nachgeburtlichen Horoskop zeigen uns die Verbindungen und Stellungen der Planeten unsere Begabungen an. Sie stellen ein Angebot dar, wie wir unser Leben gestalten und was wir in diesem Leben lernen können.

Auch ohne die Übersetzung durch einen Synthesizer kann die Seele jedes einzelnen Menschen den Rhythmus hören, der zu seiner Geburtsminute im Kosmos schwingt. Die kosmischen Melodien verändern sich innerhalb von Minuten und Stunden. Wir sind ein Leben lang mit den Planetenschwingungen verbunden. Verliert ein Kind durch Irritationen in seiner Familie oder durch die Umwelt sein Lebenslied, wirkt es traurig und verloren. Das Er-horchen der Lebensmelodie spielt eine bedeutende Rolle im Erkenntnisprozess des Menschen. Das Hören ist der erste Sinn, den der Mensch im Mutterleib ausbildet, und es ist der letzte Sinn, den er im Sterben verliert. Johannes Kepler, geboren 1571, Mathematiker, Astronom, Astrologe, Optiker und evangelischer Theologe, war überzeugt, dass die Konstellation der Himmelskörper irdische Ereignisse und den Menschen beeinflusst wie das Wetter. Für ihn bestand eine Beziehung zwischen den himmlischen und irdischen Ereignissen. Begeistert sprach er von einer Harmonie der Sphären.[13]

Auch für Alfred Tomatis ist die Schwingungsstruktur jedes Menschen anders. Er weist auf die Probleme hin, die sich ergeben, wenn ein Mensch die Verbindung zu der Melodie verliert, die ihn mit dem Universum verbindet:

> …jede Struktur ist also eine Klangmontage, eine Symphonie, deren Regeln das harmonische Ganze geschaffen haben, das jemals verwirklicht worden ist. Das heißt also, es entlockt dem Menschen eine Musik, die der Vielzahl an inneren Schwingungen entspricht, aus

denen er selber besteht. Er hat sie sogar derart verinnerlicht, dass er sich dessen gar nicht bewusst ist. Und genau an diesem Punkt beginnt das Drama, wenn nämlich der Mensch, weil er das Bewusstsein für diesen melodiösen Gesang, der ihn belebt und sein Lebensziel sein sollte, verloren hat, mit sich selber nicht im Einklang ist, d.h. er hat eine schlechte Körperhaltung und er ist krank. Er verliert seinen eigenen Rhythmus und lebt im Missklang mit seinen Grundfunktionen, die zum Beispiel das kardiovaskuläre System [Herz-Kreislauf System] und die Atmung bestimmen.«[14]

Aus dieser Sicht ist es für jeden Menschen zentral wichtig, Zugang zu der einzigartigen Melodie zu erhalten, die er ist und die nach den Gesetzen des Kosmos durch ihn erklingt. Für eine Schwangerschaft bedeutet das, dem Kind eine Brücke zu bieten zwischen der Welt aus der es kommt, hinein in die, in der es lebt und die Melodie sich frei entfalten zu lassen:

Ein noch ungeborenes Wesen ist aufgrund der Schwingungsfelder, aus denen es sich zusammensetzt, im Wesentlichen eine Klangstruktur. Dieser organische Komplex taucht aber erst bei der Geburt in die Welt des Klangs ein. Ein Kind findet sich plötzlich in einem Übergangsuniversum vom Schall zum Klang wieder. Alles, was in der Stille seines Seins in ihm gesungen hat, ändert jetzt seine Klangfarbe und seine »Stimmhaftigkeit«. Nun ist alles bereit, damit eine einzigartige, jedem Menschen eigene Symphonie ungestört ihren Lauf nehmen kann. Dieses musikalische Ganze wird sich frei entfalten, wenn es ihm gelingt, sich immer wieder neu zu beleben.«[15]

Sowohl Tomatis als auch Berendt vertraten die Meinung, dass die zentrale Bedeutung des Ohres nicht darin liege, wahllos Töne aufzunehmen, also nur zu hören, sondern zu differenzieren, zu horchen. Horchen bedeutet, auf kleinsten Wellenlängen, also auf höchsten Frequenzen, sogar die Schwingungen im Molekular- bzw. Zellbereich wahrzunehmen. Nach Tomatis ist das der Klang des Lebens. Das Horchen reicht bei ihm bis ins Unendliche, führt zur schärfsten Wahrnehmung all dessen, was ist. Der Fetus hört die Körpergeräusche der Mutter, ihren Herzschlag, ihre Verdauungsgeräusche und auch die Geräusche der Außenwelt. Die Stimme der Mutter wird über die Wirbelsäule der Mutter zum Ungeborenen geleitet. Das Ungeborene erhorcht sich die Stimme der Mutter über die Knochen und entwickelt so eine erste sprachliche Beziehung. Es ist leicht vorstellbar, dass durch negative oder ablehnende Schwingungen in der Mutterstimme der Wunsch, Kontakt zur Mutter aufzunehmen, abgeschwächt oder gar nicht erst geweckt wird.

In den Philosophien und Religionen Asiens ist die Suche nach dem »unhörbaren Klang des Universums« von zentraler Bedeutung. Die tibetischen Mönche benutzen das berühmte »OM« (ein sehr langgezogenes AOUM), einen Klang, der viele Obertöne enthält, um ihre Hirnrinde aufzuladen. Sobald wir lernen, wieder zuzuhören und zu horchen, haben wir eine Chance mehr, unser Leben ins Lot zu bringen und mit den Ereignissen, die auf uns einstürmen, angemessen umzugehen. Wer mit sich im Einklang ist, kann »empfangen.« Empfangen ist ein Mysterium, es geschieht, wenn wir zu uns selbst finden und mit uns selbst im reinen sind.

Ulfried Geuter spricht in einem Artikel in *Psychologie heute* davon, wie ein Siouxhäuptling dem Hirnforscher Prof. Dr. Gerald Hüther von einem alten Brauch erzählte: Schwangere wurden ins Zentrum der Aufmerksamkeit ihres Stammes gestellt und vor jeder Gefahr und jeder Störung beschützt. Er meint, dass wir daraus lernen könnten, werdenden Müttern zur frühen Fürsorge für Leib und Seele der Kinder, Raum zu geben, um eine gute und enge Beziehung zum ungeborenen Kind aufzubauen.[16] Auch der anthroposophische Frauenarzt Dr. med. Bart Maris vermisst in unserer Gesellschaft, dass die vorgeburtliche Existenz des Kindes mit einbezogen wird:

> Für mich ist das Allerwichtigste das Bewusstsein davon, dass ein Kind nicht gemacht, sondern empfangen wird. Und dass es von irgendwoher kommt und nicht aus dem Nichts entsteht. Leben nach dem Tod, das ist uns heute geläufig, aber Leben vor der Empfängnis, das ist immer noch ungewohnt.

In der Juni-Ausgabe des »Spiegel« wurde von einer Studie berichtet, die vorgeburtliche Erfahrungen von Kindern untersuchte. Das Ergebnis der Psychologinnen Natalie Emmons und Deborah Kelemen von der *Boston University* war folgendes:

Kinder glauben intuitiv, dass sie vor der Geburt schon da gewesen seien – als körperlose Wesen, mal glücklich, mal traurig, mal beseelt von der Vorfreude auf das Erdenleben. Mit geschickten Fragen entlockten sie ihren kleinen Probanden, wie diese über die Zeit dachten, bevor sie in Mamas Bauch entstanden. Konnten sie da schon etwas hören? Schlug ihr Herz? Konnten sie glücklich sein? Den meisten Kindern war klar, dass sie zu dieser Zeit biologisch noch nicht existierten. Aber Gefühle, glaubten sie, hatten sie bereits – und erst recht Wünsche: dass die Mutter schwanger wird, dass sie die Mutter kennenlernen. Die Forscherinnen haben für ihre Studie Stadtkinder in Ecuador befragt. Unter ihnen ist der Glaube an die körperlose Seele im Alter von sieben bis acht Jahren am weitesten verbreitet. Aber selbst von den Elf- und Zwölfjährigen hängt ihm noch die Hälfte an. Eine Vergleichsstudie bei Eingeborenen in den Regenwäldern des Amazonasbeckens ergab ähnliche Resultate; sie gelten also wohl unabhängig von der Kultur. Frühere Studien haben bereits gezeigt, dass Kindern ein Weiterleben der Seele nach dem Tod plausibel vorkommt. Dass sie nun auch vor der Geburt existiert haben wollen, spricht für eine angeborene Neigung. Am religiösen Umfeld kann es nicht liegen – dort spielt die vorgeburtliche Seele keine Rolle. Nachplappern scheidet also aus.[17]

In Psalm 139.16 der Bibel heißt es: »Deine Augen sahen mich, da ich noch nicht bereitet war, und alle Tage waren in dein Buch geschrieben, die noch werden sollten, als derselben keiner da war.« Maria, die Mutter Gottes, hat Jesus Christus über ihr Ohr empfangen. Das Ohr ist das Tor zur Seele.

Haben Sie schon einen Namen für Ihr Kind? – Trauen Sie sich, ihn zu erlauschen und auszusprechen. Sprechen Sie Ihr Kind, das Sie sich wünschen, an. Träumen Sie von Ihrem Kind. Stellen Sie sich vor, dass Ihr Wunsch sich erfüllt.

Als ich noch ein Kind war, erzählte man uns, dass der Storch die Kinder bringe. Der Storch holte die Kinder aus einem Brunnen oder See ab. Die Hebamme war die Storchentante. Das Wasser galt früher als Ort der Verwandlung. Verstorbene kehrten nach ihrem Tod zum Wasser zurück und von dort entstand auch »Neues Leben«. Frauen mit Kinderwunsch gingen vor langer Zeit immer zu heiligen Quellen, die von der Erd- oder Urmutter bewacht wurden. Oft tranken sie das Quellwasser und unterzogen sich mit Hilfe der Erdmutter einer spirituellen Reinigung und holten sich gleichzeitig Kraft und Zuversicht. Im Christentum wurden diese Orte oft durch einen Marienkult vereinnahmt.

In der 3000jährigen medizinischen Geschichte Asiens gab und gibt es noch das Wissen um eine dreijährige Vorbereitungszeit, um ein gesundes Kind zu zeugen. Man wusste, dass ein Paar mit Kinderwunsch sich eine lange Zeit für die Vorbereitung eines gesunden Kindes gönnen sollte. Die Menschen waren sich bewusst, dass die Zeugung ein Schöpfungsakt ist. Eine chinesische Weisheit besagt: »Bereitet euch lange auf eine Empfängnis vor, arbeitet weniger, ernährt euch ausgewählt, geht zu einem Arzt, der sanfte Medizin und Akupunktur anbietet, meditiert, macht wohltuende Tai Chi- und Qi Gong- Übungen, geht an lieblichen Orten spazieren, vertieft eure Beziehung und verbringt täglich viel Zeit miteinander. Führt angenehme, klärende Gespräche und lebt in Frieden. Hört erbauliche, harmonische Musik, lest gute Bücher, berührt euch und liebt euch aus tiefstem Herzen, dann könnt ihr eine reife Seele anziehen.« Simon H. House, ein Naturwissenschaftler und Theologe aus Großbritannien schreibt in seinem Buch »Das ungeborene Kind«:

Eltern sein beginnt schon vor der Empfängnis. Körperliche und seelische Ernährung sollten die künftigen Eltern schon vor der Empfängnis pflegen, das sind die besten Voraussetzungen für das Gedeihen des Ungeborenen.[18]

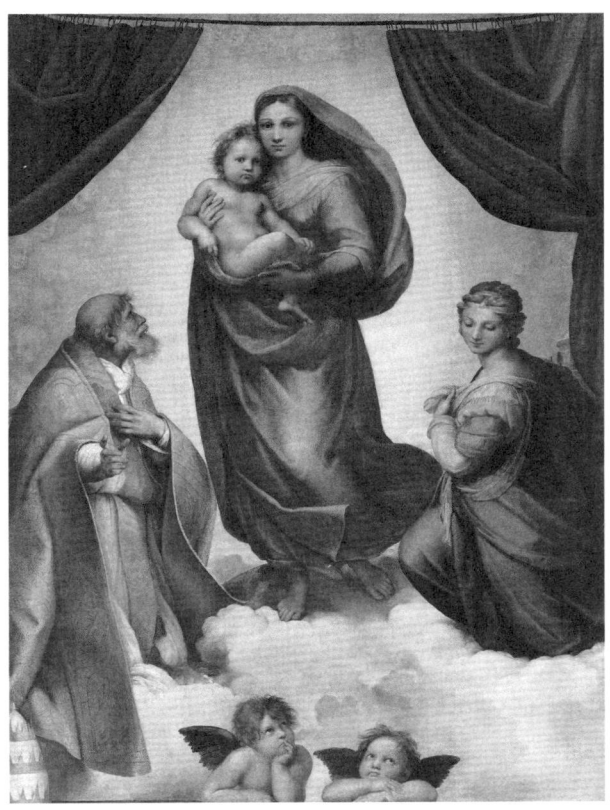

Raphael, Sixtinische Madonna (1513/14)
Öl auf Leinwand, 265 × 196 cm
Gemeinfrei/public domain

In der Gemäldegalerie »Alte Meister« in den staatlichen Kunstsamm-
lungen Dresden hängt ein Bild mit der Sixtinischen Madonna, gemalt
vom italienischen Maler Raphael. Wenn Sie sich das Bild anschauen,
sehen Sie am unteren Bildrand Engel, die keine sind. Es sind Kinder,
die Engelsflügel tragen. Hinter der Madonna sehen Sie viele, viele
Wolken, die ungeborene Kinder darstellen. Der Blick Mariens ist
nach innen gerichtet. Neben der Madonna stehen die heilige Barbara
und der heilige Sixtus. Sehen Sie sich dieses Bild an oder meditieren
Sie täglich davor. Nebenwirkung: Sie könnten schwanger werden.

In Griechenland sagt man, wer drei Mal an einer Madonnenlilie riecht, wird schwanger. Wenn Sie eine Madonnenlilie finden, legen Sie einige Blütenblätter in Öl ein und stellen daraus ein Massageöl her. Ihr Partner darf Sie mit diesem Madonnenlilienöl massieren. Im christlichen Glauben wurde die Hl. Margareta als Heilige der unfruchtbaren Frauen oder Frauen in Kindsnöten angerufen, wenn eine gewünschte Schwangerschaft nicht eintrat. Der Namenstag der heiligen Margareta ist der 20. Juli. Margareta war ursprünglich die Schlangenträgerin. In einigen Kirchen wird Margareta mit einem Drachen dargestellt. Der Drachen oder die Wasserschlange waren vor langer Zeit die Begleiterinnen der Erd- oder Urmutter, die man bei Kinderwunsch aufsuchte. Im Christentum wurde sie zur heiligen Margareta oder Margarete. Manchmal findet man noch Votivtafeln in alten Kirchen, auf denen geschrieben steht, dass ein inniges Gebet half, einen Kinderwunsch zu erfüllen.

Mit einem Ehepaar, das sich seit langem ein Kind wünschte, ging ich auf den Bogenberg bei Straubing. Ich hatte gehört, dass der Bogenberg ein Ort ist, auf den seit Tausenden von Jahren Frauen mit Kinderwunsch pilgern. Ein dort lebender Pater bestätigte uns diese Information. Er sagte, dass er von vielen Frauen, die auf dem Bogenberg waren, Briefe bekäme, in denen sie erzählten, dass sie nach einer Weile ein gesundes Kind geboren hätten. Er gab dem Ehepaar folgende Worte mit: »Glauben und beten, glauben und beten, dann kann sich eine Schwangerschaft einstellen.« Im Buch *Biophotonen – Das Licht in unseren Zellen* von Marco Bischof lese ich:

Wir sind Lichtwesen. Pro Sekunde finden in unserem Körper rund 100.000 chemische Reaktionen pro Zelle statt. Jede Reaktion wird von unserer Psyche gesteuert.

Wir haben also die Kraft durch bewusste oder unbewusste geistige Vorgänge unserer Psyche uns das eigene Leben selbst zu gestalten.

Mehr zu Orten, die zu einer Schwangerschaft verhelfen können, siehe im Anhang Seite 199: »Magische Orte«

Den ureigenen Rhythmus wiederfinden

Begeben Sie sich auf eine Reise zu sich selbst. In diesem Kapitel möchte ich Ihnen einige Anregungen geben, damit Sie den Rhythmus wiederfinden, der Ihnen innewohnt, Ihre ureigene weibliche Kraft. Die gute Nachricht ist: Ihr Körper trägt grundsätzlich alles Wissen in sich, das Sie brauchen, um ein Kind zur Welt zu bringen. (Meine Ausführungen ersetzen aber natürlich nicht den Arztbesuch, sollte es vor oder während einer Schwangerschaft zu Komplikationen kommen!)

Was mir bei Frauen mit anstrengender Berufstätigkeit als allererstes auffällt, ist ein »heißer« Kopf, der durch das viele rationale Denken entstehen kann, und ein kühler Unterleib. Wenn Sie Nieren- und Beckengebiete berühren, spüren Sie kühle Hautpartien. In einen kalten Körper mag sich kein Baby einnisten. Menschen in den westlichen Ländern haben verlernt, Gefühle und Gedanken in Verbindung zu bringen. Es scheint fast so als würde der ausschließliche Fokus auf die »Kopfarbeit« zu einer Schwächung des Unterleibs führen. Es geht mir nicht darum, Ihnen zu raten, die »Kopfarbeit« aufzugeben, sondern mein Anliegen ist, Sie darauf aufmerksam zu machen, wie wichtig es für Ihr Gleichgewicht ist, den Körper stärker in Ihren modernen Alltag mit einzubeziehen. Der Mensch ist ein Teil der Natur und nicht davon abgetrennt. Mit folgenden kleinen Aktionen können Sie schnell für Ausgleich sorgen.

Ziehen Sie Baumwolle den Nylonstrumpfhosen und synthetischer Unterwäsche vor, da diese den Unterleib schnell auskühlen lässt.

Die Haut kann nicht atmen, und die natürliche Wärmeregulation ist gestört. In der kühlen Jahreszeit können Sie sogar eine dünne Woll- oder Seidenunterhose über Ihre Baumwollunterhose ziehen. Das wärmt Ihre Nieren und Beckenregion zuverlässig. Blasenentzündungen werden verhindert. Ein warmer Nierenbereich führt zu ausreichender Nierenkraft, was einen positiven Einfluss auf Ihre Potenz und Libido hat. Auch bei einer Liebesvereinigung werden Ihre Nieren erwärmt. Als Eltern geben Sie Ihrem Kind die Kraft Ihrer Nieren als Startkapital mit. Sollten Sie nur wenig sexuelle Lust haben, könnte das an einer Nierenenergieschwäche, einer Nierenfunktionsstörung oder Unterkühlung des Nierengebietes liegen. Eine Pulsdiagnose nach der chinesischen Medizin kann eine Nierenenergieschwäche bestätigen. Um eine Nierenfunktionsstörung zu behandeln, können Sie einen Nephrologen aufsuchen. Eine einfache Unterkühlung können Sie selbst behandeln, indem Sie Ihren Beckenbereich morgens mit Rosmarinöl einreiben oder Rosmarinbäder nehmen. Rosmarin hat eine belebende Wirkung und sollte daher nur in der Frühe angewendet werden.

Kalte Füße und einen kalten Nieren-/Beckenbereich erwärmen und entspannen Sie durch abendliche ansteigende Fußbäder (bitte nicht bei Krampfadern vornehmen): Beginnen Sie das Fußbad mit 35 Grad heißem Wasser und ein paar Spritzern ätherischem Lavendelöl und lassen Sie über einen Zeitraum von 15 Minuten heißes Wasser zulaufen, bis es 40-42 Grad erreicht hat. Bitte noch 5 Minuten im Fußbad verweilen und danach die Füße abtrocknen. Nach dem Fußbad cremen Sie Ihre Füße und das Nierengebiet dünn mit einer Kupfersalbe ein. Das Metall Kupfer ist den Nieren zugeordnet. Es stärkt und wärmt sie.

Eine weitere schöne Möglichkeit, um Ihren Unterleib zu erwärmen, ist ein **Ingwerwickel**: Legen Sie dazu auf Ihren Ruheplatz eine Wolldecke, ein Badehandtuch und ein Handtuch. Für Ihre kalten Füße bereiten Sie eine Wärmflasche vor. Reiben Sie 3 EL frischen Ingwer und weichen Sie ihn 5 Minuten lang in etwa 70 Grad heißem Wasser.

Nehmen Sie den Ingwer in ein kleines Handtuch auf und drücken das Wasser heraus. Legen Sie das kleine Handtuch mit dem Ingwer nach oben auf das vorbereitete große Handtuch und legen Sie sich mit Ihrer Rückseite in Höhe des Nierengebietes darauf. Schlagen Sie nacheinander Handtücher und Wolldecke fest um den Körper. Decken Sie sich zusätzlich mit einer warmen Bettdecke zu. Ruhen Sie 10 bis 20 Minuten, bis Sie eine angenehme Wärme spüren. Dann reiben Sie sich den Ingwer von der Haut. Anschließend reiben Sie sich das Nierengebiet mit einem Malvenöl oder mit Kupfersalbe ein. Vielleicht kann Ihnen Ihr Partner beim Anlegen des Wickels und beim Einölen helfen. Die Wärme, die durch einen Ingwerwickel entsteht, hält noch 1 bis 2 Stunden an. Diese Prozedur können Sie täglich wiederholen, bis Sie sich insgesamt wärmer fühlen. **(Achtung: Den Ingwerwickel bitte nicht während der Periode, bei Hautverletzungen im Nierengebiet, Magersucht und Tumorerkrankungen anwenden!)**

Auch warme Naturmoorbäder regen die Durchblutung Ihres gesamten Beckenbereichs, also der Genitalorgane und der Nieren, an. In Bad Kohlgrub gibt es ein Moor, das hohe Fulvin- und Ulminsäuren enthält. Wärme und die Wirkstoffe im Moor helfen den Hormonhaushalt ganz natürlich zu regulieren. Moor ist viele Tausend Jahre alt und enthält Kräuter, die es heutzutage nicht mehr gibt. Moorbäder wirken besonders intensiv, wenn Sie sich zwei bis drei Wochen Zeit nehmen, die Moorbäder zu genießen und zu sich selbst zu finden.

Das Wichtigste bei alledem ist, dass Sie lernen, zu spüren, was Ihr Körper braucht. Beginnen Sie, Ihre natürliche, kraftvolle Verbindung mit dem Rhythmus der Natur wieder zu genießen. Legen Sie sich im Sommer beispielsweise einmal nachts bei Vollmond auf eine Wiese und spüren Sie die umhüllende Wärme des Mondlichtes. Achten Sie darauf, dass keine Straßenlaternen Sie stören und tauchen Sie ein in das silbern leuchtende Mondlicht. Sie werden seine Kraft in

Ihrer Tiefe spüren. Viele Frauen sind bei Vollmond nachts wach. Bei zunehmendem Mond fühlen sie sich aktiv, bei abnehmendem Mond zieht es sie nach innen, um zu reflektieren.

In einer klaren Nacht »scheint« der Mond in weichem, silbernem Licht. Er wird vom goldenen Licht der Sonne beschienen. Der Mond und die Farbe Silber sind fruchtbaren Frauen zugeordnet. Silber kann den »zwanghaften« Wunsch, unbedingt schwanger werden zu wollen oder zu müssen, beruhigen. Silber heißt: geschehen lassen. Der Mondrhythmus zeigt sich in der regelmäßigen Wiederkehr des Zyklus, der meist dem Mondrhythmus von rund 29 Tagen entspricht. Selbstverständlich gibt es auch Frauen, die einen 35- oder 26-Tage-Rhythmus haben. Den Menstruationszyklus empfinden die meisten Frauen, die keine Verhütungsmittel anwenden, ähnlich. Nach der Menstruationsblutung wird die Gebärmutterschleimhaut wieder aufgebaut und die Aktivität der Frauen ist nach außen gerichtet. Kurz vor und während der Eisprungzeit haben Frauen eine starke Ausstrahlung, sie wirken sehr anziehend. Nach dem Eisprung geschieht eine langsame, energetische Zuwendung nach innen. Während der Menstruationsblutung baut sich die Gebärmutterschleimhaut ab. Es ist eine Zeit des Rückzuges, der Muße, der Inspiration und der Wandlung.

Geben Sie sich vor diesem Hintergrund selbst die Erlaubnis, sich auf die Kraft Ihres natürlichen Rhythmus einzustellen. Während der Menstruationsblutung haben Sie möglicherweise etwas weniger Hunger. Es ist ratsam, insbesondere in dieser Zeit nur ausgewählte, biologische Lebensmittel zu sich zu nehmen. Frauen, die einen guten Bezug zu Ihrer Weiblichkeit haben, fühlen sich nach der Blutung gereinigt, gestärkt und wohl.

Viele Frauen fühlen sich während der Periode seelisch verletzlich, und bei einigen zieht sich die glatte Muskulatur der Gebärmutter stark und schmerzhaft zusammen. Die aufgebaute Schleimhaut wird zusammen mit Blut abgestoßen. Hier ist Ruhe und Wärme angebracht, die wir uns leider oft nicht geben.

Da Sie im Alltag nicht immer mit einer Wärmflasche herumlaufen können, gibt es einige andere Tips, um die Muskulatur zu entspannen. Aus der **Akupressurtherapie** helfen folgende Anwendungen: Legen Sie einen Finger etwa drei Fingerbreit über den inneren Fußknöchel – Sie haben beim Tasten das Gefühl, in eine kleine Vertiefung zu fallen. Reiben Sie den Punkt 1 - 2 Minuten kreisförmig. Ob Sie den Punkt richtig »erwischt« haben, spüren Sie an dem leichten Schmerz an der Vertiefung. Dann gehen Sie zur anderen Seite des Beines. Sie können diesen Vorgang 1 - 2 Mal wiederholen.

Lernen Sie, wahrzunehmen, was Sie brauchen. Mit der obigen Behandlung hatte ich einmal ein tolles Erlebnis, als ich mit einer Frauengruppe die Gegend um Meransen in Südtirol erwanderte. Wir waren auf der Suche nach den drei Jungfrauen oder Bethen, die wahrscheinlich die Nachfolgerinnen dreier keltischer Muttergottheiten sind, und saßen an der »Jungfrauenrast«, einem alten Baum- und Quellenkultort. Eine Frau aus unserer Gruppe hatte gerade ihre wie schon so oft schmerzhafte Menstruation bekommen. Ich fragte sie, ob ich bei ihr obige Akupressur anwenden dürfe. Ich massierte abwechselnd oberhalb des rechten und des linken Fußknöchels. Es dauerte höchstens zehn Minuten, und sie war zu ihrem Erstaunen völlig schmerzfrei. So schnell hatte ich noch nie Erfolg gehabt. Ich vermute, dass uns die Atmosphäre der heiligen drei Jungfrauen mit ihrer spirituellen, weiblichen Energie bei der Massage begleitet hat.[19]

Die nächste Übung können Sie zu zweit durchführen: Stellen Sie sich hintereinander und finden Sie die Raute am Kreuzbein der blutenden Frau. Sie erkennen die richtige Stelle an vier Punkten in Form kleiner Vertiefungen, die Sie sowohl sehen als auch spüren können. Massieren Sie die beiden äußeren Punkte rechts und links mit einem Finger kreisförmig.

Manchmal treten Regelschmerzen auch erst auf, wenn man von dieser Möglichkeit weiß, weil zum Beispiel die eigene Mutter immer Schmerzen hatte. Man hat Frauen vielfach weisgemacht, dass

Geschlechtsverkehr, Menstruation und Geburt schmerzensreich seien. Glauben Sie an das Bibelwort 1. Mose 3 »unter Schmerzen sollst du dein Kind gebären«?

Niemals glaube ich, dass Gott diesen Fluch ausgesprochen hat. Sinnvoll wäre es, den Grund der Schmerzen zu ergründen. So können etwa eine erhöhte *Clostridien dificile*-Flora im Darm, ein Vitamin B6-Mangel, Wut, Ärger, Stress, Kummer, Mineralstoffmangel, eine Medikamentenbelastung, Übersäuerung, Myome, eine Endometriose oder eine Histaminose zu Beschwerden führen. Schmerzen zeigen oftmals auch nicht gelebte, kreative, weibliche Energien an. Das Erlebnis in Südtirol hat mich darauf aufmerksam gemacht, wie wichtig es ist, wieder den spirituellen, weiblichen Rhythmus im Alltag zu leben und nicht mehr nach den getakteten patriarchalen Vorgaben zu funktionieren.

In früheren Zeiten gab es Menstruationshütten, in die sich Frauen während »ihrer Tage« zurückziehen konnten. Wer bekochte und versorgte in dieser Zeit die Familie? Nun, das war die Nachbarin, deren Familie versorgt wurde, wenn sie menstruierte. Wir Frauen leben aber heute in einer nach einem »männlichen« Paradigma ausgerichteten Arbeitswelt. Wir leben unseren Zyklus nicht, müssen ständig funktionieren, oft auch beweisen, dass wir mithalten können oder noch besser sind als die Männer. Und ganz nebenbei sollen wir auch noch schwanger werden. Haben Sie schon einmal daran gedacht, Ihren weiblichen Zyklus in Ihre Arbeitswelt einzubringen? Auch Fortschritte verlangen immer wieder ein Innehalten und Rückschritte. Nur aus dem Rückschritt bekommen wir den Schwung für das Voranschreiten!

Der weibliche Zyklus ist der Zyklus, der unserer Arbeitswelt – nach der Phase von: »Dieses Jahr haben wir mehr Wachstum!« – eines Tages wieder guttun wird. Kennen Sie die Biserka, einen Tanz aus Serbien? Schauen Sie den Tanz auf YouTube unter »Biserka-Bojarka-Serbia« an und tanzen Sie diese leichte Schrittfolge mit, dann wissen Sie, was ich meine.

Ein offenes Geheimnis ist: Je intensiver Sie Ihr Leben als Frau, Ihre weiblichen Bedürfnisse und Ihren Zyklus als junge Frau leben, desto problemloser werden Sie schwanger und später Ihre Wechseljahre erleben. Sie werden dann nicht das Gefühl haben, etwas verpasst zu haben oder etwas nachholen zu müssen.

Viele weitere Tips, wie Sie Ihrem Organismus vor einer geplanten Schwangerschaft zu mehr Flexibilität, Durchlässigkeit und Lebenskraft verhelfen können, und Bücher, die ich Ihnen zum Thema Menstruation und Frauenkraft empfehlen möchte, finden Sie im Anhang auf Seite 203 bzw. 217 dieses Buches.

Was sind Hormone und wie werden sie reguliert?

Im Folgenden bringe ich Ihnen die Hormone und Hormondrüsen und wie alles miteinander zusammenhängt ein wenig näher, damit Sie besser mit Ihrem Körper zusammenarbeiten können. Alle körpereigenen Hormone, die Sie jetzt kennenlernen werden, sind wichtig, damit Sie schwanger werden können. Es handelt sich um ein komplexes Zusammenspiel. Übernehmen Sie Verantwortung für sich selbst, indem Sie Ihren Körper durch einen gesunden Lebensstil in seinen natürlichen Regulationsprozessen unterstützen. Der Theorie in den folgenden Kapiteln folgen praktische Anregungen, die sich aus diesem Wissen für Sie und Ihren Kinderwunsch ergeben. Sie werden schnell bemerken, dass Sie einen völlig anderen Bezug zum Körper aufbauen, wenn Sie sich diese Prozesse bewusstmachen, die da wie von selbst tagtäglich ablaufen. Die Auseinandersetzung damit erhöht möglicherweise Ihre Bereitschaft, achtsam mit diesem »Wunderwerk« und der Ihnen innewohnenden Weisheit umzugehen.

Hormone sind Botenstoffe, die in verschiedenen Drüsenzellen von Organen oder deren Systemen gebildet werden. Zu den endokrinen Drüsen gehören: der Hypothalamus, die Hypophyse, die Epiphyse (Zirbeldrüse), die Schilddrüse, die Nebenschilddrüse, der Thymus, die Nebennieren, die Langerhansschen Zellen der Bauchspeicheldrüse, die Eierstöcke und die Hoden. Endokrine Drüsen sind Drüsen, die, im Gegensatz zu den exokrinen Drüsen, ihre Hormone direkt ins Blut abgeben. Exokrine Drüsen haben einen Ausführungsgang (wie etwa die Bauchspeicheldrüse). Die endokrinen Drüsen geben ihre Hormone in den Zwischenzellraum ab, der auch *Interstitium* oder *Mesenchym* genannt wird. Der Zwischenzellraum ist ein mit Flüssigkeit gefülltes, faseriges, lockeres, weiches Bindegewebe in allen Organen und um alle Organe. Es bekleidet den Körper als Unterhautgewebe, füllt alle feinen Spalten zwischen den Zellen und Organen aus und verbindet alle Organe miteinander. Die Organe berühren sich ausschließlich über das Zwischenzellgewebe.

Im Zwischenzellgewebe liegen Zellen, die von einer Feuchtigkeit (Intrazellulärsubstanz) ernährt werden. Das Bindegewebe versorgt alle Zellen und Organe mit Sauerstoff, Flüssigkeiten und Nährstoffen und entsorgt anfallendes Kohlendioxid und Stoffwechselgifte. Stellen Sie sich das interstitielle (in den Zwischenräumen liegende) Bindegewebe als einen sauberen, weichen, feuchten Schwamm vor. Die kleinen Löchlein, die sich im Schwamm befinden, sind die Zellen. Wenn dieser »Schwamm« mit Medikamentenresten (Antibiotika), Bakterienresten und Bakterientoxinen (giftige Stoffe, die von bestimmten Bakterien produziert werden), Eiterherden, Stoffwechselresten, Elektrosmog, Schadstoffen, Umweltgiften und Säuren oder geopathisch (von schädlichen Erdstrahlungen) belastet ist, wird der Schwamm irgendwann trocken und hart, und er reißt. Die in ihm befindlichen peripheren Nerven, das vegetative Nervensystem, haardünne arterielle Gefäße (Arteriolen), venöse Blutgefäße (Venolen) und kleinste Lymphkapillaren, die hier entspringen, werden abgeklemmt. Hormone können nicht mehr transportiert werden. Das Bindegewebe wird zu einem Abfalleimer, der nicht geleert wird. Viele Krankheiten nehmen ihren Ausgang von der Verschlackung des Zwischenzellraums.

Hypothalamus und Hypophyse

Der Hypothalamus, der im Zwischenhirn liegt, reguliert unsere Körpertemperatur, den Wasser- und Salzhaushalt, Herzschlag, Blutdruck, Kreislauf, die Funktionen des Magen-Darm-Traktes, die Nieren- und Blasenfunktion, steuert die Nahrungs- und Flüssigkeitsaufnahme und das Hunger- und Sättigungsgefühl. Er ist außerdem für unseren

Schlaf, unsere »innere Uhr« sowie unser Sexual- und Fortpflanzungs-verhalten zuständig. Geringste Störungen des Hypothalamus wirken sich auf die Lebensfähigkeit eines Menschen aus. Hormone des Hypo-thalamus regen die Hypophyse zur Ausschüttung von Hormonen an. Der Hypothalamus ist Bindeglied zwischen Körper und Regionen des Gehirns und zwischen Nervensystem und Hormonsystem. Er steuert gleichzeitig körperliche und seelische Zusammenhänge. Er ist das wich-tigste Steuerzentrum des vegetativen Nervensystems. Der Hypothala-mus ist auch das übergeordnete Zentrum für die Schilddrüse. Über die Hypophyse reguliert er außerdem die Eierstöcke, die Hoden, die Leber und die Nebennieren(-rinde), die für die Cortisolbildung zu-ständig ist. Hoden und Eierstöcke bilden Testosteron und Estrogen.*

Der Hypothalamus überwacht den Estrogen- und Progesteron-spiegel im Blutserum. Dauerhaft schlechte Ernährung, Rauchen, zu viel Alkoholkonsum, Drogen und Stress schwächen den Hypothala-mus in seiner Funktion. Das Hypothalamus-Hormon CRH regt in der Hypophyse die Bildung von ACTH an, das wiederum die Neben-niere zur Cortisolbildung anregt. Synthetische Hormone, die in der Antibabypille oder in der Hormonspirale enthalten sind, können den Hypothalamus und die Hypophyse irritieren. Die gleichmäßige Einnahme synthetischer Hormone steht im Gegensatz zur wellen-artigen Ausschüttung körpereigener Hormone, die sich fortlaufend ändern. Um nach der Einnahme von synthetischen Verhütungsmit-teln wieder in Ihren Rhythmus zu kommen, brauchen Sie Zeit (post-pill-syndrom). Ein kleiner Tip, um Ihre Hypophyse anzuregen, ist, täglich eine Ihrer beiden Daumenbeeren eine Minute fest an den oberen Gaumenbogen zu drücken und dabei heftig zu lutschen. Die Hypophysentätigkeit wird dadurch angeregt. Gaumen und Hypo-physe haben auch nach der Embryonalphase noch Kontakt, denn der Hypophysenvorderlappen besteht aus Drüsenepithelgewebe, das während der Embryonalzeit aus der Rachendachregion Richtung Hypophyse ausgewandert ist.

---

* Ich verwende hier wie im Folgenden die neuere Bezeichnung Estrogen anstelle von Östrogen.

Serotonin – das Hormon des Wohlbefindens

Serotonin ist ein Gewebshormon und ein Neurotransmitter. Neurotransmitter sind chemische Botenstoffe, die Signale von einer Nervenzelle oder Zelle an die nächste weiterleiten. Der *Nervus vagus* ist der Nerv, der das Kopf- und Darmgehirn miteinander verbindet. Kopf und Darm stehen – wie andere Körperteile auch – über Botenstoffe in einem ständigen Austausch. Die Vorgänge werden als Neurotransmission bezeichnet. Nur ungefähr 5 % des Serotonins, das der Körper produziert, befindet sich im Zentralen Nervensystem. 95 % befinden sich in unserem Magen-Darm-Trakt und sind in kleinen Mengen in den Lungen, der Milz und dem Gehirn gespeichert.[20]

Serotonin hat unterschiedliche Aufgaben. Im Kopf sorgt es für unser Wohlbefinden, und gleichzeitig steuert es den Rhythmus unserer Darmtätigkeit, die Darmbewegungen, den Appetit, Wachheit und Müdigkeit. Es hilft uns, uns zu erinnern und Neues zu erlernen, regelt die Körpertemperatur, die Anspannung der glatten Blutgefäßmuskulatur, den Blutdruck, die Blutgerinnung und ist teilweise sogar für unser Schmerzempfinden zuständig. Serotonin beeinflusst unsere Gefühle und nimmt Einfluss auf das Unterbewusstsein.

Unsere Träume sind sensibel für die Menge an Serotonin, die in unserem Darm ausgeschüttet wird. Unter Dauerstress wird viel Serotonin verbraucht. Da Coffein die Serotoninbildung hemmt, gibt uns Kaffeetrinken in Phasen erhöhter Anspannung also nur scheinbar einen Energieschub. Die Wirkung ist nicht nachhaltig, sondern führt in eine Art »Anspannungskette«. Damit Sie mit sich wieder in Einklang kommen, ist es wichtig, hier tiefer zu schauen und zu spüren, dass Ihr Körper ein wenig Ruhe braucht oder was Sie sich sonst noch wirklich Gutes tun können, um Ihre Anspannung abzubauen und Ihren Bedürfnissen Raum zu geben.

Probieren Sie zum Beispiel eine biodynamische Massage aus, die Ihre körpereigene Stressregulationsfähigkeit unterstützt, oder sanftes Yoga. Fühlen Sie, was Ihnen guttut und lernen Sie zuzulassen, dass Ihre »Wachheit« im Tagesverlauf natürlichen Schwankungen unterliegt. Nur indem Sie das wieder spüren können und auch Ihrer eigenen Weisheit vertrauen, was Ihnen jetzt helfen wird, findet Ihr

Körper immer wieder sein inneres Gleichgewicht. Ich kann Sie nur ermutigen: Arbeiten Sie mit, nicht gegen Ihren Körper.

Für die Serotoninbildung wird Tryptophan benötigt. Tryptophan wird über die Ernährung zugeführt. Es ist enthalten in: Getreide, Weizenkeimen, Amaranth, Hirse, Kartoffeln, Gartenbohnen, Sojabohnen, Avocado, Cashewnüssen, Erdnüssen, Mandeln, Walnüssen, Sonnenblumenkernen, verschiedenen Fischen und in fein geriebenem Rohkostgemüse, das leichter verdaulich ist als das in großen Bissen, roh gegessenes Obst und Gemüse. Eiweißreiche Nahrungsmittel wie Kuhmilch, Käse, Eier und Fleisch enthalten zwar Tryptophan, sollten aber wegen des hohen Eiweißgehaltes sparsam eingesetzt werden. Der Verzehr von zu viel eiweißreicher, tierischer Nahrung führt durch den hohen Anteil von Harnsäure zu einer Übersäuerung des Körpers. Wechseln Sie ab zwischen tierischem und pflanzlichem Eiweiß.

In der Schwangerschaft brauchen Frauen sowohl tierisches als auch pflanzliches Eiweiß (siehe weitere Infos dazu im Kapitel »Ernährung«). Für die Tryptophanbildung werden außerdem Vitamin B6, B3 (Niacin), Folsäure, Vitamin C, Vitamin D, Magnesium, Mangan, Zink, Eisen, Kupfer und Omega 3 Fettsäuren benötigt. Im Sommer wird durch ein vermehrtes Vitamin D Angebot über die Sonne auch mehr Serotonin gebildet. Serotonin ist die Grundlage für die Bildung von Melatonin, das für unseren Schlaf- und Wachrhythmus zuständig ist.

Sind Sie hier im Gleichgewicht? Lassen Sie im Zweifelsfall testen, ob sich genügend Mikronährstoffe in Ihren Zellen befinden und gleichen Sie Mängel aus. Manchmal reicht eine Ernährungsumstellung alleine dafür nicht aus, und Sie sollten einige Mikronährstoffe eine Zeitlang ganz gezielt ergänzen. Fragen Sie Ihre(n) Heilpraktiker(in). Eine Übersicht darüber, welche Werte vor einer Schwangerschaft getestet werden sollten, finden Sie am Ende dieses Kapitels.

Zirbeldrüse oder Epiphyse

Die Zirbeldrüse ist eine erbsengroße Drüse, sieht aus wie ein Pinienzapfen und befindet sich im Zentrum des Gehirns auf Höhe der

Augen, über die sie Licht empfängt. Die Zirbeldrüse wird in China auch das »Himmelsauge« genannt. Sie ist unser »Drittes Auge« und steuert die Bildung der körpereigenen Hormone, so etwa das Melatonin, das unsere innere Uhr reguliert, aber auch den Takt der Lebensphasen mitbestimmt: Pubertät und Fruchtbarkeit im allgemeinen. Die höchste Melatonin-Konzentration wird zwischen dem 1. und 3. Lebensjahr erreicht; die niedrigste etwa ab dem 45. Lebensjahr. Da die Zirbeldrüse den Hypothalamus kontrolliert, hat eine Irritation der Zirbeldrüse Auswirkungen auf das gesamte Hormonsystem und damit auch auf unser Immunsystem und unsere Psyche.

Steroide

Steroidhormone sind Steroide, die als Hormone wirken. Sie werden in der Leber über Cholesterin gebildet. Sie sind leicht fettlöslich und können so in alle Zellen gelangen sowie die Blut-Hirn-Schranke überwinden. Cholesterin (auch Cholestrol oder Steroid genannt) ist nur das Gerüst, mit dessen Hilfe Hormone in der Nebennierenrinde, den Hoden und den Eierstöcken gebildet werden.[21] Der Ausstoß der Steroidhormone wird von der Hypophyse reguliert, die wiederum vom Hypothalamus gesteuert wird. Steroidhormone haben eine Wirkungsdauer von einigen Stunden bis Tagen. Sie werden in der Leber durch eine Verbindung von Schwefelsäure und Gluconsäure wieder abgebaut und zum großen Teil über Galle, Harn, Stuhlgang und über die Nieren ausgeschieden. Es ist ein natürlicher Transformationsprozess mit Hilfe von Enzymen, deren Tätigkeit vom Hypothalamus überwacht wird. Synthetische Estrogene und Gestagene gleichen den körpereigenen Hormonen nicht. Sie werden von den Enzymen nicht erkannt, vom Hypothalamus nicht kontrolliert, nicht transformiert und bilden dadurch Toxine, das heißt Giftstoffe.

Cholesterin ist ein Steroidhormon und der Ausgangsstoff für unsere Hormon- und Vitamin K-Bildung. Werden nicht genug Geschlechtshormone aus Cholesterin gebildet, kann der Cholesterinwert ansteigen. Cholesterin wird zu den Blutfetten (Lipiden) gezählt und ist ein wichtiger Baustein für unsere Zellwände. Man findet es in allen unseren Geweben, in den Zellmembranen (dem äußeren Rand unserer Zellen) und in den Myelinscheiden, die die Nervenzellen umgeben. Das Steroidhormon schützt unsere Gefäße und dichtet sie ab. Ohne Cholesterin wären unsere Blutkörperchen nicht mehr elastisch genug. Zu etwa 80 % wird Cholesterin von unserem Körper in der Leber und den Darmschleimhäuten hergestellt, außerdem nehmen wir etwa 20 % über die Nahrung auf. Wird viel Cholesterin mit der Nahrung aufgenommen, produziert die Leber weniger Cholesterin. Über die Schädlichkeit von sogenanntem »schlechten« Cholesterin LDL haben Sie sicher schon oft gehört. LDL transportiert Cholesterin von der Leber in die Organe. Ein dauerhaft zu hoher LDL-Wert sollte beobachtet werden. Es gibt sehr viele Gründe für eine Erhöhung von LDL. HDL wird als »gutes« Cholesterin bezeichnet. Das »gute« Cholesterin geht von den Organen und Zellen über das Blut zurück zur Leber. Dort wird es verstoffwechselt.

Estrogene (oder Östrogene)

Ich habe mich entschieden, in diesem Kapitel, soweit es möglich ist, die neuere Bezeichnung Estrogen zu verwenden, obwohl in vielen Büchern und Artikeln die alte Bezeichnung Östrogen verwendet wird. Es gibt verschiedene Estrogene, die drei wichtigsten sind Estradiol (Östradiol), Estron und Estriol. Sie sensibilisieren unter anderem die Gebärmutter für die Wirkung von Oxytocin (siehe Abschnitt Oxytocin) und werden durch einen körpereigenen Umwandlungsprozess, Biosynthese genannt, zu Estrogen umgewandelt. Es bewirkt die Follikelreifung, sorgt in der ersten Zyklushälfte für das Wachstum der Gebärmutterschleimhaut und ist für die Zusammensetzung des Sekrets von Gebärmutter, Gebärmutterhals und Scheide zuständig.

Estrogene wandern aus den Eierstöcken in den Blutkreislauf und können die Blut-Hirn-Schranke durchwandern. Dadurch haben sie Kontakt mit der Hypophyse und wirken im Gehirn auch als Neurotransmitter. So haben sie auch Einfluss auf die Psyche und das Verhalten. In den Brüsten und der Gebärmutter befinden sich Estrogenrezeptoren, an die Estrogene gebunden werden. Dadurch haben

Estrogene auch Einfluss auf die Tätigkeit der Zellen und sind unter anderem an der Ausbildung weiblicher Körperformen beteiligt. Estrogen wird in der Leber abgebaut und anschließend von den Nieren ausgeschieden.

In geringen Mengen bilden auch Männer das weibliche Hormon Estrogen. Ein Estrogenmangel kann bei Männern zu Depressionen führen. Frauen und Männer benötigen jeweils die Hormone des anderen Geschlechts, um eine angemessene Libido zu entwickeln.

Estrogene finden Sie in folgenden Nahrungsmitteln: Granatapfelkernen, Vollkorngetreide, Bierhefe, Hopfen, Sonnenblumenkernen, Brokkoli, Bohnen, Linsen, Fenchel und Knoblauch.

Es gibt einen großen Unterschied zwischen Umwelthormonen, die wie Estrogene bzw. Hormone wirken, und naturbelassener Nahrung, durch die wir winzige Mengen aufnehmen und ausscheiden. Umweltchemikalien können wie körpereigene Hormone wirken und hormonelle Reaktionen verstärken oder blockieren. Das komplexe Zusammenwirken von Hormonsystem, Immunsystem, Nervensystem, Organen und Stoffwechsel wird gestört. Der Körper hat keine Mechanismen, sich gegen aufgezwungene Umwelt**chemikalien** zu wehren und das Hormonsystem wieder zu ordnen. Die Biochemikerin Linda Peters gibt zu bedenken:

> Unsere Geschlechtsfunktionen werden nicht nur von den drei Hormonen Estrogen (Östrogen), Progesteron und Testosteron bestimmt. Für ein gut reguliertes, ausgewogenes Hormonsystem müssen 70 bis 80 verschiedene Hormone und Hormonrezeptoren auf die richtige Weise zusammenwirken. Von diesem komplexen Zusammenspiel verstehen wir einen großen Teil noch gar nicht. Östradiol, Progesteron und Testosteron sind in ihrer Struktur ziemlich ähnlich. Damit sie im Körper ihre sehr verschiedenen Funktionen ausüben können, müssen ihre jeweiligen Rezeptoren in der Lage sein, sie mit großer Sicherheit zu unterscheiden.[22]

Diese Sicherheit ist bei der Zufuhr nicht-körpereigener Hormone nicht gegeben. Die Wissenschaften können die vielfältigen Prozesse, die in einem Organismus ablaufen, aus einer materialistischen Perspektive nicht bis ins letzte Detail entschlüsseln. Wie kommen wir dann dazu, zu glauben, dass sich Abläufe im weiblichen Körper kontrollieren lassen? Die Natur ist viel zu komplex, als dass der Mensch sie mit dem Verstand allein völlig durchdringen könnte.

Eine Estrogendominanz führt zu einer vermehrten Wasseransammlung im Gewebe. Davon ist auch die Darmschleimhaut betroffen, die durch die Wasseransammlung aufwuchert. Die Nahrung wird weniger gut verdaut, und es entstehen Toxine (Giftstoffe). Was hat die Verdauung mit Hormonen zu tun? Was mit der Schilddrüse? Dr. Kharrazian schreibt dazu:

> Die übermäßige Akkumulation [Ansammlung] von Östrogenen aufgrund schlechter Verdauungsleistung ist eine weitere Möglichkeit, die zur Ausbreitung einer Hypothyreose [Unterfunktion der Schilddrüse] beiträgt. Die Dysbiose [Störung der Darmflora] und die Verdauungsstörung hindern den Körper an der Ausscheidung überflüssiger Östrogene, so dass sich ein toxischer [giftiger] Spiegel bilden kann. Damit erhöht sich das Risiko, dass es zu einer Reihe unerwünschter Folgen kommt, zu denen auch eine im Blutbild nicht erkennbare Hypothyreose [Schilddrüsenunterfunktion] sowie Brust- und Gebärmutterhalskrebs gehören. Überschüssige Östrogene binden sich an Transportproteine der Schilddrüsenhormone, diese gelangen daraufhin nicht in die Zellen, um dort die Aufgabe zu erfüllen, und es kommt zu den Symptomen einer Schilddrüsenunterfunktion.[23]

Haben Sie jedoch deutliches Untergewicht, arbeiten Ihre Eierstöcke nicht mehr ausreichend, wodurch es schließlich an Estrogenen fehlt, was im Laufe der Zeit zu einer verminderten Knochendichte führt.

Weitere Ursachen für eine Estrogendominanz
- In den Eierstöcken (im Gelbkörper) wird zu wenig Progesteron gebildet, was den Anschein erweckt, als würde zu viel Estrogen gebildet.
- Fehlender Eisprung

- In tierischer Nahrung (Milch, Fleisch) können sich durch den Einsatz von Mastmitteln Estrogene befinden.
- In Fischprodukten befinden sich hormonähnliche Substanzen, die aus der Umwelt in das Wasser gelangt sind.
- Der verstärkte Genuss von Sojaprodukten erhöht den Estrogenspiegel. Dr. rer. nat. Elke Winterhager fasst es in einem Bericht wie folgt zusammen: »20 g enthalten zweieinhalb Millionen Milligramm Genestein«[24] (das sind pflanzliche Estrogene, die in Sojaextrakten und Tofu vorkommen).
- In vielen Hautcremes stecken Estrogene, ohne dass sie deklariert werden müssten.
- Estrogene befinden sich in unserem Trinkwasser. Durch Antibabypillen- und Estrogeneinnahme können diese Hormone über den Urin in Kläranlagen gelangen und darüber wieder ins Trinkwasser, weil sie nicht ausreichend gefiltert werden können.
- Schleichende und chronische Infekte können zu Entzündungen im Körper führen und dadurch eine Estrogendominanz fördern.
- Der Genuss von Transfetten und zu viel Zucker fördern die Estrogendominanz
- Xeno-Estrogene, das heißt Chemikalien, die in unserer Umwelt über Pestizide, Fungizide, Abbauprodukten von Waschmitteln, Weichmachern von Plastikmaterialien, FCKW, PCB, Lacken, Farbstoffen und so weiter entstehen.

Progesteron (Gelbkörperhormon)

Progesteron ist ein weibliches Geschlechtshormon. Es wird in den Eierstöcken, vor allem im sogenannten Gelbkörper und in kleinen Mengen in der Nebennierenrinde produziert. Progesteron wird dazu benötigt, dass sich ein befruchtetes Ei einnisten und eine Schwangerschaft gehalten werden kann. Eine Ernährung, die viel frisches, biologisches Gemüse, Walnüsse und ein wenig biologisches Fleisch (siehe Weiteres im Kapitel »Ernährung«) beinhaltet, sorgt normalerweise für eine ausreichende Progesteronversorgung.

Es heißt, dass ein Zuviel an Progesteron im Körper keine Nachteile habe. Ich werde Ihnen dennoch einige nennen: Ist Ihr Progesteronwert erhöht, haben Sie weniger Lust, mit Ihrem Partner zu schlafen. Ihre Vaginalschleimhaut ist trockener, es können Schwindel, Müdigkeit, Kopfschmerzen, Verdauungsstörungen und depressive Verstimmungen auftreten. Ein erhöhter Progesteronwert kann zu Schmier- und Zwischenblutungen führen und zu einem Mangel an Östrogenen. Anhand eines Speichelhormontests kann überprüft werden, ob es unbedingt nötig ist, eine Progesteron-Salbe einzusetzen, und wie viel in der Salbe enthalten sein sollte. Bei Anwendung einer Progesteronsalbe müssen die Schilddrüsenwerte und die Bauchspeicheldrüsenwerte regelmäßig überprüft werden, denn alle Hormone korrespondieren mit- und untereinander und können sich gegenseitig stärken oder schwächen.

Was sollten Sie bei einem Hormontest beachten? Hormone werden stoßweise in sogenannten *Peeks* – oft in Sekundenbruchteilen – in den Blutkreislauf ausgeschüttet. Dies führt zu wellenförmigen Hormonprofilen, die bei den Hormonen Testosteron, Östradiol oder Estradiol, Progesteron und DHEA ganz besonders deutlich zu sehen sind. Bei einem Hormonspeicheltest wird auch der Östrogen-Progesteron Quotient (das Verhältnis zueinander) festgestellt. Bei einer Hormonbestimmung im Speichel wird, je nach Labor, mehrmals am Tag Speichel in ein spezielles, kleines Röhrchen gegeben. Dadurch kann der Mittelwert der Hormone festgestellt werden. Steroidhormone (Grundlage ist Cholesterin) wie Cortisol, die bei Stress ausgeschüttet werden, das männliche Testosteron oder das weibliche Östradiol, DHEA und Progesteron gehen problemlos in den Speichel über und eigenen sich daher hervorragend für die Speicheldiagnostik. Im Blut dagegen lässt sich nur die Gesamtmenge eines Hormons ermitteln. Mehr als 95 % der Steroidhormone sind an Bindungsproteine gekoppelt und somit inaktiv. Für die Wirkung auf den Körper ist allein die Menge der freien Hormone relevant. Das findet man zuverlässig durch einen Speicheltest heraus.

Eine Hormonbestimmung kann auch über einen 24-Stunden-Urin stattfinden. Der Hormonspiegel, der im Blut gemessen wird, ist immer nur eine Momentaufnahme oder ein Zufallsergebnis, das nicht der gesamten Wirklichkeit entspricht. Die Homöopathin Katja Trost, Heilpraktikerin in Hamburg, fasst auf ihrer Internetseite zusammen, welche Hormone gut im Blut gemessen werden können: TSH, FT 3, FT 4, Prolaktin, ACTH, LH, FSH, Anti-Müller-Hormon (Bildung Ovarien/Hoden).

Geschlechtshormone und Nebennierenrindenhormone (z.B. Cortisol) sollten jedoch im Speichel gemessen werden. Dies gilt für: Progesteron, Östradiol, Östriol, Östron, DHEA, Testosteron, Cortisol und Melatonin. Bei Progesteron-, Östrogen-, Cortisol- und Melatonin-Testen sollen Uhrzeiten und Zyklusstadien beachten werden.

Immer wieder höre ich von Frauen, die einen Schwangerschaftswunsch äußern, dass ihnen GynäkologInnen raten, *Agnus castus*-Tabletten einzunehmen, ohne dass eine Speichelhormon- oder Blutuntersuchung vorgenommen wurde. Sie wirken progesteron-ähnlich und sollen den Zyklus regulieren. Ich finde das erstaunlich, wurden diese Tabletten doch früher ausschließlich Mönchen verordnet, um deren sexuellen Trieb zu zügeln (*Agnus* heißt »Lamm«, *castus* heißt »keusch«). Warum sollten Frauen durch Einnahme von Agnus castus-Tabletten schwanger werden?

Anscheinend ist nicht mehr allgemein bekannt, dass um die Zeit des Eisprungs herum starke sexuelle Lust entsteht und der Körper all die Hormone ausschüttet, die für eine Schwangerschaft benötigt werden. Die Einnahme der Agnus castus-Tabletten läuft übrigens unabhängig davon, ob der Hypothalamus und die Hypophyse vom Körper angeregt werden. Wieso nehmen Frauen Nebenwirkungen wie Übelkeit, Magenbeschwerden, Unterbauchbeschwerden und Durchfall, Juckreiz, Hautrötungen, urtikarieller Ausschlag (Nesselsucht), Gesichtsschwellung, schmerzhafte Schwellung und Spannungsgefühl der Brüste, Kopfschmerzen, Schluckbeschwerden bis hin zur Atemnot in Kauf, ohne dass es dazu einen erkennbaren Grund und gute Argumente gäbe?[25]

Die preisgekrönte Journalistin Lynne Mc Taggart beschreibt in ihrem Buch *Was Ärzte Ihnen nicht erzählen* wie Progesteron hergestellt wird:

Obwohl es »natürlich« genannt wird, weil es von der Yams- oder Süßkartoffel mit dem Stoff Diosgenin abgeleitet wird, wird das chemisch hergestellte Progesteron im Reagenzglas erzeugt. Unser Körper produziert Hormone normalerweise über das Grundgerüst Steran [Cholesterin]. Dabei sind viele verschiedene Prozesse notwendig, um es zu Progesteron umzuwandeln. Chemiker, die versuchen, sogenannte »natürliche« Hormone mit Hilfe der Yamswurzel und dem Inhaltsstoff Diosgenin nachzuahmen, müssen viele chemische Prozesse in Reagenzgläsern nachahmen und zusätzliche Moleküle anheften, um eine ähnliche Struktur herzustellen.

Der körpereigene Prozess unterliege nur grob gesehen der Reagenzglasstruktur, betont Lynn Mc Taggert und beschreibt, welche Risiken für den einzelnen Menschen aus diesem Vorgehen erwachsen können:

Aber all diese Progesterone müssen diese chemischen Verarbeitungen durchlaufen, und deshalb haben alle [Progesterone] ähnliche Nebenwirkungen. Bei Gestonen, eines der in Großbritannien genehmigten Progesterone, bestehen diese Nebenwirkungen aus dem Verlust der Sehfähigkeit, Doppelsehen, Migräne, Veränderungen in der Gebärmutter oder den Brüsten, Schlaflosigkeit und Veränderungen bei menstrualen Ausflüssen bzw. Zyklen, um nur einige zu nennen. Manche Epidemiologen glauben, dass ein hoher Progesteronspiegel vielleicht ein Risikofaktor für Brustkrebs sein könnte.[26]

Seit über zehn Jahren wird das aus der Yamswurzel hergestellte Progesteron empfohlen, gerade zu dem Zeitpunkt, als chemisch hergestelltes Estrogen in Verruf geraten war. Es schossen Ausbildungszentren mit sogenannten Ausbildungszertifikaten in die Höhe. Es wurden Bücher mit Wunderversprechen herausgegeben. Es gab und gibt anscheinend immer noch »spektakuläre« Behandlungserfolge mit bioidentischen Hormonen, egal, ob es um Osteoporose, Schilddrüsenstörungen, Gewichtsprobleme, Diabetes, Fibromyalgie, sexuelle Störungen, Wechseljahresbeschwerden oder vieles andere geht. Im Internet habe ich drastische Beschreibungen gelesen, die auflisten, was Ihnen alles passieren kann, wenn Sie sich nicht rechtzeitig um Ihren Progesteronspiegel kümmern: psychische Sensibilität, Launen bis hin zu Depressionsschüben, Angstattacken, Vergesslichkeit, Tollpatschigkeit, mangelhafte Entscheidungs- und Urteilsfähigkeit, Wutausbrüche (na endlich mal), Aggressionen, Eifersucht und so weiter.

Inzwischen wird Progesteron auch für Männer angeboten, doch eher quälen sich Frauen mit den Nebenwirkungen vom synthetischen Progesteron aus der Yamswurzel. Im Internet können Sie im Frauenworte-Forum, einem Projekt von Frauenworte e.V., interessante Beiträge lesen und entscheiden, was sich für Sie stimmig anhört. Progesteron gilt inzwischen auch als Hormon der Weisheit! Weisheit entsteht anscheinend nicht mehr als Resultat eines gelebten Lebens, sondern aus der Einnahme von chemischem Progesteron. Bevor Sie irgendein Hormon bevorzugen, empfehle ich Ihnen unter anderem, mit Hormonspeicheluntersuchungen und ergänzenden Blutuntersuchungen nach den tieferen Ursachen eines angeblichen Progesteronmangels zu forschen. Dazu gehören aber auch eine Ernährungsumstellung und das Hinterfragen Ihrer Lebensweise.

Ein Beispiel aus meiner Praxis: Bei einer 30-jährigen Frau mit Kinderwunsch wurde von einer Gynäkologin über eine Blutuntersuchung 2010 ein erniedrigter Progesteron-Wert festgestellt. Daraufhin führte die Frau ab jedem 14. Zyklustag täglich zwei Tabletten (200mg) Utrogest (ein Gestagen oder synthetisches Progesteron) in die Scheide ein. Nach einiger Zeit hörte die Frau mit dem Einführen von Utrogest Tabletten auf, weil sie nicht schwanger wurde. Weitere festgestellte wichtige Werte waren nicht beachtet worden: Der Vitamin D-Wert war an der unteren Grenze, der Herpes simplex Virus Titer und der Epstein-Barr-Titer IgG waren deutlich erhöht. Sie hatte immer wieder latente (verborgene) Infektionen. Der Folsäure-Wert war stark erhöht.

Im Herbst 2011 stieg die Frau auf Progesteron-Creme um. Sie verwendete täglich eine Dosis von 20 mg. Im Mai 2012 erfolgte der Versuch einer Insemination (künstliche Befruchtung). Gleichzeitig führte sie wieder für ein paar Wochen Utrogest-Tabletten ein. Als klar war, dass keine Schwangerschaft eingetreten war, wendete sie nun die Progesteron-Creme über einen Zeitraum von zwei Monaten an. Im Januar 2013, am 11. Zyklustag, war der Progesteronwert 4885 (80-120) und der Estriolwert 3.40 (15-30).

Laborbericht: Der Progesteronwert liegt auffallend hoch, fast an der Messgrenze des Labors. Wurde hier bis vor kurzem mit hohen Mengen von Progesteron substituiert (zugeführt)?

Manchmal sorgen auch Kontaktspuren von früheren Anwendungen (im Wohnumfeld und Auto) noch lange für eine unbewusste Substitution, auch der Genuss von reichlich Alkohol kann zusätzlich zu einem hohen Wert beitragen. Ein sattes Estriol ist für die Durchfeuchtung der Gebärmutter sehr wichtig und in der Schwangerschaft für das heranwachsende Kind. Es kann Jahre dauern, bis der Körper das zugeführte chemische Progesteron aus dem Gewebe wieder ausscheiden kann, denn das zugeführte Progesteron ist nicht in die feinen Abläufe des Gesamthormonsystems eingebettet.

Androgene

Androgene werden fälschlicherweise als männliche Sexualhormone bezeichnet. Zu ihnen zählen auch Testosteron, DHEA, DHEA-sulfat und Androstendion. Der Testosteronspiegel ist bei Frauen doppelt so hoch wie der des sogenannten »Frauenhormons« Estrogen. Bei Männern werden Androgene im Hoden und in der Nebennierenrinde und bei Frauen in geringen Mengen in den Eierstöcken und der Nebennierenrinde gebildet. Der Ursprungsstoff für Androgene wird, wie alle anderen Steroidhormone, aus Cholesterin gebildet. Das Hormon Androgen ist an der Stärkung des Fett- und Bindegewebes beteiligt. Fehlen männliche Hormone (auch durch die Einnahme der Antibaby-pille), hat das schwächende Auswirkungen auf das Bindegewebe.

Die »Muttersubstanz« DHEA

DHEA steht für Dehydroepiandrosteron und ist eine Hormonvor-stufe. Sie wird bei Frauen zu 90 % in der Nebennierenrinde und zu 10 % in den Eierstöcken gebildet. Die im Blut kreisende Menge an DHEA wird im Laufe des Lebens langsam abgebaut. DHEA ist ein Gegenspieler von Cortisol und spielt damit eine Rolle im zentralen Nervensystem. Cortisol ist unser Stresshormon, und DHEA beruhigt uns nach kurzfristigen Stressphasen wieder. Folgen zu viele Stress-phasen aufeinander, und gibt es keine ausreichenden Ruhephasen dazwischen, gerät der Körper in ein Ungleichgewicht. DHEA wird aber für die Umwandlung von weiteren Hormonen wie Testosteron und Vorstufen von Estrogen benötigt.

DHEA wird als »Muttersubstanz« bezeichnet, weil es an der Her-stellung anderer Hormone beteiligt ist. Es ist ein androgenes, das heißt männliches Hormon. Es kann vom Körper sowohl in Testo-steron als auch in die Vorstufen von Östrogen umgewandelt werden. Die Einnahme von DHEA kann bei Frauen zu einem Anstieg von Androgenen führen, bei Männern steigen eher die im Blut zirkulie-renden Östrogene an. DHEA ist an dem Prozess beteiligt, die Nahrung, die wir aufnehmen, in Energie umzubauen.

Sie können die Regeneration Ihres körpereigenen DHEA auf natürliche Weise unterstützen, indem Sie viel Obst, Gemüse und Ballaststoffe zu sich nehmen. Halten Sie Ruhepausen ein und sorgen Sie für ausreichend Schlaf. Meditieren Sie oder bewegen Sie sich an der frischen Luft. Rauchen, Passivrauchen, jeglicher Drogenkonsum und Alkoholmissbrauch, starke Medikamente sowie eine unruhige Lebensweise, Fast Food und so weiter schwächen die DHEA-Bil-dung. Bei Menschen, die lange Zeit im Schicht- oder Nachtdienst arbeiten, sind sowohl die Bildung von körpereigenem Cortisol als auch von DHEA nicht mehr im Lot. Zur Kontrolle, ob Ihre Cortisol- und DHEA-Werte ausgeglichen sind, können Sie einen Speichel-Hormontest machen. Beim Speichelhormontest wird auch der Normalwert Ihrer Hormone beachtet und nicht die Spitzenwerte (*Peeks*), wie es bei einer Hormonblutuntersuchung geschehen kann.

DHEA Kapseln aus den USA werden in deutschen Kinderwunschzentren eingesetzt, um eine Follikelstimulation hervorzurufen. DHEA Kapseln enthalten kein körpereigenes DHEA. Wenn es von außen zugeführt wird, wird die körpereigene DHEA-Produktion zurückgestellt. Das bewirkt eine Veränderung unseres körpereigenen Hormonsystems. Soweit mir bekannt, wurden DHEA-Medikamente bisher nur an Tieren getestet. DHEA ist auf der Liste des Olympischen Komitees (IOC) als verbotenes Mittel aufgeführt. Die Gabe von chemischem DHEA kann zu sehr unangenehmen Nebenwirkungen führen. Weitere Informationen dazu finden Sie im Internet: Wissenwertes Archiv – Kinderwunsch IVF Zentren Professor Zech.

hCG – Humanes Choriongonadotropin

Wenn Sie ein Kind empfangen haben, nistet sich die Eizelle nach ungefähr einer Woche in die Gebärmutter ein. Am vierten Tag nach der Befruchtung bildet sich eine Keimblase. Ein Teil der Keimblase stellt hCG her und sorgt dafür, dass im Eierstock der Gelbkörper (*Corpus luteum*) erhalten bleibt. Über den hCG-Wert kann der Arzt feststellen, ob eine Schwangerschaft vorliegt. Sie muss nicht zwingend über Ultraschall bewiesen werden. Eine weitere Möglichkeit ist ein immunologischer Schwangerschaftstest. Hören Sie auch hier in sich hinein, welche Möglichkeit sich für Sie stimmig anfühlt.

Prolaktin

Prolaktin heißt »für Milch« und ist ein Botenstoff, dessen Gegenspieler Dopamin ist. Es wird auch »Mutterschaftshormon« genannt. Ausgeschüttet wird es von der Hypophyse. Am späten Nachmittag und in den frühen Abendstunden steigt der Prolaktinspiegel an. Der Wert sollte daher zwischen 7 und 10 Uhr morgens im Blut gemessen werden. Zeigt das Blutergebnis einen erhöhten Prolaktinspiegel an, bedeutet es, dass eine Eizellreifung und damit der Eisprung unterdrückt werden. Es ist unwahrscheinlich, dass Frauen bei einem erhöhten Prolaktinspiegel schwanger werden, und wenn doch, kann es zu einer Fehlgeburt kommen. Während der Stillzeit dagegen ist ein erhöhter Prolaktinspiegel ganz normal und schützt vor einer weiteren Schwangerschaft.[27] Bei etwa 75 % dieser Frauen mit einem erhöhten Prolaktinspiegel wird eine leichte Milchbildung der Brust beobachtet, besonders deutlich beim Ausstreichen der Brüste. Ein erhöhter Prolaktinspiegel kommt auch bei Frauen vor, die entweder zu wenig Östrogen produzieren, einen überstarken Kinderwunsch oder Polyzystische Ovarien (PCO) haben.

Weitere Gründe für einen erhöhten Prolaktinwert im Blut sind chronischer körperlicher und seelischer Stress oder eine Schilddrüsenunterfunktion. Auch durch Einnahme einiger Medikamente (säurebindende, blutdrucksenkende), durch Unterzucker, manche Antidepressiva, Antihistaminika, Schlafmittel, die Antibabypille, die Hormonspirale oder das Tragen eines Nuvaringes kann der Prolaktinspiegel erhöht sein. Außerdem kann durch den Genuss von zu viel eiweißreicher Nahrung, die Einnahme von Opiaten, einen hohen Konsum von Bier, bei einer Leber- und Nierenbelastung, Magersucht, Migräne und epileptischen Anfällen der Prolaktinspiegel ansteigen. Auch Angst und Panik, körperliche Anstrengung, wiederkehrende Nacht- und Schichtdienste, zu viel Sport, anhaltende Schmerzen, in sehr seltenen Fällen ein Hypophysentumor, eine Endometriose, Herpes Zoster (Gürtelrose) und eine Amalgambelastung führen zu einem Ansteigen des Prolaktinwertes.

Normalerweise wird das Hormon Prolaktin kurz vor der Menstruation, ab der 8. Schwangerschaftswoche und während der Stillzeit aktiviert. Ab und zu kommen Frauen in meine Praxis, die nie geboren oder keine kleinen Kinder haben. Ihr Prolaktinwert ist erhöht, milchige Substanz tropft auf Druck aus den Brustwarzen. Inzwischen weiß ich, dass ein Prolaktinwert durch eine Amalgambelastung erhöht sein kann. Das Amalgam nimmt den Weg über die Nase zur Hirnanhangsdrüse (Hypophyse). Lassen Sie bei einem Facharzt die vielfältigen Gründe für einen erhöhten Prolaktinspiegel abklären. Falls keine körperlichen Ursachen gefunden werden, wenden Sie sich bitte an einen Homöopathen oder eine Homöopathin, um Ihre speziellen seelischen Ursachen zu finden und ein entsprechendes homöopathisches Mittel auszutesten.

Oxytocin und Vasopressin

Oxytocin heißt so viel wie »leicht gebärend« oder »schnelle Geburt«. Es ist ein Steroidhormon, das im Hypothalamus produziert wird. Es wird auch »Liebeshormon« genannt. Aus dem Blut gelangt es in die Myoepithelzellen der Brust-Milchdrüsen und die Gewebe der Geschlechtsorgane. Beide haben Oxytocin-Rezeptoren. Angeregt durch Berührung, Wärme oder das Genießen von Mahlzeiten wird Oxytocin ausgeschüttet. Auch das Streicheln der nackten Haut, Kuscheln, zart Massieren und das Tragen eines Kindes setzen Oxytocin frei.

Das Hormon wird beim liebevollen, innigen Liebesspiel und während der Liebesvereinigung ausgeschüttet. Eine warme Umgebung fördert die Bereitschaft zur Oxytocinausschüttung. Bei sexueller Erregung breitet es sich über die Blutbahn im gesamten Körper aus und bewirkt das rhythmische Zusammenziehen von Gebärmutter und Samenleiter. Keine Liebesvereinigung findet ohne Oxytocin statt. In einer liebevollen Partnerschaft führt schon der Anblick des Partners zu einer Steigerung des Oxytocinspiegels. Oxytocin entspannt und macht zufrieden. Es steigert die Bindungsfähigkeit und das Vertrauen in einer Partnerschaft. Oxytocin ist zuständig für alle Facetten der Liebe.

Ein weiteres Steroidhormon, das im Hypohysenhinterlappen gebildet und von der Hypophyse gespeichert und von dort ins Blut abgegeben wird, heißt Vasopressin. Es wird auch ADH oder Adiuretin genannt und ist für die Regulation des Wasserhaushaltes zuständig, für das Durstempfinden, aber auch für das weibliche Fürsorgeverhalten. Auch Vasopressin ist an der Fähigkeit, Bindungen zu anderen

Menschen aufzubauen, beteiligt. Bei Versuchen an Nagetieren wurde festgestellt, dass Vasopressin das Wiedererkennen von Artgenossen erleichtert. Oxytocin und Vasopressin haben weitgehend einheitliche Strukturen.

Häufig auftretende Irritationen und was dahintersteckt

Endometriose

Eine Endometriose kann durch Überlastung im Unterleibsbereich entstehen. Stress, Kummer oder die ständige geistige Beschäftigung mit einem bestimmten Thema führen zu einer Art Schwächung im Unterleibsbereich. Oft klagen Betroffene über einen »vollen, heißen« Kopf und einen kalten Po und kalte Füße. In ihrem Buch *Frauenkörper – Frauenweisheit* fasst Dr. med. Christiane Northrup zusammen, was ihrer Meinung nach eine Endometriose ausmacht:

> Eine Endometriose ist eine Konflikterkrankung, das heißt, sie entsteht bei Konflikten zwischen emotionalen Bedürfnissen und äußeren Funktionen. Wenn die innersten emotionalen Bedürfnisse einer Frau den Erwartungen der Außenwelt diametral entgegengesetzt sind, dann bedient sich ihr Körper oft der Endometriose, um sie auf dieses Problem aufmerksam zu machen. Frauen beteiligen sich heute an der von Konkurrenz geprägten traditionell männlichen Geschäftswelt. Viele Frauen finden in ihrem Privatleben und zu Hause keine emotionale Unterstützung, andere haben sogar jeden Gedanken an emotionale Bedürfnisse aufgegeben. Meine Endometriosepatientinnen verausgaben sich rücksichtslos in der Außenwelt, ruhen sich selten aus und stimmen sich selten auf ihre innersten Bedürfnisse und tiefsten

Wünsche ein. Deshalb ist es nur logisch, dass gerade heute so viele Frauen diese Krankheit bekommen.

Dieses Statement sollte uns aufwecken. Liegen unsere Bedürfnisse auf Körperebene und das Leben, das wir leben, tatsächlich so weit auseinander? Und wie können wir wieder eine Balance herstellen? Mahatma Gandhi sagte einmal: »Es gibt wichtigeres im Leben, als beständig dessen Geschwindigkeit zu erhöhen.« Bei einer Endometriose bespreche ich mit den Frauen die Möglichkeit einer Leistungs- und Stressreduzierung. Yoga und Entspannungskurse helfen, den eigenen Lebensrhythmus wieder zu erspüren.

Ein Beispiel aus meiner Praxis: Eine 24-jährige Frau kommt in meine Praxis. Sie hat Akne, raucht und hat eine chronische Endometriose. Mit 14 Jahren hatte sie eine Blinddarmoperation, darauffolgend mit 15 Jahren eine Endometriose-Operation. Mit 24 Jahren ging sie wegen Menstruationsschmerzen zum Frauenarzt, der zu ihr sagte: »Sie haben wieder Endometriose, und jetzt werden wir Sie erst mal in die Wechseljahre versetzten.« Sie möchte aber nicht in die Wechseljahre versetzt werden, sondern versuchen, ihre Endometriose mit Hilfe einer Heilpraktikerin zu behandeln. Zuerst ordne ich eine Stuhluntersuchung an, denn eine Endometriose geht oft mit einer Darmschleimhautentzündung einher. Das Ergebnis: Sie hat eine Darmschleimhautentzündung, und ihr Darmimmunsystem ist stark erniedrigt. Ich beruhige also die Darmschleimhautentzündung, stärke ihr Immunsystem, unterstütze die Regelung des Milchsäurezyklus sowie des Zitronensäurehaushalts und der Zellatmung. Nach einigen Monaten ist die Endometriose zurückgegangen, und sie hat keine Menstruationsschmerzen mehr. Weitere Gründe für die Endometriose, die ich bei meinem ganzheitlichen Behandlungsansatz mit einbezog, waren hormonelle Ungleichgewichte und eine falsche Ernährung, die eine Entgiftung notwendig machte.

Über eine **Blutuntersuchung** können Sie Ihren Glutathionspiegel überprüfen lassen, der Ihre Entgiftungsleistung darstellt. Über eine ausgewogene Ernährung kann der Körper seinen Bedarf an Glutathion decken. Brokkoli, Petersilie und Spinat enthalten viel Glutathion. Lassen Sie in einem Labor ein Mineralstoff- und Spurenelementeprofil erstellen. Oft fehlen Omega 3, Zink, Selen, Magnesium und Kalzium zur besseren Versorgung der Zellen.

Um die Leber zu entlasten und zur Ausscheidung anzuregen, können Sie auch einen Leberwickel machen: Kochen Sie sich mittags nach dem Essen einen Schafgarbentee und lassen Sie ihn etwas abkühlen. Legen Sie eine Wolldecke und darüber ein großes Handtuch auf Ihr Bett oder die Couch. Tauchen Sie ein Gästehandtuch in den warmen Tee. Legen Sie sich auf Ihr Bett, das mit Wolldecke und Handtuch ausgelegt wurde; und nun das warme Handtuch auf den rechten Oberbauch. Decken Sie sich mit Handtuch und Wolldecke zu. Eventuell legen Sie eine Wärmflasche auf den Wickel. Bleiben Sie 20 - 30 Minuten liegen, dann entfernen Sie den Wickel und reiben die Stelle dünn mit einer Kupfersalbe ein. Ruhen Sie noch 1/2 Stunde nach. Wenn Sie eine ungeduldige Frau sind, legen Sie ein interessantes (nicht zu aufregendes) Buch bereit. So wird Ihre Leber Giftstoffe »loslassen«. Ihr Partner kann Ihnen nach dem Abnehmen des Leberwickels eine leichte Bauchmassage geben. Wichtig ist, dass Ihr Unterleib und Beckenbereich wieder heilsam durchblutet werden. Sie können auch einen Nierenwickel mit Ingwer auflegen, um die Nieren zur Ausscheidung anzuregen. Bei Endometriose ist es sinnvoll, täglich Ihre Körpertemperatur zu kontrollieren, oft ist sie erniedrigt. Alles, was der Durchblutung und Entspannung Ihres Beckens dient, wird Ihnen guttun.

In der anthroposophischen Medizin wird die Gebärmutter als das Herz des Unterleibes gesehen. Wenn das Gebärmutter-Herz angegriffen wird, zeigt sich nach behutsamem Nachfragen meist eine seelische Ursache und eine Kränkung des Herzens. Um das auf Dauer ertragen zu können, zieht sich die Wärme zurück, und es entsteht eine

Form der »Kühle«. So wie das Herz und die Seele wieder »erwärmt« oder mit warmer Zuwendung getröstet werden sollen, ist es sinnvoll, auch die Endometriose nicht mit Kältemaßnahmen oder Operationen zu schockieren, sondern den Bauchbereich unter der warmherzigen Begleitung einer Therapeutin zu erwärmen und zu beruhigen. Äußerlich können Sie Ihren Gebärmutterbereich mit entspannenden, beruhigenden und krampflösenden Wärmewickeln beruhigen.

In der westlichen Medizin werden leider oft einem Organ, das verletzt ist, auch noch Operationen zugemutet. Suchen Sie sich vielleicht lieber einen guten Akupunkteur, der Ihre Organe und Energieleitbahnen (Meridiane) anregt, um angesammelte Schlacken- und Umweltschadstoffe auszuleiten. Finden Sie Ihre Art, über Bewegung zu entgiften: Tanzen, Spazierengehen und dabei die Bewegungen der Blätter wahrnehmen, gemütliches Radfahren… Ihrer Phantasie sind keine Grenzen gesetzt! Sie müssen keinesfalls eine Höchstleistung vollbringen, denn diese blockiert durch die Anstrengung nur die Entgiftungsleistung Ihrer Leber. Spüren Sie, was Ihnen guttun könnte.[28]

PCO – Polycystische Ovarien – PCOS – Polycystisches-Ovarial-Syndrom

1990 wurde das PCO-Syndrom auf einer Konferenz des *National Institute of Health* (NIH) definiert als eine Erkrankung mit erhöhtem Androgenspiegel, fehlendem Eisprung und Zyklusunregelmäßigkeiten. Gemeint ist, dass sich im Eierstock viele »Zysten« befinden. Es handelt sich dabei aber nicht um echte Zysten, sondern um viele flüssigkeitsgefüllte Eibläschen. Sie reifen bis zu einer bestimmten Größe heran, springen aber nicht, sondern bilden sich wieder etwas zurück oder verkümmern. Die Eierstöcke können sich vergrößern. Die verkümmerten Zysten sind als viele kleine Krater im Eierstock zu erkennen. Bei fortgeschrittenem PCO verändert sich das Gewebe der Eierstöcke. Manche Frauen haben aufgrund dieser Vorgänge einen verkürzten, manche Frauen einen verlängerten Zyklus.

Auch Frauen mit Normalgewicht, die lange mit der Antibabypille verhütet haben, können PCO entwickeln, sie müssen nicht übergewichtig sein, wie es viele Frauen mit PCO sind. Von Medizinern wird vorgeschlagen, die zystischen Bläschen an den Eierstöcken zu sticheln (mit einer Nadel zu öffnen). Doch an den gestichelten Stellen können Vernarbungen entstehen. Als eine Art »Heilung« wird Frauen mit PCO empfohlen, die Antibabypille einzunehmen. Allerdings verdoppelt die Antibabypille bei PCO das Risiko von venösen Thromboembolien.[29]

PCO ist unter anderem auch ein Leberthema. Die Leber ist für die Entgiftung sowie den Hormonauf- und abbau zuständig. Die Leber scheint bei PCO durch Umweltgifte (siehe etwa Kapitel Bisphenol A und Methoxychlor), Medikamente und den synthetischen Hormonen der Spirale oder Antibabypille überlastet zu sein. Wie ich im Kapitel »Entgiftung« noch ausführlicher beschreiben werde, haben 50 % der Menschen eine genetische Entgiftungsschwäche. Sie lagern Gifte länger ein oder können sie nicht zur Genüge ausscheiden. Über eine **Schamhaaranalyse** können Sie im Labor Ihre Leicht- und Schwermetallbelastung überprüfen lassen. Zusätzlich können Sie Ihren Gehalt an aktivem, reduziertem Glutathion innerhalb der Zellen sowie den Gehalt an oxidiertem Glutathion messen lassen, um Rückschlüsse auf die Entgiftungsfähigkeit ihrer Leber zu ziehen.

Frauen mit PCO haben meist einen stark erniedrigten Vitamin D-Wert. Ich empfehle Ihnen, das zu testen (Langzeitwert 25 OH D3) sowie die Blutwerte folgender B Vitamine: 2, 3, 6, 12, Folsäure und Omega 3. In unserem Gesundheitssystem werden Untersuchungen auf erhöhte und erniedrigte Hormonwerte vorgenommen, aber, soweit ich weiß, keinerlei Untersuchungen auf Belastungen mit Schadstoffen. Was können Sie tun? Minimieren Sie die Aufnahme tierischer Produkte. Tierische Produkte sind oft stark mit Pestiziden, Herbiziden sowie Fremdhormonen belastet, die Ihren Hormonhaushalt durcheinanderbringen. Auch als Vegetarierin nehmen Sie über das Gemüse aus konventioneller Landwirtschaft Pestizide zu sich. Greifen Sie vermehrt auf Bio-Produkte zurück.

Viele Gynäkologen sind der Meinung, dass bei Beginn von PCOS die Ovarialfunktion und Fertilität durch Ernährungsumstellung, Sport und Gewichtsreduzierung verbessert werden könnte. Doch wann beginnt eine PCOS-Erkrankung? Inwieweit bei PCO zusätzlich zur Umweltbelastung auch eine Strahlenbelastung eine Rolle spielen kann, ist noch nicht untersucht. Sicher ist, dass das Nervensystem, das Hormonsystem und das Immunsystem durch Mobilfunkstrahlen geschwächt werden, die den Körper in einen Stresszustand versetzen. Auch eine zu starke Beschäftigung mit einem Kinderwunsch kann zu PCO führen.

Was Sie über Ihre Schilddrüse wissen sollten

Die Schilddrüse ist ein hormonelles Organ, das großen Einfluss auf Ihre Fruchtbarkeit haben kann. Das Organ sieht aus wie ein Schmetterling und liegt vor dem Kehlkopf, der für den sprachlichen Ausdruck zuständig ist. Schilddrüse und Kehlkopf benötigen Kraft, um sich kräftig und deutlich ausdrücken zu können. Beide sind beteiligt, wenn es um den Ausdruck der Gefühle, Gedanken und des eigenen Willens geht. Der Kehlkopf und die Schilddrüse sind Schwesternorgane. Das Nervensystem, die Schilddrüse und der Kehlkopf sind miteinander verbunden.

Das Gebiet von Schilddrüse und Kehlkopf gehört zum Immunsystem. Das Immunsystem beeinflusst die Schilddrüsenfunktion, die Schilddrüsenhormone und lenkt auf sehr feine Art das Immunsystem. Schilddrüsenhormone sind von lebenswichtiger Bedeutung für unsere Wachstumsprozesse, den Stoffwechsel und das Immunsystem. Das Immunsystem und das Hormonsystem tauschen Signale aus. Die Schilddrüse wird für gewöhnlich immer nur mit dem Spurenelement Jod verbunden, doch Schilddrüse und Kehlkopf benötigen vor allem die Spurenelemente Eisen und Selen, dann erst folgt Jod.

Viele Frauen haben durch ihre regelmäßigen Periodenblutungen einen unbeachteten Eisenmangel. Die Schilddrüse ist jod- und selenreich. Diese beiden Werte sollten im Blut bestimmt werden. Bei einem Selenmangel kann die alleinige Jodgabe zu einer bindegewebigen Veränderung der Schilddrüse führen. Wie Jod in Ihre Schilddrüse kommt? Mit der Nahrung werden Jodverbindungen – in einem Darm mit genügend gesunden Darmbakterien – zu Jodid reduziert und anschließend über die Blutgefäße zur Schilddrüse transportiert.

Vor vielen Jahren besuchte ich einen Bauernhof und schaute der Bäuerin zu. Die Kühe wurden mit einer Melkmaschine gemolken, die Milch lief durch Rohre in einen Metalltank. Als die Kühe gemolken waren, desinfizierte die Bäuerin alle Geräte und Rohre. Ich frage sie, mit welchen Mitteln sie desinfiziert. Sie sagte: »Das ist eine Jodlösung.« Diese Jodlösung wird auch in Molkereien zur keimabtötenden Wirkung genutzt und bewirkt beim Menschen eine Überjodierung. In Kantinen und Restaurants wird (mit wenigen Ausnahmen) mit Jodsalz gekocht. Der Anteil des Jods muss nicht deklariert werden. 5 g (1 Teelöffel) Haushaltsjodsalz enthält 100 µg Jod. In 100 g Brot können bis zu 500 µg Jod enthalten sein. In Fast Food-Mahlzeiten können bis zu 5000 µg Jod enthalten sein. Auch in vielen Mineralwässern ist Jod enthalten. Im Bioladen sind Sie relativ sicher vor jodierten Lebensmitteln. Schauen Sie trotzdem immer auf die Packungen, falls die Ware aus dem Ausland kommt. Die meisten Bäcker verwenden jodiertes Speisesalz. Es gibt aber auch Biobäcker, die kein jodiertes Speisesalz verwenden.

Ungeborene brauchen zwar Jod zu ihrer Entwicklung, doch ich frage mich, ob die Jodierung oder Überjodierung bei Babys und Kindern nicht zu einem lebenslang erhöhten Jodbedarf führen oder die Entwicklung der Schilddrüse dadurch deutlich irritiert wird. Frauen, die erwiesenermaßen eine Hashimoto-Thyreoiditis haben, sollten kein Jod zu sich nehmen! – Bitte beachten Sie, dass in herkömmlichem Tierfutter, in Backwaren, Eiern, Wurst, Käse, Milchprodukten und etlichen Nahrungsergänzungsmitteln Jod enthalten ist. Jod in herkömmlichen Lebensmitteln muss nicht deklariert werden. Meersalz könnte jodiertes Speisesalz ersetzen. Lassen Sie vor und während einer Schwangerschaft regelmäßig alle 4-6 Wochen Ihren TSH-Wert überprüfen, dann wissen Sie, ob Ihre Schilddrüse gut arbeitet. Das Zuführen von Jod in der Schwangerschaft würde theoretisch ja auch Jodzuführungen in der Stillzeit verlangen, und wie lange denn anschließend noch? Sie können die Zusatzjodgaben nicht plötzlich absetzen, können aber den Jodgehalt in Ihren Lebensmitteln kontrollieren.

Folgende Nahrungsmittel enthalten viel Jod: Seelachs, Kabeljau, Heilbutt, Schellfisch, Rotbarsch, Garnelen, Meeräschen, Brathering, getrocknete grüne Bohnen.

Die Jodmengen, die Sie täglich aufnehmen, können im Urin als Jodausscheidung kontrolliert werden. Ein Endokrinologe kann durch eine Blutuntersuchung das Schilddrüsenprofil TSH, FT3, FT4 und die Schilddrüsen-Auto-Antikörper MAK (TPO), TAK, TRAK bestimmen lassen. Das Hormon TSH wird von der Hypophyse produziert und wird über den Blutweg zur Schilddrüse transportiert. Von der Schilddrüse werden die Schilddrüsenhormone T 3 und T 4 hergestellt. Störungen dieser Umwandlung können durch starke Belastungen, Stress und Stressfaktoren wie Unfälle, Operationen, lange Krankheiten oder auch das Ausprobieren radikal wirkender Diäten gestört werden.

Wenn der TSH-Wert und die Antikörper (MAK) erhöht sind, sollten Sie vorsichtshalber erst einmal über eine Stuhluntersuchung klären lassen, ob Sie eine Glutenunverträglichkeit haben. Glutenspuren im Stuhl sind die ersten Marker für eine Glutenempfindlichkeit. Eine Blutuntersuchung auf Gluten zeigt meist eine manifestierte Glutenunverträglichkeit (mehr dazu im Kapitel Glutenunverträglichkeit).

Erhöhte TPO-Antikörper können auch auf eine zu starke Jodierung hindeuten. Ein Endokrinologe kann feststellen, ob Sie eine Schilddrüsenunterfunktion, eine Schilddrüsenüberfunktion, Morbus Basedow, Hashimoto-Thyreoiditis oder eine andere Schilddrüsenerkrankung haben. Ein paar Wochen nach einer erfolgten Blutuntersuchung der Schilddrüsenwerte sollte eine Kontrolluntersuchung erfolgen, da die Schilddrüsenhormone täglich oder auch jahreszeitlich schwanken. Oft gibt es auch Differenzen zwischen den Messwerten verschiedener Labore. Es gibt zwar gewisse Richtlinien für die Schilddrüsenwerte, die aber je nach Veranlagung höher oder niedriger sein können, denn der Stoffwechsel der Menschen unterliegt keiner Norm! Bitte spüren Sie immer selbst nach, wie Sie sich fühlen. Hinter festgelegten Werten steht auch immer eine Pharmaindustrie, die nur **Ihr** Bestes will…

Einige Schilddrüsenspezialisten verschreiben Frauen mit Kinderwunsch L-Thyroxintabletten oder Jodetten 150, um den THS-Wert unter 1 Mikrogramm U/ml zu senken, denn es zirkuliert immer noch das Gerücht, dass Bayern ein Jodmangelland sei. Die »Manipulationen« mit Schilddrüsenpräparaten haben noch nicht genau bekannte Auswirkungen auf die Leber, die Gallenblase, die Bauchspeicheldrüse und die Nieren. Auch andere Zusammenhänge können einer Jodgabe entgegensprechen. So schreibt Dr. Datis Kharrzian:

> Bei Hashimoto-Patienten [hingegen] ähnelt die Supplementierung mit Jod dem Versuch, ein Feuer mit Benzin zu löschen. Da Jod die Bildung von TPO stimuliert, werden dadurch auch die TPO-Antikörperwerte drastisch erhöht, was ein Hinweis auf einen Autoimmunschub ist. Manche Menschen entwickeln sogar Überfunktionssymptome, andere dagegen haben trotz erhöhter TPO-Antikörper keine Symptome. Ich rate jedem Menschen mit einer Autoimmunerkrankung der Schilddrüse konsequent von der Einnahme jodhaltiger Ergänzungsmittel ab; auch von solchen Supplementen, die eigens für die Gesunderhaltung der Schilddrüse gedacht sind, denn viele enthalten ebenfalls Jod.[30]

Der Internist Dr. med. Berndt Rieger äußert sich wie folgt:

> Es gibt jede Menge »L-Thyroxin-Fanatiker« unter den Ärzten, die mit der Verschreibung von L-Thyroxin an Werten um 1 ml/U basteln und dabei Angstsyndrome bei ihren Patientinnen in Kauf nehmen. Ich tue das nicht und freue mich über ausgeglichene Menschen bei TSH-Werten bis 10 ml/U.[31]

Eine Unterfunktion, aber auch eine Überfunktion, können Hindernisse sein, schwanger zu werden oder eine Schwangerschaft halten zu können. Neben der Einnahme von Tabletten gibt es oftmals auch andere Möglichkeiten, um den Körper dabei zu unterstützen, wieder in sein Gleichgewicht zu finden. Bei einer Unterfunktion empfehle ich Ihnen je nach Anamnese: Hormon-Yoga, Osteopathie oder eine Cranio Sakral-Behandlung, viel Bewegung, Vitamin D-Gaben, Algensuppe, homöopathische Eisentropfen, Folsäure, die Einnahme der Schüßler-Mineralsalze No 7 Magnesium phosphoricum D6 und No 2 Calcium phosphoricum D6 und zusätzlich verschiedene Spurenelemente. Lassen Sie sich beraten, probieren Sie aus und lernen Sie wieder mehr und mehr in sich hineinzuspüren, was Ihnen hilft und guttut. Körper und Seele werden sich über Ihre vermehrte Achtsamkeit freuen.

Die Schilddrüse ist ein wichtiges energiereiches hormonelles Organ, das insbesondere bei Frauen ständigen Veränderungen ausgesetzt ist, dem weiblichen Zyklus, Geburten, Fehlgeburten und Stillzeiten.

Die Schilddrüse ist Teil des Immunsystems. Da sie während einer Schwangerschaft um bis zu 20 % mehr arbeiten muss, ist es dringend ratsam, dass Sie sich lange davor gut um Ihre Schilddrüse kümmern. Nach der Geburt ihres Kindes bekommen manche Frauen durch die hormonelle Umstimmung ihrer Schilddrüse, durch Erschöpfung und Überlastung eine schmerzhafte Post-Partum-Schilddrüsenentzündung (Schilddrüsenentzündung nach der Geburt). Anfangs fühlt es sich an, als ob sie Halsschmerzen hätten, die langsam nach außen bis zu den Ohren strahlen. Diese Schilddrüsenentzündung kann entstehen, weil das Immunsystem in der Schwangerschaft »abgeschaltet« oder »heruntergefahren« wird. Also: Die Schilddrüsenfunktion fährt in der Schwangerschaft herauf und das Immunsystem herunter. Ein heruntergefahrenes Immunsystem verhindert, dass die Mutter ihr Kind (ihr Körper nimmt es als Fremdkörper wahr) abstößt.

Im Wochenbett fährt das Immunsystem wieder hoch, und es kommt zum Freiwerden von vorher zu viel gebildeten Hormonen und damit zu einer Schilddrüsenüberfunktion. Nach ein paar Monaten hat sich die Schilddrüse wieder beruhigt und weist meist wieder die normalen Werte auf. Ab und zu kann die Post-Partum-Schilddrüsenentzündung der Beginn einer Hashimoto-Thyreoiditis sein. Warum? Das Lebewesen, das die Mutter in sich trägt, ist mit ihr nur halb identisch. Gegen Ende der Schwangerschaft befinden sich viele kindliche Zellen im Blut der Mutter und bleiben auch im Blut der

Mutter und können zur Bildung von Antikörpern führen. Deshalb müssen unbedingt, neben den üblichen Schilddrüsenwerten, zusätzlich die Antikörper untersucht werden. Suchen Sie sich ganz schnell einen Anthroposophischen Arzt oder einen Heilpraktiker, der Ihre Schilddrüse ordnen kann.

Während der Schwangerschaft kann eine Schilddrüsenüberfunktion auch durch das Schwangerschafts-Hormon hCG (Humanes Choriongonadotropin) verursacht werden.

hCG ist dem TSH (Thyreotropin) sehr ähnlich. In der Regel sollte die Überfunktion nach der 20. Schwangerschaftswoche wieder verschwinden. hCG unterhält in der Schwangerschaft den Gelbkörper, dieser stellt Progesteron und Estrogen her und verhindert eine Fehlgeburt.

Alle Hormondrüsen und Hormone bilden eine Einheit. So kann auch etwa ein erhöhter Homocysteinspiegel zu einer Schilddrüsenfehlfunktion führen. **Allgemein gilt:** Jodid wird bei vielen Frauen viel zu hoch dosiert – die Menge an nicht benötigtem Jod lagert sich im Körper ein wie Dünger, der nicht gebraucht wird. Nach Meinung vieler Ärzte schadet angeblich eine zu hohe Jodeinnahme nicht, denn ein Zuviel an dieser Substanz würde über Leber und Nieren ausgeschieden werden. Doch Leber, Gallenblase und Nieren arbeiten alle schon auf Hochtouren, um Medikamente, Umweltgifte, Schadstoffe, Hormone und so weiter zu entgiften. **Lassen Sie daher genau prüfen, ob Sie tatsächlich einen Jodmangel haben.**

Die Chinesische Medizin sieht Schilddrüsenerkrankungen unter folgendem Blickwinkel: Alle Hormone werden von den Meridianen (Energieleitbahnen) der Leber und Nieren gebildet. Von dort aus werden sie über das Blut an den jeweiligen Bestimmungsort im Körper transportiert. Aus dieser Sicht kann eine Unterfunktion auch durch eine Schwäche der Milzenergie und der Nierenenergie hervorgerufen werden (Yang-Mangel). Bei einer Überfunktion ist die Hitze in der Leber »blockiert«. Fehlende Geborgenheit, andauernde nicht ausgedrückte Sorgen, Schocksituationen bis hin zu Missbrauchserlebnissen in der Kindheit behindern das hormonelle Reifen der Schilddrüse. Gab es in der Kindheit keine Möglichkeit, Gelassenheit, Vertrauen und Autonomie zu erleben, verliert der Kehlkopf seinen spontanen, melodischen Ausdruck, und die Schilddrüse, die mit der Psyche verbunden ist, trägt den Kummer mit hinein ins Erwachsenenalter. Oft ist der Erwachsene in seinem Leben immer wieder mit Stresssituationen und ungünstigen Arbeits- und Familiensituationen konfrontiert.

Wahrscheinlich führen psychosozial belastende Ereignisse zu Schilddrüsenunter- oder -überfunktion, Hashimoto oder Morbus Basedow. Viele alte Menschen, die im 2. Weltkrieg einen Bombenabwurf miterlebten, entwickelten einen »Schreckbasedow«. Ganz gleich, welchen Belastungen Sie ausgesetzt waren, Singen belebt Ihre Schilddrüse. Spielen Sie mit Ihrer Stimme in verschiedenen Tonlagen. Kennen Sie Obertonsingen? Schauen Sie sich Videos im Internet an oder suchen Sie sich zum Kennenlernen ein Einführungsseminar.

Wenn Sie rechtzeitig beschlossen haben, in Ihre Eigenverantwortung zu gehen, lassen Sie bitte überprüfen, ob Sie während Ihrer Schwangerschaft unbedingt Jod und wie viel davon einnehmen müssen oder ob es Ihrer Schilddrüse und oder der Schilddrüse Ihres Babys eher schaden könnte. Während einer Schwangerschaft können Sie alle sechs Wochen Ihren TSH-Wert überprüfen lassen, dann wissen Sie, ob Ihre Schilddrüse ausreichend arbeitet.

Es werden viel zu schnell Schilddrüsenmedikamente gegeben, ohne die tiefere Ursache zu prüfen. Auch Schilddrüsenmedikamente haben Nebenwirkungen.

Hashimoto-Erkrankungen verlangen oft die Gabe von Vitamin E und C sowie Zink und Selen. Lassen Sie diese Werte über eine Blutuntersuchung überprüfen.

Sollten Belastungen von Bakterien (z.B. Streptokokken) oder Viren Schilddrüsenfunktionsstörungen verursachen, können Sie mit Homöopathie, Heilmitteln der Firma Sanum, Heel, Hevert oder Firma Wala die Belastungen langsam ausleiten. Dazu gibt es qualifizierte Berichte von Heilpraktikern und Ärzten.

Durch einen Säure-Basen-Test (SBK-Test) kann festgestellt werden, ob Sie eine intrazelluläre Übersäuerung haben. Die Übersäuerung in den Zellen bietet den Viren eine gute Basis für deren Überleben. Dr. Jakobs Basenpulver enthält unter anderem Kalium, Zink und Magnesium, durch deren Einsatz die Zellen von ihrer Übersäuerung befreit werden können.[32]

Die Schilddrüse und die Bauchspeicheldrüse sind so eng miteinander verbunden wie zweieiige Zwillinge. Wenn die Schilddrüse angegriffen ist, müssen regelmäßig die Bauchspeicheldrüse, der Glucose-Wert, das HbA1c und die exokrine Pankreaselastase kontrolliert werden. Schilddrüsengewebe und Mandeln bestehen aus Lymphgewebe. Wenn die Mandeln entfernt sind, übernimmt die Schilddrüse die Funktion der Mandeln. Sie versucht ihr Bestes, ist jedoch überfordert.

Leider werden immer noch die Gaumenmandeln nach häufigen Mandelentzündungen entfernt. Ursachen der Mandelentzündungen sind meist Streptokokkeninfektionen. Trotz der Mandeloperation halten sich Streptokokken weiterhin im Bereich der Mandeln auf und belasten das Schilddrüsengewebe. Lange nachdem ich meine Praxiserfahrungen zu Hashimoto hier niedergeschrieben hatte, erschien das Buch: »Schilddrüsenunterfunktion und Hashimoto anders behandeln« von Dr. Datis Kharrazian. Er beschreibt darin den Zusammenhang:

Jod-Supplementierung scheint ein auslösender Faktor für Hashimoto zu sein. Eine bakterielle Milieuverschiebung des Verdauungstraktes entzieht dem Körper diejenigen Nährstoffe, die dazu beitragen, dass die Schilddrüse störungsfrei arbeiten kann, insbesondere Zink, Tyrosin, Selen und die Vitamine A und D. Man geht davon aus, dass eine Verdauungsstörung zu den Hauptursachen von Autoimmunerkrankungen gehört, da sich zumindest 60% des Immunsystems im Darm befinden. Ein entzündeter Verdauungstrakt und Parasiteninfektionen erschöpfen die Nebennieren, wodurch wiederum die Schilddrüsenfunktion in Mitleidenschaft gezogen wird. Besteht aufgrund der gestörten Darmfunktion eine Verstopfung, kann der Körper die nicht benötigten Hormone nur schwer ausscheiden. So kommt es zu Akkumulation von Östrogen, das die Schilddrüsenfunktion verlangsamt. Eine Hypothyreose beeinträchtigt nachweislich die Funktion der Gallenblase, sie führt dazu, dass sich das Organ ausdehnt und seine Kontraktionen träge werden, in der Folge wird zu wenig Galle abgesondert. Eine geschwächte Gallenblase führt auch zu Trägheit und zum Rückstau in den Entgiftungswegen der Leber. Zur Behandlung einer Unterfunktion gehört daher auch die Reinigung der Leber und Gallenblase, damit Letztere wieder richtig funktionieren.

Vitamin D – ein Pro-Hormon

Vitamin D ist ein Pro-Hormon, das heißt, es ist ein Baustein, aus dem Hormone gebaut werden. Ohne ein gefülltes Vitamin D-Depot können Sie nicht schwanger werden. Vitamin D ist ein fettlösliches Vitamin und kann im Körper nur für wenige Monate gespeichert werden. Im Winter steht die Sonne zu tief und ihre Energie dringt zumindest nicht in unseren Breiten auf genügend Hautfläche, damit der Körper wie in den Sommermonaten ausreichend Vitamin D bilden könnte, außer Sie fahren auf 2000 m Höhe Ski.

Wie aber wird Vitamin D nun genau gebildet? In der Leber wird das im Blut schwimmende Cholesterin chemisch umgewandelt in ein 7D Cholesterin und über die Blutbahn in die Haut transportiert. Die Sonnenstrahlen im UVB Wellenlängenbereich spalten das 7D Cholesterin zum Prävitamin D auf. Prävitamin D wird durch die Körpertemperatur in Vitamin D umgewandelt. Das in der Haut gebildete Vitamin D geht über den Blutkreislauf zurück in die Leber, um seine Funktion im Stoffwechsel wahrzunehmen.

Jahrelang ist man davon ausgegangen, dass jegliches Sonnenlicht für den Menschen gefährlich ist und unter anderem Hautkrebs verursachen kann. Inzwischen hat man erkannt, dass Sonnenlicht bei allen Menschen und den meisten Tieren das Hormonsystem beflügelt. Sonne – in Maßen genossen – stärkt Ihr Immunsystem. Tanken Sie bei Kinderwunsch also Sonne, zum Beispiel während eines dreiwöchigen Urlaubs auf einer Insel im Süden. Die Luftveränderung, der Wind, das belebende Meerwasser und die Ruhe werden Ihnen guttun und Ihr Lustempfinden steigern.

In den Monaten April bis September/Oktober wird in unseren Breitengraden Vitamin D über die Haut gebildet. **Gehen** Sie so oft es geht in der Zeit zwischen 11 und 15 Uhr für fünf bis fünfzehn Minuten in die Sonne, entblößen Sie Arme und Beine. In dieser Zeit werden 4000 bis 5000 IE (internationale Einheiten) an Vitamin D gebildet. Genießen Sie das Gefühl der warmen Sonnenstrahlen auf Ihrer Haut. Nochmals: Es geht nicht um exzessives Sonnenbaden, sondern um bewusstes Auftanken in kleinen Dosen. Je nach Hauttyp und Gewöhnung vertragen wir ohne Sonnenschutzmittel unterschiedliche Mengen an Sonnenlicht. Rothaarige und besonders hellhäutige Menschen sollten den Halbschatten bevorzugen. Da Vitamin D ein Pro-Hormon ist, das heißt, dass es als ein Baustein eine wichtige Rolle in unserem gesamten Hormonsystem spielt, sollten Sie sich immer zunächst ein wenig von der Sonne berühren lassen und sich erst danach mit Sonnenschutzmittel eincremen. Bitte beachten Sie dabei die Anwendungshinweise des jeweiligen Sonnenschutzmittels und die jeweiligen Inhaltsstoffe![33]

Vitamin D hat einen ordnenden Einfluss auf alle unsere Hormone, unter anderem auch auf die Hormone Estrogen und Progesteron. Ein Vitamin D-Mangel kann zu einem erhöhten Testosteronwert führen. Alle unsere Drüsen, die Hormone herstellen, benötigen Licht. Ich kann Ihnen nur empfehlen, Vitamin D erst dann einzunehmen, wenn Sie wissen, wie hoch Ihr Mangel ist. Zu hohe Dosen an Vitamin D können zu spontanen Fehlgeburten führen, deshalb muss immer der Vitamin D-Spiegel vor der Einnahme kontrolliert werden. Auch stillende Mütter sollten auf einen ausreichenden Vitamin D-Spiegel achten. Sollten Sie einen Mangel haben, nehmen Sie die Menge von 40 Einheiten pro Körpergewicht ein. Das sind bei 60 kg 2400 IE. Sollten Sie Übergewicht haben, nehmen Sie mehr Vitamin D ein als vorgeschrieben, denn das Vitamin D kann sich im Fettgewebe »verstecken«. Viele Ärzte verschreiben die hohen Einheiten von 10.000 oder 20.000, ohne nach einiger Zeit rechtzeitig zu überprüfen, ob sich der Vitamin D-Spiegel verändert hat. Nehmen Sie hohe Einheiten nur etwa neun Tage ein und reduzieren Sie dann auf 2000-4000 Einheiten. Lassen Sie Ihren Vitamin D-Spiegel nach insgesamt neun Wochen Einnahme messen.

Ihr Vitamin D-Spiegel sollte nicht nur lange Zeit vor einer Schwangerschaft überprüft werden, sondern auch regelmäßig während einer Schwangerschaft. Ihr Ungeborenes benötigt Vitamin D für die Entwicklung seines Gewebes, wie das Hirngewebe, das Schilddrüsengewebe und das Bauchspeicheldrüsengewebe. Auch für die Knochenentwicklung und das körperliche Wachstum benötigt Ihr Baby Vitamin D. Frauen, die einen Kinderwunsch haben, können ihren Vitamin 25-OH-D 3 Wert über eine Heilpraktikerin, einen Arzt oder direkt in einem Labor untersuchen zu lassen. (Eine Übersicht zu den Werten, die vor einer Schwangerschaft geprüft werden sollten, finden Sie am Ende dieses Kapitels auf Seite 110.)

In meiner Praxis erlebe ich, dass Frauen im Winter einen Vitamin D-Spiegel von nur 4-6 ng/ml haben. Da helfen auch künstliche Befruchtungen nicht – im Gegenteil! Sollten die Frauen mit Kinderwunsch schwanger werden, bekommt das Ungeborene kaum Vitamin D mit oder es holt sich von der Mutter das restliche Vitamin D. Bei der Geburt kann es durch einen Vitamin D-Mangel zu einem stark verformten Schädel des Babys kommen. Gleichzeitig besteht eine rachitische Neigung. (Eine Rachitis ist eine Erweichung der Knochen [meist] auf Grund eines Vitamin D-Mangels. Das Baby kann nicht ausreichend gedeihen bis hin zu dem Punkt, dass es nicht an der Brust trinken könnte, weil es keine Kraft aufbauen konnte.)

Zwei Beispiele aus meiner Praxis: Eine Klientin hatte über Jahre hinweg im In- und Ausland acht (!) künstliche Befruchtungen über sich ergehen lassen. Nach der achten Befruchtung ließ sie auf mein Anraten ihren Vitamin D-Spiegel messen, der nur 4,84 ng/ml betrug. Außerdem rätselten die Ärzte im Kinderwunschzentrum, warum sich vor jeder künstlichen Befruchtung die Gebärmutterschleimhaut nicht genügend aufbaute. Wie Sie aber nun wissen: Ein Vitamin D-Mangel hat Auswirkungen auf den Estrogen- und Progesteron-Haushalt. Diese Klientin bekam über Jahre hinweg Unmengen an Medikamenten und chemischen Hormonen, die jedoch wegen fehlendem Vitamin D3 nicht wirken konnten. Der Ehemann der Klientin hatte übrigens einen 25-OH-D Wert von 9,91 ng/ml. Frau und Mann sollten einen Vitamin D-Wert von 40 - 60 ng/ml anstreben.

Eine 30-jährige Frau mit Kinderwunsch hatte bereits vier Embryotransfers erfolglos hinter sich gebracht. Sie erzählte, dass ihr Arzt in der Kinderwunschklinik gesagt habe, dass sie »schlechte« Eier hätte und ihr Mann »schlechte Spermien« – ein interessanter medizinischer Befund. Der nächste Transfer war in drei Monaten geplant. Der Arzt hatte alle für ihn wichtigen Blutwerte ermitteln lassen. Die Frau nahm nach seiner Anweisung Folsäure-Tabletten ein. Ihr Gewicht betrug 80 Kilogramm. Durch die ständigen ärztlichen Hormongaben, einschließlich DHEA, hatte sie zugenommen. Außerdem vertrug sie die Metformin-Tabletten nicht, die ihr der Arzt verschrieben hatte.

Ich veranlasste zuerst eine Stuhluntersuchung. Ihre Darmflora zeigte einen Fäulniswert und deshalb auch einen Mangel an einer Säurerungsflora. Auffällig war auch der stark erniedrigte sIgA-Wert der Darmschleimhaut (SigA = der Schutzfaktor der Darmschleimhautoberfläche). Eine gesunde, gut aufgebaute Darmschleimhaut ist unerlässlich für die Hormonbildung. Ich veranlasste zusätzlich einen Abstrich der Vaginalflora und eine Blutuntersuchung um den CRP-Wert und den Vitamin 25 (OH) D-Spiegel zu überprüfen. Ihr CRP Wert (Entzündungswert) war erhöht.

Ich bat sie um eine erneute Untersuchung, da eine Entzündung im Körper eine Befruchtung verhindern kann. Ihr Vitamin D-Wert war im Oktober, nach einem langen, sonnenreichen Sommer, mit 15,8 ng/ml viel zu niedrig, und die Wintermonate standen erst noch bevor. Die Frau arbeitete in einem Großmarkt ohne Tageslicht. Nachdem sie Vitamin D eingenommen und ihre Darmflora sich wieder normalisiert hatte, gab ich ihr für ihre sogenannten »schlechten Eier« Epalipid der Firma Biofrid. Für ihr Darmimmunsystem (sIgA erniedrigt) verschrieb ich ihr 3 x täglich eine Tablette NutriGlucan von der Firma Nutrimmun. Für die Reinigung ihres Bindegewebes nahm sie Formasan-Tropfen der Firma Sanum. Ihr Ehemann nahm für die Verbesserung seiner Spermienqualität Testes comp. Globuli der Firma Wala.

Nach zwei Monaten ruft mich die Klientin an und erzählt lachend, dass sie schwanger sei. Sie bekommt nach einer problemlosen Schwangerschaft ein gesundes Kind. Und das trotz »schlechter Eier« und »schlechter Spermien«. Dem Himmel sei Dank, ein Wunder ist geschehen!

Hier noch ein Tip: Schauen Sie sich eines der (englischen) YouTube-Videos an, die der weltberühmte Endokrinologe Michael Holick aus Boston, USA, gemacht hat.

Alles über Ihre Bauchspeicheldrüse

Berichten möchte ich Ihnen zuerst von einem Zuckerbelastungstest, der Frauen mit einem Kinderwunsch gerne empfohlen wird. Der orale Glucosetoleranztest (oGGT) ist ein Zuckerbelastungstest, der einen Nachweis erbringen soll, ob eine Frau entweder eine gestörte Glucoseverwertung oder einen Diabetes mellitus Typ II hat. Der Nutzen von Glucosetoleranztests bei gesunden Frauen, die einen Kinderwunsch haben, ist wissenschaftlich umstritten. Mit dem Test soll festgestellt werden, ob eine Frau eventuell zu einem Schwangerschaftsdiabetes neigen würde. Dieser Test wird unnötig oft gemacht, etwa vor einer gewünschten Schwangerschaft, kurz nachdem eine Frau schwanger geworden ist und in der 22. bis 28. Schwangerschaftswoche. Glucose dient als Energielieferant für Körperzellen und kann nur mit Hilfe von Insulin in diese eingeschleust werden. Eine gestörte Glucosetoleranz kann ein Risikofaktor für das spätere Auftreten eines Diabetes 2 sein. Einseitige Ernährung, Fettleibigkeit und mangelnde Bewegung werden unter anderem als Risikofaktoren für Diabetes gesehen. Ist das Ergebnis des Glucosetests nicht einwandfrei, bekommen Frauen mit Kinderwunsch ein Medikament, genannt Metformin (ein Biguanid) verschrieben, obwohl sie keinen gesicherten Diabetes haben. Metformin wird von vielen Menschen mit einer Diabetes Typ 2 Erkrankung eingenommen. Metformin hemmt die Glukoseneubildung in der Leber und fördert die

Insulinwirksamkeit in Muskeln und Fettgewebe. Es gibt verschiedene Gründe, bei einem Glucosetoleranztest falsch-positive und falsch-negative Ergebnisse zu bekommen. Kalium oder Magnesium haben eine große Bedeutung für die korrekte Wirkung von Insulin, deshalb kann ein kurzfristiger Kalium- und Magnesiummangel zu einem falsches Ergebnis führen. Dr. Michel Odent, Arzt und Geburtshelfer sowie Begründer der »Sanften Geburt«, schreibt in seinem Buch »Es ist nicht egal, wie wir geboren werden«:

> In manchen Ländern werden Frauen auch routinemäßig auf Schwangerschaftsdiabetes untersucht. Zu diesem Zweck wird der Glucosetoleranztest durchgeführt. Wenn die Glykämie (der Glukosegehalt im Blut) nach der Einnahme von Traubenzucker als zu hoch erachtet wird, ist der Test positiv. Diese Diagnose ist sinnlos, weil sie lediglich zu schlichten Empfehlungen führt, wie man sie allen Schwangeren geben sollte, z.B. Einfachzucker zu meiden (Limonade und andere gesüßte Getränke), dafür komplexe Kohlenhydrate zu sich zu nehmen (Nudeln, Brot, Reis und so weiter) und sich ausreichend zu bewegen. Eine umfangreiche kanadische Studie bewies, dass der einzige Effekt des Glukosetoleranztests darin bestand, dass etwa 3 Prozent der Schwangeren informiert werden könnten, sie hätten Schwangerschaftsdiabetes. Die Diagnose änderte aber nichts am Verlauf der Geburt.[34]

Eine gesündere Alternative, die Glucose zu überprüfen, besteht darin, morgens nüchtern zu Ihrem Hausarzt zu gehen und den Glucosewert in Ihrem Blut bestimmen zu lassen. Oder während einer Schwangerschaft können Sie neben Ihren regelmäßigen Kontrollen beim Frauenarzt zusätzlich Ihren Glucosewert testen lassen. Im Zweifelsfall kann zusätzlich der HbA1c Wert gemacht werden. Immer wieder erlebe ich, dass Frauen, die das Thema Kinderwunsch bei ihrer Gynäkologin oder Ihrem Gynäkologen ansprechen, als erste Maßnahme vorbeugend Metformin und *Agnus castus*-Tabletten (Mönchspfeffer) verschrieben bekommen! Das ist eine rein technische Behandlung ohne ausführliche Untersuchung. Wenn überhaupt, darf Metformin nur nach ausführlicher körperlicher Untersuchung verschrieben werden. Lassen Sie bei dieser Gelegenheit Ihren Vitamin D-Wert messen, denn ein Mangel an Vitamin D kann einen Schwangerschaftsdiabetes begünstigen.

Frauen, die ihrer Bauchspeicheldrüse wirklich etwas Gutes tun wollen, sollten ihre Ernährung unbedingt zunächst einmal auf eine rein pflanzliche Kost mit vielen langkettigen Kohlenhydraten und Ballaststoffen (das sind zum Beispiel Kartoffeln, fein gemahlenes Vollkornbrot, Nudeln, Reis, Bulgur, Hirse, Hülsenfrüchte) umstellen und für einige Zeit auf tierische Eiweiße verzichten. Nach ein paar Wochen können sie wieder geringe Mengen tierischen Eiweißes zu sich nehmen. Damit können sie ihren Blutzuckerspiegel **selbst** und zwar mit ihrem körpereigenen Insulin regulieren.

Langkettige Kohlenhydrate muss der Körper erst aufspalten, er verdaut sie deshalb langsamer, und das führt zu einer längerfristigen Sättigung und Entlastung der Bauchspeicheldrüse. Sollten Sie sich fragen, ob Sie eine Weile ohne tierisches Eiweiß auskommen können, kann ich Ihnen empfehlen, stattdessen pflanzliches Eiweiß in Form von Hülsenfrüchten wie gekochten Bohnen, Linsen oder Erbsen zu Ihren Mahlzeiten zu sich zu nehmen. Über Ihre fertig gekochten Mahlzeiten geben Sie etwas kaltgepresstes Leinöl, das enthält Omega 3. Gute Fischöle (zum Beispiel Lipiscor-Kapseln der Firma Sanum) erhöhen den Anteil der Omega 3-Fettsäuren. Es ist ohne weiteres möglich, mit ausgewogener, biologischer Ernährung Ihre Bauchspeicheldrüse zu »pflegen«. Zusätzlich können Sie rechtzeitig mit Heilmitteln aus der alternativen Medizin vorbeugen.

Die Bauchspeicheldrüse hat zwei verschiedene Aufgaben:[35]
- Sie steuert die Blutzuckerregulierung (endokriner Anteil).
- Sie ist wichtig für die Verdauung (exokriner Anteil), denn sie produziert 30 verschiedene Enzyme (Verdauungsfermente), die zwar von der Bauchspeicheldrüse gebildet, aber erst aktiviert werden, wenn sie den Zwölffingerdarm erreichen. Im Zwölffingerdarm gesellt sich noch Gallensaft hinzu.

Die drei wichtigsten Enzyme sind:
- Amylase, für die Verdauung der Kohlenhydrate (zuckerhaltige Nahrungsbausteine);

- Trypsin für die Verdauung der Eiweiße;
- Lipase für die Verdauung der Fette.

Wenn die Enzyme fehlen, werden Zucker, Eiweiße und Fette nicht ausreichend zerlegt und unverdaut weiterbefördert. Unverdautes kann zu Blähungen, Bauchschmerzen oder Durchfall führen.

Dazu ein Beispiel aus meiner Praxis: Eine Frau mit Kinderwunsch erzählt mir, dass im Kinderwunschinstitut getestet worden sei, dass sie zu Schwangerschaftsdiabetes Typ 2 neigen würde und wegen ihres Kinderwunsches Metformin einnehmen müsse. Ich veranlasste eine Stuhluntersuchung, die ergab, dass sie eine exokrine Bauchspeichel-drüseninsuffizienz hatte. Sie setzte Metformin ab, und ich verschrieb ihr die Verdauungsenzyme, die speziell für sie geeignet waren. Die Frau hatte keinen Diabetes, sondern nur einen Enzymmangel der Bauchspeicheldrüse.

Was können Frauen tun, um ihre Bauchspeicheldrüse zu stärken?

Folgende Tips gelten auch, wenn Sie einen Prädiabetes haben oder Diabeteserkrankungen in Ihrer Ursprungsfamilie vorkommen.

- Hören Sie lange vor einer geplanten Schwangerschaft auf zu rauchen.
- Verändern Sie Ihre Ernährungsgewohnheiten; verzehren Sie frische Lebensmittel in kleinen Portionen. Übergewicht kann auf Dauer zu Diabetes führen.
- Verzichten Sie auf Transfette, zu viel tierisches Eiweiß und weißen Zucker.
- Essen Sie abends kein rohes Obst, Salat und Gemüse, es bildet sich über Nacht Fuselalkohol, der nach einiger Zeit zu erhöhten Leberwerten führt.
- Trinken Sie ausreichend Wasser oder dünnen Tee und verzichten Sie auf alkoholische Getränke.
- Bewegen Sie sich viel an der frischen Luft.
- Schlafen Sie genug und möglichst ab 22 Uhr.

- Lassen Sie Ihren Vitamin D-Wert überprüfen. Vitamin D steuert den Insulinstoffwechsel.
- Überlegen Sie, wie Sie Stress vermeiden können – auch Ihren selbstgemachten Stress.
- Lassen Sie austesten, ob Ihre Bauchspeicheldrüse mit Schwermetallen belastet ist.
- Auch eine Feinstaubbelastung kann Ihre Bauchspeicheldrüse schwächen.
- Sollte Ihre Bauchspeicheldrüse nicht korrekt arbeiten, kann es sich bei einer eingeschränkten Fettverdauung um eine mangelhafte Aufnahme der fettlöslichen Vitamin A, D, E und K handeln.
- Durch einen dauerhaft erhöhten Epstein-Barr-Titer kann die Bauchspeicheldrüse in ihrer Funktion gestört werden.
- Eine Atrophie (Schrumpfung) der Darmschleimhaut oder ein Ungleichgewicht der verschiedenen Darmfloratypen können zu einem Diabetes führen. Eine ausführliche Stuhluntersuchung ist angebracht.
- Sie können auf jeden Fall eine Blutuntersuchung zu den lebensnotwendigen Spurenelementen, Mineralstoffen und Vitaminen vornehmen lassen. Das sind: Selen, Kupfer, Mangan, Magnesium, Kalzium, Kalium, Vitamin C, Vitamin E, Vitamin B 1, Vitamin B 2, Vitamin B 3, Vitamin B 6, Vitamin B 12, Vitamin D, Biotin (Vitamin B 7), Folsäure, Taurin, L-Arginin und L-Lysin. Ihre Versorgung mit Omega 3 ist in einem Fettsäure-Statusprofil überprüfbar. In welchen Lebensmitteln Magnesium, Kalzium, Kalium, Vitamin E, die B Vitamine und Omega 3 enthalten sind, können Sie im Kapitel »Ernährung« nachlesen.
- Grundsätzlich sollte als erste Maßnahme eine Blutuntersuchung Ihres **Chrom**spiegels erfolgen. Ein Mangel an Chrom hat eine Insulinresistenz zur Folge. Das bedeutet, dass die Körperzellen nur noch vermindert auf das Bauchspeicheldrüsenhormon Insulin ansprechen. Chrom ist essentiell wichtig für den Fettstoffwechsel und den Glucosetoleranzfaktor und damit besonders angebracht bei Gefahr und zur Vermeidung eines Gestationsdiabetes (Schwangerschaftsdiabetes).

Chrom ist ein wichtiges Spurenelement für Ihren Glucosestoffwechsel. Ein biologisch angebauter Apfel mit Schale enthält 36 Mikrogramm Chrom, eine Pflaume 5 Mikrogramm. Chrom befindet sich außerdem noch in folgenden Lebensmitteln: Bierhefe, Kleie, Mais, getrockneten Bohnen, Linsen, Vollkornbrot, Zuckerrübensirup, Honig, Wurzelgemüse, Haselnüssen, Mandeln und besonders viel in Paranüssen. Chrom wird vom Körper übrigens zur Entgiftung der Schadstoffe Cadmium und Blei verbraucht. Das sind Schadstoffe, die unter anderem beim Rauchen von Tabak entstehen. Die Gynäkologin Dr. med. Christiane Northrup aus den USA berichtet in ihrem Buch: »Frauenkörper, Frauenweisheit«, dass in den USA 9 von 10 Menschen einen Chrommangel haben. Ein länger anhaltender Chrommangel kann zu diabetesähnlichen Erscheinungen führen. Dadurch steigen die Konzentrationen von Glucose, Insulin, Triglyceriden und Cholesterin an. Chrom wird im Blut bestimmt. Bei einem tatsächlichen Mangel wird Chrom zugeführt. Die diabetesähnlichen Erscheinungen können daraufhin verschwinden. Bei einem bereits bestehenden Diabetes mellitus Typ 2 führt ein Chrommangel zu einer schlechteren Einstellbarkeit mit Insulingaben.

Neben Chrom benötigen Sie auch Zink. Ein Zinkmangel kann zu einem stark schwankenden Blutzuckerspiegel führen. In der Bauchspeicheldrüse liegt Zink in den Alpha- und Beta-Zellen der Langerhans'schen Inseln als Zink-Insulinkomplex vor. Zink ist verantwortlich für eine wirtschaftliche Insulinfreisetzung nach erfolgreichem Anstoß durch zugeführte Nahrung. Zink ist ein zentraler Teil des blutzuckersenkenden Hormons Insulin. Lassen Sie Ihren Zinkspiegel im **Vollblut** prüfen. Zink befindet sich zu 99 % in den Zellen. Weitere Infos und in welchen Lebensmitteln sich Zink befindet, können Sie im Kapitel »Zink« lesen.

Ein weiterer lebenswichtiger Stoff für eine einwandfrei arbeitende Bauchspeicheldrüse ist das Spurenelement Kupfer. In amerikanischen Studien wurde bei Diabetikerinnen ein Kupfermangel von minus 25 % nachgewiesen. Kupfermangel entsteht durch stark zerkochte Nahrung. Kupfer befindet sich zum Beispiel in Hülsenfrüchten, Vollkorngetreide, Nüssen und vielem mehr. Und nicht zuletzt: Die Mangan-Konzentration in der Bauchspeicheldrüse des Menschen ist zehn Mal höher als in anderen Organen. Mangan ist auch wichtig für die Steuerung der Mitochondrien. Mangan befindet sich in folgenden Lebensmitteln: Haferflocken, Weizenvollkorn, Weizenkleie, Nüsse, Hirse, ungeschältem Reis, Hülsenfrüchten, Blattgemüse und dergleichen mehr.

Freie Radikale – Bakterien – Zellwandfreie Formen

Normalerweise ist unser Körper fähig, mit vielen Belastungen zurechtzukommen. Durch körperlichen und seelischen Dauerstress beginnen sogenannte Freie Radikale vermehrt, unsere mitochondriale Tätigkeit, den Energiestoffwechsel unserer Zellen, zu stören. Freie Radikale sind Zwischenprodukte des Stoffwechsels. Sie entstehen fortlaufend in den menschlichen Zellen. Freie Radikale sind verantwortlich für das Oxidieren oder »Ranzig-Werden« der Zellen. Zuerst greifen sie die Zellwände an, gelangen so ins Zellinnere und zerstören irgendwann die ganze Zelle.

Ein Stoffwechselgeschehen, das eine hohe Konzentration an Freien Radikalen aufweist, wird als »Oxidativer Stress« bezeichnet. Durch Umweltbelastungen wie Stadtluft, Pestizide, Industrie- und Autoabgase, Rauchen, Feinstaub, Herbizide, radioaktive und Röntgen-Strahlenbelastung, Konservierungs- und Farbstoffe in Nahrungsmitteln, Fast Food, scharf gebratenes oder gegrilltes Fleisch, Schwermetalle, Dentalmetalle, Medikamente, Alkohol, Drogen, Elektrosmog, übermäßige körperliche Betätigung, starke Sonnenbestrahlung und langfristige Entzündungen entstehen vermehrt Freie Radikale im Körper. Antioxydatien, das heißt Stoffe, die die zerstörerische Kraft dieser Prozesse lindern, befinden sich etwa in Ahornsirup, bedingt durch den hohen, natürlichen Vitamin C-Gehalt. Auch die Polyphenole in der Heilpflanze Zistrose haben eine antioxidative Wirkung. Hierfür gibt es Zistrosen-Tee, Zistrosen-Tabletten und -Kapseln.

Obst, soweit es geht mit Haut und Kernen, Gemüse in verschiedenen Farben, Hülsenfrüchte, Nüsse, Getreide aus dem vollen Korn bieten antioxidative Schutzstoffe. Die Zellvitalstoffe Vitamin A, Vitamin C, Vitamin E, Mangan, Selen, Zink und reduziertes Glutathion können Freie Radikale abfangen. Diese Zellvitalstoffe sollten am besten mit der Nahrung aufgenommen werden. Glutathion ist ein Enzym und Zellvitalstoff mit antioxidativen Eigenschaften. Reduziertes Glutathion befindet sich in Bierhefe, frischen Keimen und Sprossen, Weizenkeimen, rohem Obst und Gemüse. In Fertignahrungsmitteln finden Sie kaum reduziertes Glutathion, das Ihre Zellen »frisch« hält. Sammeln sich Freie Radikale zu lange in den Zellen an, bricht irgendwann das Immunsystem zusammen, und der Mensch wird anfällig für Krankheitserreger. Dazu gehören auch zellwandfreie Formen und deren Toxine, die sich dann im Gewebe ansammeln. Was sind zellwandfreie Formen?

Ein Beispiel: Sie haben Halsschmerzen, daraus wird eine eitrige Mandelentzündung. Die Ursache ist oft eine Infektion mit Streptokokken (ein Bakterium). Sie nehmen ein bis zweimal ein Antibiotikum ein, mit der Absicht, die Streptokokken zu »vernichten«. Die Streptokokken sind schlau, wollen den Antibiotika-Wirkstoffen entgehen und verwandeln sich in eine andere Streptokokkenspezies oder werfen ihre Zellwand ab. Nach Abwerfen ihrer Zellwand sind sie bei einem künftigen Halsabstrich nicht mehr zu erkennen. Nun ist es so, dass sowohl zellwandfreie Formen als auch die Toxine, die Bakterien hinterlassen, ebenfalls zu chronischen Mandelinfektionen führen können. Streptokokken, die sich im Gewebe oder den Gelenken aufhalten, können nach Jahren zu »Rheumaerscheinungen« führen. Eine Blutuntersuchung, bei der der Anti-Streptolysin-Titer festgestellt wird, bringt Klarheit über eine eventuelle Streptokokkenbelastung.

Ein tibetischer Arzt sagte einmal zu mir: »Mache den Feind zu deinem Freund, dann greift er dich nicht an.« Diese Philosophie habe ich außer in der tibetischen Medizin zum Beispiel auch bei den Heilmitteln der Firma Sanum kennenlernen dürfen, die Erreger aus den Zellen, dem Blut und den Geweben hinausbegleiten können. Leider steht in unserer heutigen Denkweise das Abtöten von Streptokokken mit einem Antibiotikum an erster Stelle. Trotz Antibiotikum bleiben immer kleine Streptokokkentrümmer oder deren Toxine zurück, die sich zum Beispiel an die weichen Schleimhäute der Herzklappen anlegen können. Es ist allgemein bekannt, dass immer mehr Antibiotikaresistenzen entstehen. Es wird Zeit für eine Umkehr. Übrigens entfalten Mikroben (Viren, Bakterien und Pilze) ihre Aktivität besonders gerne in einem sauren Körpermilieu. **Ich möchte hier ausdrücklich betonen, dass Antibiotika vorbehaltlos gegeben werden müssen, wenn Menschen Lebensgefahr droht. Um mikrobielle Erkältungserreger zu vernichten, sind Antibiotika zu wertvoll.**

Viren

Zu der Gruppe der Paramyxoviren gehören Parainfluenzaviren (lösen grippeähnliche Erkrankungen aus), Mumpsviren und Masernviren. Viren benötigen zu ihrer Vermehrung einen »Wirt«, und das sind unsere Zellen. Sie verändern nach ihrem Eintreten in unsere Zellen das Milieu so, dass sie sich darin nun problemlos fortpflanzen können. Viren, die nach einer Viruserkrankung im Körper zurückbleiben, können Autoimmunerkrankungen hervorrufen. Sie können schädigend auf hormonbildende Organe und Zellen wirken, etwa auf die Hypophyse, die Hirnhäute, die Bauchspeicheldrüse, die Schilddrüse, die Hoden und die Eierstöcke.

Ein weiterer Virus ist der Zytomegalievirus, ein humanes Herpes-Virus 5 (CVM). Frauen, die sich in der Schwangerschaft beim Geschlechtsverkehr anstecken, geben die Viren über die Placenta an ihr Ungeborenes weiter und gefährden es damit. Noch vor einigen Jahren wurden Berichte über die Problematik von Virusbelastungen beim Menschen nicht ernstgenommen.

Herpes-Simplex-Virus 1 oder 2: Bevor Sie eine Schwangerschaft planen, können Sie über eine Blutuntersuchung testen, ob Sie sich mit dem Virus einmal angesteckt haben. Sollten Sie diese Viren einmal aufgenommen haben, suchen Sie einen Arzt oder eine Heilpraktikerin auf, um Möglichkeiten zu erfragen, welche Methoden es gibt, sie zu befrieden. Herpes-Simplex-Virus 1 kann sich durch Lippenherpes bemerkbar machen und in einigen Fällen auch zu Genitalherpes führen. Auch Haut, Augen und Schleimhäute können betroffen sein. Herpes-Simplex-Virus 2 ist für Genitalherpes verantwortlich und wird durch Geschlechtsverkehr und bei der vaginalen Geburt auf das Neugeborene übertragen. Eine Erstinfektion mit Herpes während der Schwangerschaft kann in 50 % der Fälle zu einer Fehlgeburt führen. Ein Baby kann sich in den ersten Wochen nicht gegen Virusinfektionen wehren.

Pfeiffersches Drüsenfieber, auch Mononukleose oder Epstein-Barr-Virus-Erkrankung genannt

Das Pfeiffersche Drüsenfieber beginnt mit Halsschmerzen, geschwollenen Hals-Lymphknoten, leichtem oder hohem Fieber und Schwellungen von Leber und Milz. Epstein-Barr-Viren werden unter anderem durch Küssen übertragen, auch von Menschen, die einmal erkrankt waren und im Moment nicht akut erkrankt sind! Obwohl es in der Medizin heißt, dass fast alle Menschen einmal Pfeiffersches Drüsenfieber hatten, gibt es bei Kindern und Jugendlichen Gründe, durch die es auffällig oft zu einer Ansteckung mit dem Epstein-Barr-Virus kommt: ein langanhaltender Schwächezustand, familiäre Probleme oder schulischer und beruflicher Stress. Während der Erkrankung braucht der Mensch Ruhe, um die Viruserkrankung zu durchleben und abzuschließen. Eine längere Ruhepause ist die Voraussetzung.

Epstein-Barr-Viren sind oft an Ausbrüchen von Multipler Sklerose beteiligt. Es gibt verschiedene Epstein-Barr-Viren. Viren lassen das Immunsystem schneller altern, denn das Immunsystem ist in ständiger Alarmbereitschaft, weil es versucht, die Viren zu beseitigen und auszuscheiden. Viren belasten nicht nur das Immunsystem, sondern auch die Organe Leber, Milz und Bauchspeicheldrüse. Man nennt diese Belastung auch ein »tatarisches« Geschehen. Das heißt, dass ein Mensch, der mit dem ständigen Abwehren von Viren beschäftigt ist, sich wie im Fegefeuer fühlen kann. Manche Menschen sind so geschwächt, dass sie keiner Erwerbsarbeit mehr nachgehen können. Der Virus bleibt im Körper und bricht insbesondere in Stresssituationen immer wieder durch.

Um festzustellen, ob Sie Pfeiffersches Drüsenfieber hatten, können Sie über eine Blutuntersuchung Ihren IgG Titer machen lassen. Ein erhöhter IgG Titer im Blutbild bedeutet, dass Sie einmal am Pfeifferschen Drüsenfieber erkrankt waren **oder** latentes oder chronisches Pfeiffersches Drüsenfieber haben. Wenn Sie chronisches Pfeiffersches Drüsenfieber haben, fühlen Sie sich einige Zeit lang wohl, dann wieder schwach und müde. Chronisches Pfeiffersches Drüsenfieber bedeutet: Leber, Gallenblase, Milz und Darmimmunsystem arbeiten auf Hochtouren, um den Virus loszuwerden. Auch auf das Gewebe Ihrer Schilddrüse und Bauchspeicheldrüse können sich Viren legen. Leber und Milz können dauerhaft vergrößert sein. Epstein-Barr-Viren hinterlassen toxische Belastungen. Viele Frauen mit Hashimoto-Erkrankungen oder auch Schilddrüsenunter- oder -überfunktion haben einen deutlich erhöhten Epstein-Barr-Wert.

Sobald die Viren durch längerfristige Einnahme alternativer Heilmittel zurückgedrängt und teilweise ausgeleitet und das Immunsystem, das Schilddrüsengebiet, die Bauchspeicheldrüse, die Gallenblase, die Milz, die Leber und auch Herz und Nieren gestärkt worden sind, geben Sie den Viren in Ihren Zellen kaum noch Herberge, und Sie selbst fühlen sich wieder wohl in Ihrer Haut. Auch durch Impfungen werden Fremdeiweiße und modifizierte Viren in den Körper eingeschleust, die zum Teil für das Immunsystem des Menschen nicht erkennbar sind oder sich mit den Körperzellen oder Körperweißen verbinden und dann zu Autoimmunreaktionen führen können.

Wodurch entsteht eine Neigung, Viren zu beherbergen? Viren werden von einem sauren Körpermilieu angezogen. Ein saures Milieu entsteht durch einseitige Ernährung mit weißem Zucker, weißem Mehl, Transfetten, zu viel Fleisch, Wurst, Milchprodukten, chemischen Medikamenten, Amalgam und weiteren Umweltgiften. Viren verbinden sich gerne mit Schwermetallen. Lassen Sie austesten, ob Sie eine Schwermetallbelastung haben. Dauerhafter Stress und zu viel Sport übersäuern uns ebenfalls.

Chlamydien

Es wird vermutet, dass inzwischen 50 bis 75 % der Menschen mit Chlamydien infiziert sind oder waren. Frauen und Männer sollten sich auf jeden Fall vor einer geplanten Schwangerschaft auf Chlamydienbefall untersuchen lassen. (Bei Einnahme der Antibabypille steigen die

Chlamydien oftmals in den Gebärmutterhals auf.) Dazu ein Ausschnitt aus einer Studie, die zu denken gibt:

> Bei fast einem Viertel der unfruchtbaren Frauen wurden Chlamydien-Antikörper nachgewiesen und bei einem Fünftel der unfruchtbaren Männer. Bei der Kontrollgruppe lag dieser Wert nur bei 15 Prozent. Bei 7 Prozent der Antikörperträger konnte auch im Urin Chlamydien DNA nachgewiesen werden, die auf eine aktive Infektion hinweist. Antikörper bei den Frauen standen mit der sogenannten Tubal Factor Infertility (TFI) im Zusammenhang, die die Eileiter betrifft.[36]

Eine Gebärende könnte ihr Baby bei der Geburt mit Chlamydien anstecken. Das Baby kann dadurch eine Infektion in sich tragen und noch bis zum Alter von zwölf Jahren erblinden.

Tip: Verwenden Sie bei Kinderwunsch keine Tampons. Sie sind der ideale Nährboden für Keime, da die Tampons meist lange in der Scheide belassen werden.

Häufige Krankheiten, die eine bestehende Schwangerschaft gefährden könnten

Mit den folgenden Ausführungen möchte ich Ihnen keine Angst machen, sondern Ihnen das Wissen zur Verfügung stellen, das Sie brauchen, um Vertrauen in die Weisheit Ihres Körpers zu gewinnen. Dazu ist es nötig, dass Sie erfahren, was Ihr Körper braucht, um in ein gesundes Gleichgewicht zu finden, in dem Sie ruhen und eine Schwangerschaft erleben können, **aber auch** gegenüber welchen Krankheiten Sie Ihre Immunität im Vorfeld einer Schwangerschaft prüfen lassen sollten, um Risiken (kein Anspruch auf Vollständigkeit) zu mindern.

Toxoplasmose

Bei einer Erstinfektion mit einer Toxoplasmose während einer Schwangerschaft können die Erreger über Nachgeburt und Nabelschnur in den kindlichen Organismus gelangen und zu einer Früh-

oder Totgeburt führen. Hervorgerufen wird die Krankheit durch einen einzelligen Parasiten, der von einigen Tieren beherbergt wird. Bei Ihrem Kind können nach Wochen oder Monaten typische Erscheinungen einer Toxoplasmose auftreten, die dann verschiedenste Folgeerkrankungen auslösen kann. **Lassen Sie sich vor und während der Schwangerschaft regelmäßig von einem Arzt testen.**

Windpocken

In der Zeit bis zur 20. Schwangerschaftswoche besteht bei einer Windpockeninfektion die Gefahr, dass es beim Embryo zu Missbildungen kommt. Auch in der Zeit von der 21. Woche bis zum Ende der Schwangerschaft kann eine Windpockenerkrankung zu Komplikationen führen. Erkrankt die Mutter ein paar Tage vor der Geburt, wird das Baby mit großen Virusmengen infiziert und macht eine schwere Windpockenerkrankung durch, mit einer Sterblichkeitsrate von 10-20 %. **Vor einer Windpockenimpfung muss eine Schwangerschaft unbedingt ausgeschlossen werden.**

Masern

In der Schwangerschaft oder während der Stillzeit stellen Masern ein erhöhtes Risiko für Mutter und Baby da. **Lassen Sie sich rechtzeitig impfen bzw. Ihren Impfschutz überprüfen.**

Röteln-Titer

Falls Sie in der Kindheit eine Rötelnerkrankung durchgemacht haben, wird Ihr Rötelntiter (der Impf- oder Schutztiter gibt Auskunft, ob und wie viele Antikörper im Blut vorhanden sind) wahrscheinlich noch ausreichend hoch sein. Sollten Sie vor langer Zeit gegen Röteln geimpft worden sein, reicht der Impftiter eventuell nicht mehr aus. Nach einer einmaligen Schutzimpfung in der Kindheit liegt die Schutzquote bei jungen Frauen nur noch bei 90 %. Es gibt auch Frauen, bei denen eine Schutzimpfung nie gewirkt hat! Sollten Sie keinen positiven Rötelntiter haben, kann eine Infektion in der Schwangerschaft zu einer Fehlgeburt, Missbildungen oder Behinderungen bei Ihrem Baby führen.

Mumps

Eine Erkrankung kann zu einer Eileiterentzündung oder zu Fruchtabgang in der Frühschwangerschaft führen. Eine rechtzeitige Mumps-Masern-Rötel-Impfung kann vor Mumps, Masern und Röteln schützen. Alle drei Impfstoffe sind in einem Impfstoff enthalten.

Störung durch Narben

Haben Sie Narben, hervorgerufen durch Unfälle oder Operationen?

Narben sind Störfelder im Gewebe, die den reibungslosen Energiefluss im Körper behindern. Energieleitbahnen (Meridiane) ziehen sich von Kopf bis zu den Nägeln durch unseren gesamten Körper. Sie versorgen unsere Organe und die Körperzonen mit Energie. Ihre Narbenfelder können Sie mit Narbensalbe entstören. Lassen Sie sich von Ihrer Heilpraktikerin beraten. Narben sehen Sie nach Operationen nicht nur sichtbar auf der Hautoberfläche. Man kann sie auch tiefliegend im Gewebe tasten. Ein Osteopath etwa kann Ihnen helfen, die Festigkeit der Vernarbungen in Bewegung zu bringen. Äußerlich kann eine Narbe verheilt aussehen, jedoch nach innen in das Gewebe wuchern, das Gewebe kann sich verziehen und auch Bewegungseinschränkungen verursachen oder Organe verschieben. Es gibt auch Meridiane (Energieleitbahnen), die durch eine Operation durchtrennt werden. Die Energieleitbahnen verbinden die verschiedenen Organe miteinander und erfahren durch die Narben eine Störung. Mit Narbensalben oder den Schüssler-Salben Calcium fluoratum und Silicea sind sie auf einer feinstofflichen Ebene zu beruhigen.

Darmungleichgewichte

In der Evolution gab es lange Zeit nur einen Verdauungskanal und kein Gehirn. Aus dem Verdauungskanal entwickelte sich im Laufe von Jahrmillionen das Kopfhirn, das heute 1500 Kubikzentimeter umfasst. Unser heutiger Darm besteht aus dem Dünndarm und dem Dickdarm. Der Dünndarm eines Erwachsenen hat eine Länge von drei bis sechs Metern und einen Durchmesser von 2,5 cm. Der Dünndarm besteht aus dem Zwölffingerdarm (Duodenum), dem Leerdarm (Jejunum) und dem Krummdarm (Ileum). Diese Bereiche gehen ohne Grenzen ineinander über. Im Dünndarm ist wenig Darmflora-Besiedelung zu finden – es sind Enterococcus- und Lactobacillus-Arten. In den Zwölffingerdarm münden der Gallengang und der Ausführungsgang der Bauchspeicheldrüse. Im Krummdarm sind Gruppen mit Lymphknötchen (Peyer-Plaques) angeordnet. Sie sind der Sitz der Antikörperproduktion. Außerdem werden im Krummdarm Vitamin B 12 und Gallensalze resorbiert (aufgenommen). Im Dünndarm wird der Nahrungsbrei aus dem Magen über viele Stunden mit Hilfe von Verdauungsenzymen und Verdauungssaft weiter verdaut und werden die gewonnenen Nährstoffe von der Darmoberfläche aufgenommen. Der Dünndarm (besonders der Zwölffingerdarm und der Krummdarm) besitzt viele tiefe Schleimhautausstülpungen (Zotten) und Einsenkungen (Krypten). Würde man den Dünndarm auffalten, hätte er eine Gesamtfläche von etwa 200 bis 500 Quadratmetern.

Der menschliche Darm besteht aus mehreren Schichten, die äußerste Schicht besteht aus Bindegewebe, gefolgt von den Ring- und Längsmuskelschichten. Die Beweglichkeit der Muskelschichten wird durch das Hormon Serotonin garantiert, das in bestimmten Zellen der Darmschleimhaut hergestellt wird. Die innerste Schicht ist die Darmschleimhaut (*Mucosa*) mit den Darmepithelzellen, den Lymph- und Blutgefäßen und der Darmflora. Besonders die etwa 4 Millionen Dünndarmzotten sind reich mit kleinen Blut- und Lymphgefäßen versorgt und können dadurch besonders viele Nährstoffe ins Blut- und Lymphsystem abgeben.

Zwischen dem Dünndarm und dem Dickdarm befindet sich eine Falte, genannt Bauhinsche Klappe, die den Übertritt der Dickdarmflora in den Dünndarm verhindern soll. Der gesamte Darmbereich ist in ständigem Kontakt mit allen unseren Organen. Der Dickdarm hat beim Erwachsenen eine Länge von 1,5 m und einen Durchmesser von 6-8 cm. Auch er wird in verschiedene Abschnitte aufgeteilt. Der Dickdarm wird von 33.627 bisher bekannten und sicher noch viel mehr unbekannten verschiedenen Bakterien besiedelt. Die Anzahl der Mikroorganismen im gesamten Darm wird auf 100 Billionen geschätzt.

Unsere westliche Ernährungsweise, bei der zu häufig viel Fett und Eiweiß und wenig Ballaststoffe verzehrt werden, dezimiert die Vielfalt unserer Mikroben. Das Mikrobiom des Naturvolkes der Yanomami-Indianer in Südamerika ist sehr viel artenreicher als das unserer westlichen Gesellschaft. Alles, was sie für ihre Ernährung brauchen, jagen oder sammeln sie, oder sie pflanzen es selbst an. Die Darmflora, die von der Wissenschaft seit einiger Zeit Darm-Mikrobiom genannt wird, und unser gesundheitliches Befinden sind eng miteinander verbunden.

Man kennt den Darm als ein Verdauungsorgan, doch ist es auch maßgeblich an der Immunabwehr beteiligt. Die Darminnenwand ist aus der Darmschleimhaut, den Zellen des Darmimmunsystems, der Mukusschicht und der Darmflora mit den Antikörpern (sIgA) aufgebaut. Unser Immunsystem befindet sich zu 80 % in unserem Darm. Besonders interessant für Sie dürfte sein, dass das sekretorische IgA (Immunglobuline A sind Eiweiße, die zum Immunsystem des Körpers gehören) in den Darmschleimhäuten gebildet wird. Es wird von den Darmschleimhäuten über die Darmoberfläche abgegeben und von dort ins Blut transportiert. Wenn bei einer Stuhluntersuchung zu wenig sIgA in der Darmschleimhaut gemessen wird, kann es auf eine erhöhte Infektanfälligkeit hinweisen oder Erkrankungen des allergischen Formenkreises.

Wir haben zehnmal mehr Darmbakterien als Zellen in unserem Körper. Darmbakterien helfen, die täglich zugeführte Nahrung zu verdauen, sofern sie naturbelassene Lebensmittel bekommen. Je mehr unsere Nahrungsmittel verändert werden, desto irritierbarer sind die Darmbakterien und die Darmschleimhaut. Manche Bakterien vermehren oder vermindern sich soweit, dass es zu Durchfällen und Darmschleimhautentzündungen kommt. Die Konsequenz ist der Abbau von Darmepithelzellen, die sich zwischen der Darmwand und den Blutgefäßen befinden. Die Darmwand kann nicht mehr die notwendige Barriere bilden. Nach und nach entstehen Risse und kleine Löcher im Darm – genannt *leaky-gut* – oder »löchriger Darm«. Der Darm kann die Nahrung nicht mehr in sich beherbergen, sondern gibt die unzureichend verdauten Nahrungsbestandteile teilweise von der Darmwand in die nahen Blutgefäße ab.

Sind diese Partikel in den Blutstrom gelangt, werden sie als unbekannte Eindringlinge (Antigene) erkannt. Das Immunsystem versucht sie zu bekämpfen, ist jedoch völlig überfordert. Auch die Einnahme von Antibiotika führt zu einer Verringerung der Anzahl gesunder Darmkeime. Durch die löchrige Darmwand können Darmbakterien wie Escherichia coli oder Enterococcus spp. durch die Blasenwand in die Blase wandern und Blasenentzündungen verursachen. Zur Behebung einer Blasenentzündung wird ein Antibiotikum gegeben – der Vorgang kann sich wiederholen, und es wird wieder ein Antibiotikum gegeben. Niemand sucht die Ursache im Darm! Darmkeime, die durch den »löchrigen Darm« in die Vaginalschleimhaut wandern, führen zu Scheidenentzündungen oder Scheidenpilzbefall. Pilze sind an bestimmten Stellen des Darmes »natürlich« vorkommend, vermehren sich aber durch die Einnahme von Antibiotika. Nun gibt es Salben und Zäpfchen oder Impfungen, die den Pilz vertreiben sollen. Das gelingt oft nur für kurze Zeit.

Bedenken Sie, dass eine geschwächte Darmschleimhaut auf Dauer zur einer »Schwäche« der Bronchialschleimhaut, Vaginalschleimhaut und Gebärmutterschleimhaut führen kann. Eine negative Besiedelung mit Darmbakterien kann außerdem zu chronischen Nasennebenhöhlenentzündungen, Kopfschmerzen, Übergewicht, schlechter Laune oder Depressionen führen. Antibiotika, Süßigkeiten, Brot mit viel Hefe können zu vermehrter Besiedelung von Hefepilzen (Mykose) führen. Durch eine Hefepilzbelastung wird das Gleichgewicht der Hormone Östrogen und Progesteron gestört. Wenn Sie Progesterontabletten einnehmen, werden sie von den Hefepilzen abgebaut. Dadurch kann Progesteron nicht ins Blut übergehen.

Nun, es gibt es einen Weg zu Ihrer Genesung: eine Stuhluntersuchung und zur Kontrolle nach einer Weile eine Kontroll-Stuhluntersuchung vornehmen. Bei Erwachsenen dauert es ungefähr ein halbes bis ein ganzes Jahr, bis die Darmflora in ihrer gesunden Vielfalt wieder aufgebaut ist. Wichtig: Auch der Vater, der sich ein Kind wünscht, sollte seine Darmflora überprüfen lassen. Er könnte seine Anlage zur Nahrungsmittelallergie an das Ungeborene weitergeben.

Eigentlich haben wir sozusagen drei Gehirne: ein Kopfhirn, ein Bauchhirn und die Intelligenz der Bakterien. Von den Bakterien werden wir zwar nicht regiert, sie haben aber Einfluss auf uns. Sie prägen uns, wie wir sind, wie wir uns verhalten und wie wir reagieren. Unsere Mikrobiome zeigen auch, zu welchen Erkrankungen wir neigen. Wissenschaftler, die seit Jahren zum Thema Darm forschen, haben herausgefunden, dass es weltweit drei Darmtypen (Enterotypen) gibt. Sie zeigen an, ob wir zu Diabetes, Lebererkrankungen oder Herz-Kreislauf-Problemen neigen. Der Darm, auch als »Bauchhirn« bezeichnet, wird wissenschaftlich enterisches Gehirn genannt. Das enterische Gehirn liegt in der Darmwand aus einem Geflecht von Nervenfasern und Ganglienzellen. Es ist ein autonomes Nervensystem, arbeitet also unabhängig von unserem Zentralnervensystem in Gehirn und Rückenmark. Das Darm-Mikrobiom beeinflusst unsere Psyche und ist das Zentrum für unsere Gesundheit oder Krankheit. Wir tragen eine Bakterienflora in uns, die auch außerhalb von uns existiert, z.B. auf unserer Haut, in den Ohren und Nasenlöchern, den Haaren und in der Vagina. Bakterien beeinflussen uns, wie und wer wir sind. Jede Bakterie ist eine Fabrik, die Tausende von Molekülen produziert. In unserem Bauchhirn lebt eine Kolonie von hunderten Milliarden von Bakterien, die 1-2 kg betragen sollen. Die Aktivitäten der Bakterien in uns wirken sich auf unsere Persönlichkeit und unsere Entscheidungen aus. Der Bauch ist unser zweites Gehirn und damit ein Intelligenzzentrum. Unser Bauchgehirn beeinflusst unsere Gefühle.[37]

Das Bauchhirn beherbergt rund 100 Millionen Nervenzellen. 90 % davon führen zum Gehirn, nur 10 % vom Gehirn zum Darm. Die Stoffwechselleistung im Darm ist mit dem Stoffwechsel der Leber vergleichbar. Wenn der Stoffwechsel im Darm gestört ist, wird auch der Stoffwechsel der Leber geschwächt.

Da Ihr Baby in seiner Eihaut mit der Fruchtwasserflüssigkeit geschützt heranwächst, ist sein Darm steril. Es weist durch die abgeschlossene Umhüllung mit seiner Fruchtblase keine Keime auf. Beim natürlichen Geburtsvorgang erfolgt durch den offenen Mund des Neugeborenen die Aufnahme der mütterlichen Haut-, Scheiden- und

Darmflora als eine Art »Schluckimpfung«. Ein Baby kommt nur nach einer vaginalen Entbindung, nicht dagegen bei einem Kaiserschnitt, mit dem mütterlichen Escherichia Coli-Keim in Berührung, der nun den Darm des Babys besiedelt. Escherichia coli und Enteroccocus spp. und Laktobazillen sollten die Darmkeime sein, die dem kindlichen Darm innerhalb der ersten 24 - 48 Stunden zur Verfügung stehen. Sie sind die Erstbesiedler des zunächst sterilen Säuglingsdarms und sind Wegbereiter für nachfolgende Keimbesiedelungen (Darmflora), die in den anschließenden Stunden, Tagen, Wochen, Monaten und Jahren erfolgt.

Physiologische Colibakterien siedeln sich in Schleimhautnähe des Dickdarms an und bilden eine mikrobielle Barriere gegen Fremdkeime. Die Besiedelung des Darmes ist erst mit drei Jahren abgeschlossen. Im Darm gestillter Babys überwiegen die Bifidobakterien, die durch die speziellen Inhaltsstoffe der Muttermilch gefördert werden. Eine ausgeprägte Bifidoflora spiegelt sich in einem physiologisch niedrigen pH-Wert des Darms wieder.

Bei einer Kaiserschnittgeburt sieht die Darmflora eines Neugeborenen völlig anders aus. Das Neugeborene kommt **nicht** mit dem Erstbesiedler Escherichia coli in Kontakt. Das Baby wird mit den Keimen besiedelt, die zuerst in den Mund kommen, dabei könnte es sich auch um Klinikkeime handeln. Antibiotika, Kaiserschnitt und das Fremdeiweiß der Kuhmilch schwächen das Mikrobiom eines Kindes. Viele Schreikinder haben eine Fehlbesiedelung des Darms mit »aggressiven« Keimen. Sollten Sie schon einmal eine Fehlgeburt gehabt haben, kann es sinnvoll sein, Ihre Histaminausschüttung im Stuhlgang oder im Urin untersuchen zu lassen. Eine Histaminose kann zu einer Fehlgeburt führen. Manchmal ist eine erhöhte Histaminproduktion auch der Grund für Periodenschmerzen.

Mitochondrien – das Licht in unseren Zellen

Mitochondrien sind die Kraftwerke in unseren Zellen. Sie sind ursprünglich aus einer Verbindung von Archebakterien und Eukaryoten, das sind Lebewesen, die einen Zellkern besitzen, hervorgegangen.

Da es Bakterien sind, reagieren sie unter anderem sehr verletzlich auf die Einnahme von Antibiotika. Mitochondrien wandeln die von uns gegessene Nahrung aus guten Fetten, Eiweißen und Kohlenhydraten (Glucose) in Zellenergie um. Des weiteren werden noch Sauerstoff und Feuchtigkeit zur Bildung von Zellenergie benötigt. Die dabei freiwerdende Energie wird an ATP (Adenosintriphosphat) gebunden. ATP transportiert die Energie dahin, wo sie gerade gebraucht wird. Für die ATP Synthese wird sehr viel Magnesium benötigt. Um den Zustand der Mitochondrien anzuzeigen, kann ATP intrazellulär gemessen werden. Gesunde Mitochondrien haben eine Strahlung von 3,5 eV (Elektronenvolt). Zwischen den Mitochondrien und der DNS (Gene) besteht wahrscheinlich eine elektromagnetische Koppelung.

Unsere Energieproduktion geschieht also in den Mitochondrien (Zellkraftwerken). Die Mitochondrien brauchen gutes Omega 3-Öl (deren wichtigste Vertreter sind EPA und DHA, die sich auch in den Mitochondrien befinden) und **keine** klebrig wirkenden Transfette (siehe Kapitel »Ernährung«). Schwermetalle, Leichtmetalle, Insektizide, Fungizide, Pestizide, giftige Substanzen aus Kosmetik und Putzmitteln, Handystrahlen, Elektrosmog und alle möglichen weitere giftige Substanzen führen zu einer Zerstörung der Mitochondrien. Paracetamol zum Beispiel wirkt toxisch auf die Mitochondrien der Leber. Ihre mitochondriale Aktivität können Sie im Labor überprüfen lassen, wenn Sie längere Zeit nicht schwanger waren. Eine seriöse Erklärung über Mitochondrien finden Sie unter: »Biologie-Schule.de. Kompaktes Wissen für Schule und Studium. Nachschlagewerk für Biologie«.

Die Mitochondrien benötigen viele Vitamine, Vitaminoide (vitaminähnliche Stoffe), Mineralien und Spurenelemente, die Sie bei Bedarf ergänzen können. Besonders die Herzmuskel- Nerven- und Sinnenzellen haben einen hohen Energiebedarf, so Uwe Gröber in seinem Buch *Arzneimittel und Mikronährstoffe*. Das Vitaminoid Q 10 wird vom Körper gebildet und zum Teil über die Nahrung aufgenommen. Als Bestandteil der Atmungskette ist Coenzym Q 10 wichtig für die Energiegewinnungsarbeit der Mitochondrien. Q 10 finden Sie in folgenden Lebensmitteln: Geflügel, fettem Fisch, Hülsenfrüchten, Sojaprodukten, Nüssen und in Oliven- und Rapsöl.

Freie Radikale bestehen aus energiereichen Molekülen, die die Körperzellen und Mitochondrien angreifen. Freie Radikale werden durch Antioxidantien in Schach halten. Sie befinden sich in frischem Obst und Gemüse und in den Vitaminen A, B 12, C, D 3, E, Zink, Selen und Coenzym Q 10.

Die Qualität der Mitochondrien wird **nur** von der Mutter an das Kind weitervererbt. Frauen haben also eine herausragende Rolle in der Anlage von Gesundheit für folgende Generationen. Eine Frau ist Überträgerin der Mitochondrien-DNA für alle darauffolgenden Generationen. Eireifung, Eisprung und Einnistung werden von den Mitochondrien gesteuert.

Stress

Stress ist in unserer Gesellschaft ein geflügeltes Wort, egal, ob er von außen kommt oder in unserer inneren, psychischen Veranlagung liegt. Es gibt Eu-Stress – das ist positiver Stress, bei dem wir durch die uns gestellte Aufgabe über uns hinauswachsen und zu außergewöhnlichen Leistungen fähig sind. Und es gibt Di-Stress, den wir uns entweder selbst machen oder der aus unserer Umgebung kommt. Dauerstress kann irgendwann zu einem Burn-out-Zustand führen.

Als wir noch Jäger und Sammler waren, mussten wir bei Gefahr blitzschnell reagieren. Das war wichtig für das Überleben. Beim Sammeln von Wurzeln oder Holz sahen Menschen plötzlich ein wildes Tier oder ein paar Krieger im nahen Wald. Sie gerieten in Aufregung. Ihr Körper signalisierte: Gefahr! Kampf oder Flucht. Als eine erste Antwort schüttete das Hormonsystem Adrenalin und Noradrenalin aus (das sind zwei Hormone, die im Nebennierenmark gebildet werden), die Herzfrequenz erhöhte sich und der Blutdruck stieg. Die Verdauungs-, Ausscheidungs- und Sexualfunktionen wurden herabgesetzt. Alles diente der Leistungssteigerung. Der Mensch hatte die Möglichkeit zu fliehen oder zu kämpfen. Diese Reaktion ist auch heute noch das erste, was in einer Stressreaktion geschieht.

Fünf bis zehn Minuten nach der Ausschüttung von Adrenalin und Noradrenalin wird aus dem Hypothalamus das Hormon CRH freigesetzt. CRH stimuliert die Hypophyse, das Hormon ACTH auszuschütten. ACTH regt nun die Nebennierenrinde an, das Anti-Stress-Hormon Cortisol auszuschütten. Cortisol stellt jetzt vermehrt Glucose (Zucker) zur Verfügung, denn eine Stresssituation verbraucht sehr viel Energie. Parallel dazu sinken die Hormone DHEA und Progesteron. Unsere Jäger-und-Sammler-Vorfahren sind wahrscheinlich erfolgreich weggerannt oder haben den Feind in die Flucht geschlagen. Adrenalin und Noradrenalin wurden nach und nach vom Körper abgebaut, Entspannung trat ein. Der Cortisolspiegel kam wieder ins Lot, weil der Körper an die Hypothalamus-Hypophysen-Nebennierenachse signalisierte: Stress ist beseitigt. Unsere Vorfahren hatten damals ganz andere Stresssituationen als Menschen in der heutigen Zeit.

Die Gründe für Stress in unserer Zeit sind: Über- oder Unterforderung, berufliche und private Belastungen, psychische Traumata, der Tod von Angehörigen, Elektrosmog, tägliches, langes Autofahren, andauernde, schwere körperliche Arbeit, Leistungssport, falsche und zu energiereiche Ernährung, Mikronährstoffmangel, die Einnahme von allopathischen Medikamenten (klassische Schulmedizin), Krankheiten, Darmprobleme oder auch der Erwartungsdruck, schwanger zu werden. Chronischer Stress schwächt das Hormonsystem und außerdem das Immunsystem und verringert Lactobazillen, die zu unserer gesunden Darmflora gehören. Auch unsere Organe werden schlechter durchblutet, die Schulter-Nacken-Muskulatur spannt sich an, Kopfschmerzen, Magen-Darm-Krämpfe und Schlafstörungen sind die Folge. **Bei länger anhaltendem Stress wird Adrenalin nicht mehr nur am Tag, sondern auch nachts im Schlaf ausgeschüttet.** Wenn die Menschen ständige Bedrohungen erlebten, konnten die Hormone Adrenalin und Noradrenalin nicht mehr vollkommen abgebaut werden. Es entstand chronischer Stress, der eine übermäßige Ausschüttung von Cortisol veranlasste. Der Körper hatte nicht mehr die Möglichkeit, die Cortisolausschüttung zu regulieren. Die Nebennieren reagierten mit Erschöpfung. Da Nebenniere und Schilddrüse durch den hormonellen Regelkreis miteinander verbunden sind, ergaben sich zusätzlich Störungen der Schilddrüsenfunktion. Unsere beiden Nebennieren, die jeweils als kleine Häubchen auf den Nieren sitzen, sind etwa 3-5 cm breit und 3 cm hoch und wiegen 5-15 g. Sie sitzen 3 cm unterhalb der letzten Rippe in der Nähe der Wirbelsäule. Sie sind von einer Kapsel umgeben. Außen befindet sich die Nebennierenrinde, innen das Nebennierenmark. Die Nebennieren sind das Vitamin C -reichste Organ im menschlichen Körper. In anhaltenden Stresssituationen wird viel Vitamin C verbraucht. Aus diesem Grund lassen Sie in Ihrem Blutbild auch den Vitamin C-Wert bestimmen.

Sollte Ihr Adrenalinspiegel dauerhaft erhöht sein, verändert sich gleichzeitig Ihr Blut-pH-Spiegel. Für die Stabilität der Hormone, insbesondere Adrenalin, ist es aber sehr wichtig, einen Blut-pH-Wert von 7,4 zu erhalten. Bei anhaltendem Stress können Sie dafür 3 x täglich die rechtsdrehende Milchsäure RMS Asconex einnehmen, bis Sie Ihren Stress dauerhaft befrieden.[38]

Bei jahrelang anhaltendem Stress und daraus resultierender Erschöpfung können Sie Ihren Cortisol und ACTH Tagesprofilwert über einen Speichelhormon-Test untersuchen lassen. Sowohl der Cortisol- als auch der ACTH Spiegel sind normalerweise morgens am höchsten.

Sie haben nun gelesen, was Stress im Körper bewirkt. Ich möchte Ihnen kurz vermitteln, für welche Funktionen die Nebennierenrinde noch zuständig ist: In »friedlichen« Zeiten stimuliert ACTH die Nebennierenrinde zur Produktion der Steroidhormone Cortisol, Aldosteron und Androgenen. Cortisol fördert die Bereitstellung von Glucose, und Aldosteron fördert die Wasserresorption in den Nieren. Androgene fördern die Bildung von Geschlechtshormonen. Es ist wichtig, zusätzlich den Vitamin D 25 OH-Wert zu überprüfen. Bei vermehrtem Stress wird das Spurenelement Kupfer zum Beispiel aus der Leber ins Blut geholt. Zu viel Kupfer im Blut führt auf Dauer zu Entzündungen.[39]

Um Ihre Zellatmung anzuregen, können Sie – bis zur Beruhigung Ihres Stresszustandes – morgens, mittags und abends je eine Tablette Citrokehl zerkauen und mit ausreichend Wasser schlucken.

Stress und Dauerstress führen zu einer Dauererregung des sympathischen Nervensystems und zu einer Bremsung der Insulinproduktion.

In Stresssituationen verbraucht der Mensch viel Sauerstoff, Energie, Mineralien und Vitamine wie ein Hochleistungssportler. Der Hochleistungssportler erholt sich jedoch immer wieder – unter Kontrolle seiner Blutwerte. Fehlende Mineralien, Spurenelemente und Vitamine muss er so lange zuführen, bis seine Blutwerte wieder stimmen.

Ein Beispiel aus meiner Praxis: Eine 32-jährige berufstätige Frau ist in ihrer Freizeit Radsportlerin. Sie fährt regelmäßig abends oder auch tagsüber 50 bis 150 km mit dem Rennrad. Ihr Cortisolwert und ihr Progesteronwert sind erhöht, ihr Vitamin D Wert 25-OH-Vit-D3 nmol/l ist stark erniedrigt (Normalwert 70-120). Ihr Zyklus ist sehr unregelmäßig, ihre Brüste spannen ab dem 14. Tag vor der Menstruation unerträglich. Ihr gesamtes Hormonsystem ist durcheinander, denn bei einem erhöhten Stresslevel reduziert der Hypothalamus die Produktion von Östrogen. Das führte zu einer unregelmäßigen Menstruation. Ein Gynäkologe führte drei Mal eine künstliche Befruchtung mit kurzzeitigem Erfolg, durch und konnte nicht nachvollziehen, warum sie drei Mal schwanger wurde, der hCG-Wert nur ganz kurz anstieg und sofort wieder abfiel. Sie bekam vom Gynäkologen drei Mal Utrogest (ein synthetisches Progesteron), obwohl sie einen erhöhten Progesteronspiegel hatte. Progesterongaben wiederum führen zur Erhöhung von Cortisol. Ein hoher Cortisolspiegel führt zu einer Immunschwäche – ihr sekretorisches IgA im Stuhlgang ist stark erniedrigt: <277,5 – der Referenzbereich ist 510 – 2040.

Schon nach 10 Minuten Radfahren schüttet der Körper Cortisol aus, und der Progesteronspiegel sinkt. Ob Sie nun exzessiv Radfahren oder Marathon laufen: Beide Sportarten führen immer zu einem Cortisolanstieg und einer Schwächung des Immunsystems. Nach einer regelmäßigen Überbeanspruchung fehlt Ihnen die Kraft, Viren und Bakterien abzuwehren. Leistungssport blockiert auch die Leber in all ihren Funktionen. Die Leber ist, energetisch gesehen, der »Motor« des Körpers und für unsere Anspannung und Entspannung zuständig. Physisch gesehen ist die Leber unsere Entgiftungsstation. Außerdem produziert sie Gallenflüssigkeit und speichert und verarbeitet Fette, Zucker, Eiweiße, Vitamine und Mineralstoffe. Durch eine sportliche Überbeanspruchung gerät auch die Herstellung und Verarbeitung des Cholesterins ins Stocken. Als Konsequenz werden Sexualhormone reduziert und abgebaut.

Wie Sie nun gelesen haben, hat Stress, der im Kopf entsteht, direkte Auswirkungen auf Ihren Körper: Das enterale Nervensystem (enteron = Darm) und das zentrale System im Gehirn arbeiten zusammen! 90 % der Reizleitungen nehmen den Weg vom enteralen Nervensystem (Bauchhirn) zum zentralen Nervensystem (im Kopf). Nur 10 % der Reizleitungen nehmen den Weg vom zentralen Nervensystem zum enteralen Nervensystem. Die Kommunikation zwischen Gehirn, Darm und Darmflora wird durch den *Nervus vagus* (umherschweifender Nerv) ermöglicht. Er verläuft vom Hirnstamm aus vorbei am Herzen und zu unseren Eingeweiden. Stress schwächt die Darmschleimhaut. Das kann auf Dauer zu einer Darmschleimhautentzündung führen, einer Schwächung des Darmimmunsystems, der Verdauungsfunktionen und einem *leaky-gut* (löchrigen Darm). Die angegriffene Darmschleimhaut bildet weniger Tryptophan, den Grundstoff für die Serotoninbildung. Eine löchrige Darmschleimhaut wiederum kann Stress verursachen. Reizbarkeit und Konzentrationsmangel sind die Folgen.

Sollten Sie oft oder anhaltenden Stress haben und nicht wissen, wie Sie wieder zu sich finden können, beginnen Sie zur Beruhigung Ihrer Darmnerven erst einmal mit dem Probiotik recur Pulver der Firma Nutrimmun. Dann kann sich Ihr Darm langsam beruhigen und wieder positive Signale an Ihr Gehirn schicken.

In Untersuchungen hat man festgestellt, dass die Beruhigung der Darmnerven auch zu einer Veränderung der zugehörigen Gehirnregionen führt. Ich schreibe so ausführlich über Stress, um Ihnen zu verdeutlichen, welche Störungen im Körper und im Hormonsystem eine Schwangerschaft verhindern können. Erst in den letzten zwei bis vier Jahren sind sehr viele Untersuchungen über die wichtige Verbindung von Darm und Gehirn veröffentlicht worden. Die Forschung geht in rasantem Tempo weiter und beschert uns die nächsten Jahre sicher mehr und mehr Erkenntnisse. Im Anhang finden Sie einige interessante Bücher zur Thematik. Machen Sie sich die Verbindung zwischen Ihren Gedanken und den Reaktionen Ihres Körpers bewusst.

Zusammenfassung der Blutuntersuchungen

Um Ihrem Baby alle Voraussetzungen für ein gesundes Leben zu ermöglichen, können Sie lange **vor einer geplanten Schwangerschaft folgende Werte über eine Blutuntersuchung bestimmen** lassen:

Vitamine

Vitamin A

Vitamin B 1

Vitamin B 2

Vitamin B 3

Vitamin B 6

Vitamin B 12 über Methylmalonsäure messen – bei einem Vitamin
B 12 Mangel scheidet der Körper vermehrt Methylmalonsäure aus

Vitamin C

25-Hydroxy-Vitamin D (25 (OH) D – das ist der Langzeitwert von Vitamin D)

1,25 –Dihydroxyvitamin D

Vitamin E

Folsäure

Vitamin H (Biotin)

Eisenwerte

Hb (roter Blutfarbstoff, Hämoglobin-Wert)

Hkt (Hämatokrit-Wert)

Eisen = im Vollblut

Ferritin (Eisenspeicher)

MCH Wert (mittlere Konzentration an Hämoglobin pro einzelnem rotem Blutkörperchen – fällt ab, wenn ein wirklicher Eisenmangel vorliegt.

Vitaminoide (vitaminähnliche Vitalstoffe):

Coenzym Q 10 – Beschreibung hinten bei Vitaminen etc.

L-Carnitin – wichtig bei Kinderwunsch

Spurenelemente

Kupfer = Vollblut (Vollblut deshalb, um festzustellen, wie viel Kupfer
sich in den Zellen befindet)

Selen = Vollblut

Zink = Vollblut

Jod

Chrom

Mangan = im Vollblut

Molybdän = im Vollblut

Schwermetalle

Blei = Vollblut

Quecksilber = Vollblut

Mineralien

Magnesium intrazellulär = im Vollblut messen – unterstützt Neubil-
dung von gesunden Zellen

Kalzium = im Vollblut

Kalium = im Vollblut

Natrium = im Vollblut

Phosphor

Schwefel

Ein Mangel an Magnesium, Selen, Kupfer, Vitamin B und Zink kann
zu einer Fehlgeburt führen.

Deshalb sollten Sie eventuelle Mikronährstoffdefizite rechtzeitig vor
der Schwangerschaft feststellen lassen.

Leberwerte

GOT

GPT

Gamma GT

Entzündungswert
CRP

Diabetes Typ-2 Kontrolle
Glucose
HbA1c Wert
HbA1 Wert

Bakterien
Anti-Streptolysin Titer
Anti-StapylosinTiter

Viren
Epstein-Barr-Titer
Herpes simplex-Virus Titer 1 und 2

HSV 1 kann sich durch Lippenherpes bemerkbar machen und in einigen Fällen auch zu Genitalherpes führen. Auch Haut, Augen und Schleimhäute können betroffen sein.

HSV 2 ist für Genitalherpes verantwortlich und wird durch Geschlechtsverkehr übertragen. Er wird bei einer vaginalen Geburt auf das Neugeborene übertragen. Eine Erstinfektion mit Herpes während der Schwangerschaft kann in 50 % zu einer Fehlgeburt führen. Ein Baby kann sich in seinen ersten Lebenswochen nicht gegen Virusinfektionen wehren!

Homocysteinwert Bei Frauen kann ein erhöhter Homocysteinspiegel eine Schwangerschaft verhindern, das Risiko einer Fehlgeburt erhöhen und neuronale Störungen beim Baby verursachen. Die regelmäßige Einnahme von Folsäure allein oder besser in Kombination mit den Vitaminen B 6 und B 12 sind in der Lage den Homocysteinwert zu normalisieren und die Schwangerschaft zu halten.

Männliche Unfruchtbarkeit

In etwa 30 bis 40 % der Fälle von Kinderlosigkeit liegt die Ursache beim Mann. Das hat mich dazu veranlasst, auch ein Kapitel für Männer zu schreiben. Ich empfehle Ihnen: Machen Sie – egal was auch immer die Ursache Ihrer Zeugungsschwierigkeiten sind – zusammen mit Ihrer Partnerin eine Entschlackungskur und achten Sie auf eine ausgewogene Ernährung. Das verbessert die Beweglichkeit und Anzahl Ihrer Spermien. Eine dänische Studie besagt, dass allein eine Umstellung auf biologische Ernährung die Spermienkonzentration um 43,1 % erhöht. Fast Food und Industrienahrung schwächen hingegen den Körper und vermindern die Qualität der Samenzellen. Wie im Kapitel über die Gene bereits beschrieben, spielen die Ernährungsgewohnheiten eines Mannes schon Jahre vor einer Zeugung eine große Rolle für die Gesundheit des künftigen Kindes.

Spermien oder Spermazellen bestehen aus einem zellkernhaltigen Kopf, einem Mittelstück (Hals) und dem Schwanz, genannt Geißel. Der Kopf beherbergt die Erbinformation DNA beziehungsweise DNS. Die Kappe auf dem Kopf enthält Enzyme, ohne die sich Sperma und Eizelle nicht miteinander verbinden können. Das Mittelstück (Hals) der Spermazellen beherbergt 50-100 Mitochondrien. Die Qualität der Mitochondrien hat einen direkten Einfluss auf die Beweglichkeit der Geißel, die dafür sorgt, dass die Spermien die Eizelle möglichst schnell erreichen. Die Richtung bestimmt der Spermienkopf. Mittelstück und Schwanz sind für die schnelle Fortbewegung zuständig. Es dauert etwa 70 Tage, bis aus den Spermienmutterzellen ein fertiges Spermium entsteht.

Die unnötige Einnahme von Antibiotika und weiterer allopathischen (schulmedizinischer) Medikamente stört das Licht in Ihren Mitochondrien und schwächt ihre Funktion. Ein Mangel an Mitochondrien verringert die Fortbewegungsenergie der Samenzellen. Da Spermien auch Fructose enthalten, verringert ein Fructosemangel die Spermienzahl, oder die Spermien sterben ab. Spermien haben einen basischen pH-Wert. Bei einer Übersäuerung verändert sich der pH-Wert und damit die Spermienqualität. Auch bei akutem Heuschnupfen wird weniger Spermienflüssigkeit gebildet.

Sojaprodukte enthalten pflanzliche Estrogene. Werden sie von Männern in großen Mengen verzehrt, kann das zu einer Verringerung der Spermienanzahl führen. Männer produzieren zwar immer geringe Mengen an Estrogen, doch der regelmäßige Verzehr von Sojaprodukten erhöht das Estrogen. Bei übergewichtigen Männern wird im Körperfettanteil allgemein mehr Estrogen produziert, da im Fettgewebe Enzyme sitzen, die das männliche Hormon Testosteron in das weibliche Hormon Estrogen umwandeln. Liegt eine Schilddrüsenunterfunktion vor, kann sich der Cholesterinwert erhöhen, was wiederum Auswirkungen auf die Hormonproduktion hat und die Libido vermindern kann.

Während Rauchen die Menge und Beweglichkeit der Spermien zu senken vermag, kann eine Belastung mit Bisphenol A die Spermienkonzentration um bis zu 23 % senken. Rauchen verengt die Gefäße – auch die zuführenden Gefäße zum Penis – wodurch die Potenz verringert wird. Professor Thaler, ein Reproduktionsmediziner, sagte im April 2015 in *Spiegel Online*, dass Nikotin die Spermien zu lahmen Enten machen könne, indem es die Zellkraftwerke (Mitochondrien) schädige. Auch Alkoholgenuss reduziert die Testosteronausschüttung und damit die Spermienqualität. Stets wurde es nur der Frau empfohlen, keinen Alkohol zu trinken, keine Drogen zu nehmen, nicht zu rauchen und einen vorbildlichen Lebenswandel zu führen. Doch für Männer ist es ebenso wichtig. Es ist schade, dass nicht bereits in der Schule gelehrt wird, dass auch Männer für die Gesundheit ihrer Kinder und der Kinder in vielen folgenden Generationen eine enorm wichtige Rolle spielen.

Viele Männer definieren sich heute oft noch über ihr Alkohol-Trinkverhalten am Stammtisch. Wenn sie nur Wasser trinken, werden sie schnell als Schwächlinge bezeichnet. Wenn ein Mann weiß, dass er eine Familie und Kinder möchte und welche Verantwortung er dabei trägt, motiviert ihn das vielleicht, seine Gewohnheiten zu hinterfragen und achtsam mit seinem Körper umzugehen. Es gibt inzwischen auch immer mehr Männer, die bei Erkältungen lieber Schüssler-Salze nehmen als harte Medikamente. Dazu gehört der Mut und die innere Stabilität, das Anliegen zu vertreten, gut für sich und andere zu sorgen. Letztlich bringt ein Mensch durch eine langsame Gesundung auch mehr »Leistung« in seiner Firma, als wenn er »gedopt« mit chemischen Medikamenten durchgearbeitet hätte.

Es geht hier um einen grundsätzlichen Perspektivwechsel hin zu mehr Achtsamkeit dem eigenen Körper gegenüber. Langanhaltender selbstgemachter oder von außen kommender Stress führt zu einem Erschöpfungszustand und senkt den Testosteronspiegel, behindert Spermiendichte und Spermienproduktion und wirkt sich auf Beweglichkeit und Gesundheit der Samenzellen aus. Bei jedem dritten Mann haben erektile Dysfunktionen psychische und nervliche Ursachen. Durch anhaltenden Stress, ungesunde Ernährung, Umweltgifte, Alkoholgenuss und Substanzen aus Zigarettenrauch entstehen Freie Radikale, die die körpereigene Q10-Produktion vermindern und die Spermien in ihrem Reifungsprozess behindern. (Siehe Kap. Mitochondrien)

Für die Bildung von Testosteron wird Zink benötigt. Spermien sind auf das zinkhaltige Sekret der Prostata angewiesen; ohne das zinkhaltige Sekret sind sie bewegungsunfähig. Die Spermienanzahl und der Testosteronspiegel erhöhen sich deutlich bei einer Zinkzufuhr. Zink wird übrigens auch bei Potenzstörungen eingesetzt. Durch einen Zink- und Vitamin D-Mangel kann eine erektile Dysfunktion entstehen. Damit die Hoden ausreichend Testosteron bilden, benötigen sie außerdem genug Vitamin C, Beta-Carotin (Vorstufe von Vitamin A), Folsäure, Vitamin B 12 und Selen. Ein Diabetes Typ 2 führt zu einer Senkung des Testosteronwertes. Außerdem haben Diabetiker mehr defekte Spermien. Diabetes schadet auch der DNA, die sich in den Spermienköpfen befindet.

Die Temperatur der Hoden muss 2 bis 3 Grad unter der Körpertemperatur liegen, deshalb befinden sie sich außerhalb des Körpers. Heiße Bäder, langes Sitzen, eine Sitzheizung, Heizdecke, Sauna- und Solariumbesuche, zu enge Unterhosen und Hosen vermindern die Spermienzahl. Auch übereinandergeschlagene Beine erhitzen die Hoden. Nach einem Fieber haben Männer keine oder kaum noch Spermien im Samenerguss. Bei übergewichtigen Männern wird der Hoden durch überhängende Fettfalten zu sehr erwärmt. Sie haben oft einen erhöhten Anteil an defekten Spermien.

Lassen Sie untersuchen, ob Sie unerkannte Entzündungen an Hoden, Nebenhoden oder Prostata haben oder hatten. Darmbakterien, die durch eine löchrige Darmschleimhaut in die Prostata wandern, können die Ursache einer Prostatitis sein. Lassen Sie eine ausführliche Stuhluntersuchung vornehmen, um das zu überprüfen. Im Darm befinden sich Darmbakterien. Wenn eine Darmwand durchlässig wird (*leaky-gut*), können Darmbakterien in Blase und Prostata übertreten. Eine ausführliche Stuhluntersuchung ist zu empfehlen. Auch ein Verschluss der Samenleiter oder bakterielle Verunreinigungen des Samens können Ursache einer Unfruchtbarkeit sein. Sollte in Ihrer Kindheit eine Hodenhochstands-Operation stattgefunden haben, kann die Narbenbehandlung durch einen Osteopathen angebracht sein.

Narben können eine leichte Verdrehung des Beckens bewirken. Auch eine Leistenbruchoperation in der Kindheit kann zu einer vermehrten Narbenbildung führen und die Spermienproduktion belasten. Lassen Sie außerdem Ihren Zahnstatus überprüfen. Es kann sein, dass Sie kleine schleichende Entzündungen haben, die die Spermienqualität mindern. Wenn Sie gleichzeitig Zahnfüllungen aus Gold und Amalgam in den Zähnen haben, entstehen durch die Spannungen Säuren, die wiederum zu Entzündungen führen können. Und: Tragen Sie Ihr Handy oder Ihren Laptop nicht im Beckenbereich. Bei einem Test wurde festgestellt, dass Handystrahlen die Anzahl und Beweglichkeit der Spermien reduzieren. Durch Ausdauer- und Leistungssport – auch Radrennfahren und Marathonlaufen – wird die körpereigene Testosteronproduktion verringert, das Lustempfinden gesenkt und die Fruchtbarkeit der Spermien negativ beeinflusst. Zu langes Radfahren auf hohen Sätteln drückt auf die Blutgefäße im Genitalbereich. Anabolika, die zur Steigerung des Muskelwachstums eingenommen werden, reduzieren die körpereigene Testosteronproduktion. Sport, in Maßen genossen, bringt Stoffwechsel und Spermienqualität hingegen in Schwung.

Der Testosteronwert ist morgens zwischen 8 und 10 Uhr am höchsten. Das ist deshalb die günstigste Zeit für eine Befruchtung.

Lassen Sie bei Kinderwunsch als erstes über ein Blutbild folgende Blutwerte überprüfen: die Vitamine A, B, C, D, E, Folsäure und Kalzium, Zink, Selen, Magnesium, Omega 3 und Homocystein. Ein erhöhter Homocysteinwert kann die Durchblutung der Hoden verschlechtern und somit auch Qualität und Anzahl der Spermien.

Zum Ende dieses Kapitels noch eine mutmachende wahre Geschichte: Ein Ehepaar wünscht sich ein Kind. Da sich kein Nachwuchs einstellen mag, schickt die Frau ihren Mann zu einem Urologen, der untersuchen soll, ob er zeugungsfähig ist. Das Ergebnis: Er kann keine Kinder zeugen. Er geht zu einem anderen Urologen, der auch diagnostiziert, dass er zu 100 % zeugungsunfähig sei. Das Ehepaar trennt sich. Der Mann lernt eine andere Frau kennen und sagt ihr, dass er keine Kinder zeugen kann. Die Frau akzeptiert das und ist nach drei Monaten schwanger. Das Paar hat inzwischen zwei gesunde Kinder. Nun haben sie beschlossen, dass sie keine weiteren Kinder mehr haben wollen. Sie nehmen jedoch keine Rücksicht auf fruchtbare und unfruchtbare Tage. Bisher hat sich kein weiteres Kind mehr angemeldet!

Lernen Sie im Folgenden mit Ihrer Partnerin gemeinsam, wie und worüber Stoffe in Ihren Körper eingetragen werden, die die natürlichen Abläufe im Körper erschweren können und wie Sie sie wieder loswerden können. Wenden Sie die vorgeschlagenen Kuren und Praxistipps am besten gemeinsam an.[40]

Ein tiefergehender Blick auf die Verhütungsmethoden

Nach dem Absetzen synthetischer Verhütungsmittel müssen die meisten Frauen überdurchschnittlich lange auf eine Schwangerschaft warten. Kommt es dennoch relativ schnell zu einer Schwangerschaft, besteht die Gefahr, dass das Baby die angesammelten synthetischen Hormone der Mutter übernimmt. Wie Sie sich vorstellen können, dauert es je nach Dauer des Fremdhormoneinsatzes viele Monate, bis alle Fremdstoffe vollständig ausgeleitet sind. Lassen Sie sich von einer erfahrenen Heilpraktikerin begleiten. Mein Tip: Lassen Sie Ihren Vitamin- und Mineralstoff-Haushalt durch ein Blutbild prüfen, bevor Sie eine Schwangerschaft planen, denn um die synthetischen Hormone loszuwerden, benötigt der Körper ausreichend Mineralstoffe und Vitamine. Im Folgenden gehe ich auf einige Verhütungsmethoden – insbesondere die Antibabypille und die Spirale – ein, damit Sie ein Gefühl dafür entwickeln können, wie und auf welche Weise diese Ihre natürliche Fähigkeit, Mutter zu werden, beeinflussen (oder beeinflusst haben). Zu dieser körperlichen Ebene kommt hinzu, dass auch das Denken von: »Ich will nicht schwanger werden«, das vorher dominiert hat, sich mit dem Kinderwunsch erst nach und nach auflöst. Beginnen Sie, genauer hinzusehen, wie Irritationen im Hormonsystem entstehen können, und fangen Sie an, für sich selbst zu entscheiden, was Ihnen guttut und was nicht.

Im Jahr 2016 nehmen 7 Millionen Frauen in Deutschland die Antibabypille, vielfach ohne sich über die Konsequenzen im klaren zu sein. Heute bekommen Mädchen in vielen gynäkologischen Praxen – meist ohne ausführliche körperliche Untersuchung – als Empfängnisverhütungsmittel die Antibabypille. Die Antibabypille täuscht dem Körper eine Schwangerschaft vor. Mädchen, denen durch eine Antibabypille eine ständige Schwangerschaft vorgetäuscht wird, halten in ihrer körperlichen Entwicklung ein. Sie bleiben auf dem Stand von jungen Mädchen und in ihrem hormonellen Reifeprozess hängen. Ihre Entwicklung wird nicht abgerundet und kann – soweit ich weiß – nicht mehr nachgeholt werden. Viele junge Frauen nehmen zudem seit ihrer Kindheit synthetische Estrogene zu sich, über hormonbelastetes Fleisch, estrogenhaltiges Leitungswasser, Cola aus Plastikflaschen (enthalten Xenoestrogene) und vieles mehr und sind dadurch hormonell irritiert. Als Grund der Verschreibung einer Antibabypille wird oft Akne angegeben. Aber eigentlich sollte doch die Ursache der Akne ergründet und diese nicht einfach mit Hormonen überdeckt werden. Wenn die Pille nach Jahren abgesetzt wird, taucht die Akne wieder auf. Das natürliche Gleichgewicht durfte sich nie einstellen.

Viele Frauen nehmen die Antibabypille über einen Zeitraum von vielen Jahren und wundern sich, dass sie nach dem Absetzen der Antibabypille nicht gleich schwanger werden. Oft taucht im Alter von 28 bis zu 38 Jahren ein Kinderwunsch auf. Es kann gut ein Jahr dauern, bis sich wieder ein regelmäßiger Zyklus eingestellt hat. Leber und Darm müssen sich erst einmal von den synthetischen »Hormonbomben« erholen, mit denen sie überschüttet wurden. Wenn man sich der Zusammenhänge im Körper nicht bewusst ist, eilt man vorschnell in die nächstliegende Kinderwunschpraxis, wo wieder synthetische Hormone gegeben werden. Allerlei weitere Medikamente werden eingesetzt, deren langfristige Wirkung Frauen, die den Rhythmus ihres Körpers kaum kennengelernt haben, gar nicht richtig erfassen. Die meisten schauen darüber hinweg und vertrauen der Medizin. Sie vertrauen nicht sich selbst, geben ihre eigene Intuition und Kompetenz auf und legen sie in fremde Hände.

Stattdessen wäre es eine gute Möglichkeit, sich Zeit zu lassen und erst einmal langsam in den eigenen hormonellen Rhythmus zu finden, sich den körpereigenen Prozessen zu widmen und die eigene weibliche Kraft wieder zu spüren. Lassen Sie Ihre Leberwerte, die Schilddrüsen- und Bauchspeicheldrüsenwerte sowie die Nebennierenwerte und den Mineralstoff- und Spurenelemente-Haushalt überprüfen und finden Sie heraus, welche Umweltbelastungen sich im Körper angesammelt haben. Beobachten Sie Ihren Zyklus und bringen Sie sich erst einmal in Schwung! Leben Sie Ihre Sexualität lustvoll, ohne gleich an Nachwuchs zu denken. Sie werden spüren, dass Sie vor Ihren Eisprüngen immer mehr Lust haben, mit Ihrem Partner zu schlafen. Durch diese neue Achtsamkeit stärken Sie Ihr Hormon- und Immunsystem. Wie gesagt: Kinder kommen, wann *sie* wollen.

Seit Jahrzehnten legen Frauen Verhütung, Kinderwunsch und Wechseljahre in die Hände von Ärzten, aber auch Ärztinnen, die nach einem »männlich«-analytischen Blickwinkel auf »Frauenangelegenheiten« ausgebildet wurden. Die Frauen geben damit einen wichtigen Teilbereich ihres Lebens ab und geraten in eine Form von Abhängigkeit. Vor einigen Jahren wurde auf einer Tagung von sogenannten Fachleuten gesagt: »Alle Frauen sind krank. Frau-Sein ist an sich eine Krankheit.« Esther-Fischer Hombergers »Krankheit Frau« ist eines der vielen Bücher, die sich mit der Thematik auseinandersetzen. So wurden Frauen lange definiert. Fragen Sie einmal Männer in Ihrer Umgebung, wie oft diese zu einem Männerarzt (Andrologen) gehen. Fragen Sie, welche Hormone sie zur Verhütung und für ihre Potenz nehmen und ob sie sich sterilisieren lassen würden. Viele Männer werden unsicher oder sie winden sich weg. Sie haben Angst vor einer Sterilisation oder synthetischen Hormonen. Ihren Partnerinnen muten sie es aber ohne weiteres zu.

Unterschieden wird heute zwischen Einphasen-, Zwei- und Dreiphasenpräparaten. Sie enthalten ein synthetisches Estrogen (Ethinylestradiol) und ein Gestagen. Das Ethinylestradiol (Estrogen) in der Antibabypille dünnt den Schleim in der Gebärmutter aus und verdickt den Schleim im Gebärmutterhals. Beim Absetzen der Antibabypille kommt es zu einer Entzugsblutung. Manche Frauen nehmen die

Pille durchgehend ein. Noch vor vierzig Jahren wurde den Frauen empfohlen, die Antibabypille in regelmäßigen Abständen abzusetzen, damit der natürliche Rhythmus wieder einsetzen und die körpereigenen Hormone wieder aktiv werden können. Heute empfiehlt man das Absetzen nicht mehr, da sonst das Hormonsystem »völlig durcheinanderkäme.«

Viele Frauen haben schon als Zwölf- oder Vierzehnjährige erstmals die Antibabypille genommen. Sie haben ihren eigenen Zyklus nie kennengelernt. Normalerweise besteht ein weiblicher Zyklus aus einer Östrogenphase und einer Progesteronphase, das ist ein abwechslungsreicher, dynamischer Prozess. Die Entwicklung und Ausreifung aller Körperfunktionen sind normalerweise erst mit dem 20. oder 21. Lebensjahr abgeschlossen. Das Hormonsystem der Frauen, die seit ihrem 12. Lebensjahr die Antibabypille einnehmen, war niemals zu Ende ausgreift. Als eines von vielen Zeichen tritt bei Frauen, die bereits in der Pubertät Akne hatten, nach dem Absetzen der Antibabypille die Akne wieder auf.

Bei der Einnahme der Antibabypille haben Frauen nur einen Scheinzyklus. Ihr körpereigenes Hormonsystem wird fremdbestimmt und außer Kraft gesetzt. Durch die Einnahme der Antibabypille wird die Leber in ihrer Entgiftungstätigkeit stark belastet. Die Leber versucht, die synthetischen Hormone auszuscheiden. Sie kann aber nicht alle Hormone entsorgen und arbeitet auf Hochtouren. Die Leber muss außer Fremdhormonen auch noch eingenommene Medikamente und Umweltgifte bearbeiten und verarbeiten, um sie anschließend der Entgiftungstätigkeit der Nieren zu übergeben. Manchen Frauen fehlt ein Enzym, das unter anderem auch der Entgiftung von synthetischen Hormonen dient. Normalerweise ist die Leber auch ein Recyclingorgan für körpereigene Hormone.

Viele Hersteller der Antibabypille verwenden das synthetische Estrogen Ethinylestradiol. Das wird über den Urin ausgeschieden, kann aber aus den Kläranlagen nicht entfernt werden, wie das auch bei anderen Medikamenten und Chemikalien der Fall ist. So finden wir das synthetische Ethinylestradiol in unserem Trinkwasser wieder und im Wasser von Flüssen, Seen und Meeren. Bei allen Wasserlebewesen –

Fischen, Fröschen und deren Nahrung – findet aufgrund dieser synthetischen weiblichen Hormone eine Verweiblichung statt. Es gibt noch heute Antibabypillen mit Etinylestradiol und Norethisteron, einem synthetischen Estrogen und einem Gestagen. Beide dürfen in der Schwangerschaft nicht eingenommen werden. Doch es gibt Frauen, die nicht sofort spüren, dass sie schwanger sind! Beide Hormone waren auch Bestandteile von Duogynon, das bis 1973 als Hormon zum Austesten einer Schwangerschaft eingenommen wurde. Wenn diese beiden synthetischen Hormone eingenommen werden, müssen regelmäßig die Laborwerte der Leber, Nieren und der Schilddrüse erhoben werden. Seit einiger Zeit gibt es neue kombinierte Antibabypillen der dritten und vierten Generation. Sie sind aufgrund ihres Gestagens mit einem deutlich höheren Risiko für Thrombose, Schlaganfall, Herzinfarkt, Hirnödem oder einer Lungenembolie verbunden.

In einem Artikel bei *Spiegel Online* wird eine weitere wichtige Frage in Bezug auf die weibliche Selbstbestimmung aufgegriffen. Es geht darum, ob die Pille die weibliche Libido auf Dauer zerstört. Das Fazit: »Die über Jahrzehnte genährte Illusion vom sexuellen Genuss ohne Reue droht zu platzen.«[41] Amerikanische Forscher glauben, dass schon eine sechsmonatige Einnahme der Antibabypille die sexuelle Lust von Frauen für den Rest des Lebens zerstören kann – auch wenn die Pille einmal abgesetzt wird. Doch den Frauen wurde jahrzehntelang erzählt, dass sie endlich sexuellen Genuss ohne Reue genießen könnten.

In meiner Praxis habe ich beobachtet, dass sehr viele Frauen, die die Antibabypille nahmen, auch nach dem Absetzen keine intensive unbefangene sexuelle Lust mehr empfinden konnten. Sie verfolgen ihren Wunsch eher mit Lustlosigkeit. Im Artikel heißt es weiter, dass die künstlichen Hormone der Antibabypille wie eine Deprogrammierung wirken, da die künstlichen Hormone die Rezeptoren der körpereigenen Hormone besetzen. Viele Frauen wollen demnach zwar von ihrer Vorstellung her nach dem Absetzen der Pille endlich ein Kind, doch es fehlen ihnen die drängenden inneren Impulse, sich wieder auf die ursprüngliche Ebene ihrer tiefen Liebesfähigkeit und die Erinnerung an ihre körpereigenen Hormone einzulassen, und das spürt unbewusst auch der Partner. Das fortschreitende Alter setzt ihnen Zeitgrenzen und baut Zeitdruck auf. Als vermeintlich letzte Hoffnung bleibt ihnen nun der Weg der künstlichen Befruchtung mit weiteren künstlichen Hormonen.

Die langjährige Einnahme der Antibabypille kann das Risiko einer anschließenden Fehlgeburt erhöhen sowie Schilddrüsenstörungen hervorrufen. Manchmal stellt sich die Störung erst lange nach Beendigung der Einnahme heraus. Die Schilddrüse gehört zum endokrinen System. Schilddrüse und Bauchspeicheldrüse ergänzen sich normalerweise in ihrer Tätigkeit. Wenn eine von beiden eine Schwäche hat, wirkt es sich auf das Partnerorgan aus. Da sich durch die Einnahme der Antibabypille Folsäure und Vitamin B6 verringern, kann leichter eine Zervix-Dysplasie entstehen. Dabei handelt es sich um veränderte, abnorme Zellen am Muttermund. Manchmal fehlt auch Vitamin A, das für die Stabilität der Schleimhäute benötigt wird. Neben weniger Folsäure und Vitamin B6 nimmt und nahm Ihr Körper während der Einnahme der Antibabypille auch weniger Vitamin B1, Vitamin B2, Vitamin B12, Vitamin C, Vitamin D3, Vitamin E, Kalzium, Magnesium, Coenzym Q10 und Zink auf. Ein Vitamin B3-, Vitamin B6- und Folsäure-Mangel verhindert die Verstoffwechselung von Tryptophan zu Serotonin. Serotonin wird unter anderem zu Melatonin, unserem Schlafhormon umgewandelt.

Eine Ursache für einen Serotoninmangel kann auch eine veränderte Darmschleimhaut sein, was sich wiederum auf Ihre Vaginalschleimhaut auswirkt. Eine veränderte Vaginalschleimhaut ist anfälliger für ein Ungleichgewicht der Vaginalflora, und es kann zu chronischem Vaginalsoor (Scheidenpilz) und vermehrt zu Blasenentzündungen kommen. Alle Schleimhäute, die sich im Körper befinden, sind miteinander verbunden. Es wird in vielen Vorträgen diskutiert, ob Frauen, die die Antibabypille nehmen oder nahmen, ein Kalziumdefizit haben, denn der Quotient von Kalzium und Magnesium, der im Verhältnis 2 oder 3 zu 1 sein sollte, stimme nicht mehr, was bedeutet, dass die Mitochondrien, die »Kraftwerke« der Zellen, zu wenig

Magnesium erhalten. Ein Magnesiummangel kann unter anderem zu einem erhöhten CRP-Wert (Entzündungswert) führen. Die Antibabypille steht außerdem in Verdacht, die Bauchspeicheldrüse zu schwächen und damit eine der Ursachen für die Entstehung eines Prä-Diabetes oder Diabetes II zu sein.[42]

Der Homöopath Dr. TH. Quak aus München schreibt in einem Internet-Artikel:

Fettstoffwechsel, Zuckerhaushalt und Elektrolythaushalt werden bei Einnahme der Antibabypille verändert und belastet. Es gab eine Untersuchung bei Frauen, die die Pille nahmen, und Frauen, die keine Pille nahmen: Frauen, die die Pille nahmen, hatten signifikant höheren Nüchtern-Insulinspiegel.

Auch die graue Substanz im Gehirn verändert sich bei Einnahme der Antibabypille. Bei vielen Frauen sind während der Einnahme der Antibabypille die EEG Ströme (Hirnstromwellen) verändert. Veränderungen im Gehirn beeinflussen unser Verhalten. Die Ergebnisse von Dr. Soldner und Stellmann ergänzen meine Erfahrung, dass die Einnahme der Antibabypille Auswirkungen auf das Immunsystem hat:

Die Immunkompetenz weiblicher Jugendlicher, die Verhütungsmittel einnehmen, wird nachhaltig geschwächt. Der Th2-Wert ist erhöht, wodurch schwere Infektionen und Allergien begünstigt werden. Unsere Immunbalance wird u. a. als Th1 – Th2 bezeichnet. Eine Schwangere hat einen erhöhten Th2 Wert, das bewirkt, dass Ihr Baby nicht von Ihrem Immunsystem abgestoßen wird. Auch bei einer chronischen Erhöhung des Epstein-Barr-Virus, einer Nahrungsmittelunverträglichkeit, einem erhöhten Herpes-Titer, bis hin zu Borrelien und Chlamydien, einem Leaky Gut Syndrom, ist ein erhöhter Th2 Wert im Blut zu finden. Der Körper sollte jedoch immer wieder zu einem optimalen Immungleichgewicht zwischen Th1 und Th2 Zellen kommen.[43]

Während ich diesen Abschnitt über die Antibabypille schreibe, kommt mir der Bericht in den Sinn, den ich einmal von einer Klientin hörte. Sie erzählte folgendes: »Bevor mein Mann und ich heirateten, sprachen wir über unsere Kinderwünsche. Ich kam aus einer großen Familie und wollte immer vier Kinder. Mein Mann war ein Einzelkind und deshalb einverstanden. Nachdem ich meine zweite gesunde Tochter in einem geringen Abstand zu meiner ersten Tochter geboren hatte, sagte der Gynäkologieprofessor am Krankenhaus: »Jetzt nehmen Sie aber die Pille.« Dieser Professor war eine Kapazität, was seine einfühlsame Haltung zu Frauen betraf, und außerdem eine Koryphäe für seine diagnostischen Fähigkeiten. Ich glaubte ihm sofort. Mein Mann und ich waren einverstanden und wollten nach zwei problemlosen Geburten erst einmal eine Pause machen. Ein weiterer Grund war auch mein sehr unregelmäßiger Zyklus, dem ich überhaupt nicht vertrauen konnte. Aus der Pause wurden viele, viele Jahre, denn ich hatte sehr oft anhaltende Infekte. Kein Facharzt konnte mir helfen. Ich sah immer nur ihre hilflosen, mitleidigen Gesichter. Sie sprachen gerne über meine Psyche und ich solle doch mal das und das probieren. Die empfohlenen Medikamente bekamen mir nicht. Eine Heilpraktikerin, die es damals nur selten gab, machte eine Augendiagnose und sagte beiläufig: »Sie haben es höchstens mit der Leber.« Außerdem ließ ich mir immer wieder über sehr viele Jahre bei den regelmäßigen Zahnbehandlungen mein Amalgam entfernen. Niemand klärte mich über Entgiftungen von Amalgam auf oder über mein Mineralstoffdefizit, das durch die Einnahme der Antibabypille entstehen könnte. Ich wusste auch nicht, dass sich mein Immungleichgewicht zwischen Th1 und Th2 verschoben hatte. Auch mein Darmimmunsystem konnte sich, solange ich die Pille einnahm, nicht erholen. Meine sehr mitfühlende Hausärztin sprach ab und zu davon, dass es ja an der Antibabypille liegen könne, doch hatte sie außer intuitiven Vermutungen keinerlei Beweise, die damals für mich noch wichtig waren.

Immer wieder dachte ich an meinen Kinderwunsch von vier Kindern, fühlte mich aber zu kraftlos, meinen Wunsch umzusetzen. Irgendwann setzte ich tatsächlich die Antibabypille ab, doch die Zeit für Kinder war abgelaufen. In den kommenden Jahren wurde ich zu meinem Erstaunen gesundheitlich immer stabiler. Eines Tages – es war die Zeit, als Handlesen immer weniger zu den deutschen Tabuthemen gehörte – ging ich zu einem bekannten Handleser. Er las in meiner rechten Hand unter meinem kleinen Finger: »Für Sie waren vier Kinder vorgesehen, schade.«

Das Erlebnis meiner Klienten hat mich sehr tief berührt.

Die **Kupferspirale (oder Kupferkette)** besteht aus einem Kunststoffstück, das mit Kupferdraht umwickelt ist. Sie wird während der Menstruation eingesetzt und beugt einer Schwangerschaft vor, indem sie die eindringenden Spermien schädigt und die Schleimhaut des Muttermundes, die Gebärmutterschleimhaut und das Sekret in den Eileitern verändert; die Kupferkette besteht aus einem Faden mit vier Kupferzylindern.

Hätten Sie gedacht, dass eine Kupferspirale in der Gebärmutter und Amalgam- und Goldfüllungen in den Zähnen aufeinander einwirken? Tragen Sie dazu noch Ohrsticker aus Edelstahl oder Silber? Dann sind das vier verschiedene Metalle, die den Energiefluss im Körper negativ beeinflussen!

Die Kupferspirale kann chronische Entzündungsreize in der Gebärmutterschleimhaut auslösen. Hohe Kupfermengen können auch zu Entzündungen im Verdauungssystem führen. Wird eine Kupferspirale schließlich wieder aus der Gebärmutter gezogen, muss die Kupferbelastung, die sich während des dreijährigen Tragens in Gewebe und Blut angesammelt hat, zunächst wieder ausgeleitet werden.

Die Wirkung der **Kupfer-Silber-Spirale oder die Gold-Spirale** ist noch nicht abschließend geklärt. Die Kupfer-Silber-Spirale verhindert nicht, wie die »Pille« oder die Hormonspirale, die Befruchtung, sondern die Einnistung in die Gebärmutterhöhle. Sie schützt daher nicht vor einer Eileiterschwangerschaft. Einerseits verhindern Gegenstände in der Gebärmutter das Einnisten (im Eileiter) des befruchteten Eies, andererseits scheint der Kupfer-Silberdraht eine abakterielle (ohne das Vorliegen von Bakterien, also eine nicht-bakterielle) Entzündung mit Ausschüttung des Entzündungshormons Prostaglandin zu verursachen. Prostaglandin führt bei der Gebärmutter zu kleinen Kontraktionen (Zusammenziehungen), die ebenfalls eine Einnistung des befruchteten Eies verhindern. Die Gold-Spirale hat einen Goldkern und ist im Wesentlichen wie die Kupfer-Silber-Spirale zu beurteilen.

Die Hormonspirale (Mirena) ist eigentlich eine »Pille«, die in der Gebärmutter aufgehängt wird. Durch die unmittelbare Nähe zum Wirkungsort kommt man mit einer sehr geringen Hormonmenge aus, wobei die wirksame Substanz (ein Gelbkörperhormon) einem ähnlichen Wirkmechanismus folgt wie die konventionelle »Pille«, das heißt, normalerweise (seltene Ausnahmen gibt es immer in der Medizin) wird der Zervixschleim für Spermien (auch Bakterien) undurchlässiger. Durch die Hormonspirale können Ihre Monatsblutungen wesentlich schwächer werden oder gänzlich ausbleiben, ohne dass eine Schwangerschaft vorliegt, denn der Aufbau der Gebärmutterschleimhaut wird verhindert. Gelegentlich kommt es zu Akne und Wassereinlagerungen. Immer wieder berichten Frauen über Stimmungsschwankungen. Es können Eierstockzysten und leichte Zwischenblutungen auftreten.

Eine Spirale muss unter streng sterilen Bedingungen eingelegt werden. Wenn die Spirale eingesetzt wird, darf keine Scheideninfektion bestehen, damit es nicht zu Entzündungen der inneren Genitalorgane kommt. Nach dem Ziehen der Hormonspirale kommt es bei vielen Frauen zu heftigen Blutungen. Im Blutserum von Frauen, die eine Hormonspirale tragen, wurden ähnlich hohe Konzentrationen von synthetischen Hormonen gefunden wie bei Frauen, die die Antibabypille einnahmen, obwohl von Herstellern der Spiralen und Ärzten immer wieder behauptet wird, dass die Hormone der Hormonspirale nur im Gebärmutterbereich bleiben. Alle Spiralen können durch die Reizung Scheidenentzündungen auslösen und Vaginalsoor (Scheidenpilz) hervorrufen. Auch nach langer Zeit kann die Gebärmutterschleimhaut noch leicht entzündet sein und die Einnistung eines befruchteten Eies verhindern.

Eine Entzündung im Körper – wo auch immer – können Sie an einer grau-weiß belegten Zunge erkennen. Nachdem die Spirale gezogen wird, haben sehr viele Frauen eine erste, sehr starke Blutung. Das wird den Frauen aber nicht gesagt. Es ist von der Natur so eingerichtet, dass der weibliche Körper durch die Menstruationsblutung entgiftet, entschlackt und entsäuert, das können aufmerksame Frauen riechen. Frauen entgiften über die Leber, den Darm, die Nieren, die Lungen, die Haut und über ihre Menstruationsblutung, so dass bei einer Empfängnis und während der Schwangerschaft das Ungeborene so wenig wie möglich mit Giften und Schlacken belastet wird. Während der Menstruationsblutung werden Blut, Schleim und die Gebärmutterschleimhaut abgestoßen. Der Geruch der Menstruationsblutung entsteht nicht nur durch abgestoßene Schleimhaut!

Der Säure-Basen-Haushalt ist nach einer Periodenblutung positiv verändert. Das ist bei einer Dunkelfelduntersuchung eines Blutstropfens zu sehen. Viele Frauen fühlen sich nach ihrer Menstruationsblutung gestärkt, ausgeglichen und wie erneuert. Hippokrates, der bekannte Arzt, der vor rund 1600 Jahren lebte, soll einmal gesagt haben: »Wenn die Menses nicht abgesondert werden kann, erkranken die Frauen an ihrem Leibe.« Und auch Hildegard von Bingen, die um das Jahr 900 nach Christus lebte, war sich sicher: »Die Frau scheidet während ihrer fruchtbaren Jahre einmal im Monat ihre schlechten Säfte aus.« In den Wechseljahren finden Frauen über Hitzewallungen und die begleitenden Schweißausbrüche einen weiteren Weg zum Entgiften. Männer entgiften vorwiegend über den Schweiß. Das reicht jedoch nicht aus für eine gute Entgiftung. Langfristig erhöhte Harnsäure führt zu Gicht. Gicht tritt zu 80 bis 90 % bei Männern auf. Frauen dagegen sind durch ihr körpereigenes Estrogen, das die Ausscheidung von Harnsäure über die Nieren fördert, vor Gicht geschützt. Frauen besitzen auch in und nach den Wechseljahren bis ans Lebensende noch geringe Mengen Estrogen in den Nebennieren, den Eierstöcken und dem Fettgewebe.

Beispiele aus meiner Praxis: Eine 50-jährige Frau kommt in meine Praxis und sucht Rat, weil ihre Hormone aus dem Lot geratenen sind. Bis vor drei Jahren war sie starke Raucherin gewesen und hatte über

Jahrzehnte übermäßigen Arbeitsstress. Ihre Speichelhormonuntersuchung zeigt folgende Werte: DHEA: 1019,5 pg/ml (200-220); Estriol: 1,1 (15-30); Estradiol: 1,7 pg/ml (3,5-4,5); Progesteron 5000 pg/ml (80-120); Testosteron: 66,3 pg/ml (35-45). Die Normalwerte stehen jeweils in Klammern. Sie hatte zwanzig Jahre lang – bis vor einem Jahr – die Hormonspirale getragen. Ihre DHEA- und Progesteron-Werte sind völlig überhöht. Diese Frau ist sehr, sehr schlank und hat durch die Hormonspirale eine tägliche Hormonmenge von drei Antibabypillen eingenommen!

Eine andere Klientin kam in meine Praxis und sagte zu mir: »Ich bin völlig daneben – ich fühle mich wie in einem Nebel.« Drei Tage nach dem Ziehen ihrer Spirale rief sie mich an und sagte: »Ich fühle mich wieder so wohl, wie vor dem Einsetzen der Spirale.« Die Spirale ist und bleibt ein Fremdkörper, der eine Frau aus dem natürlichen Gleichgewicht bringen kann.

In einem Radiofeature von Bayern 2 werden die Zusammenhänge eindrücklich zusammengefasst:

Der Frauenzyklus wird von zwei wesentlichen Hormonen dominiert: Vor dem Eisprung produziert die Frau Östrogen, nach dem Eisprung Progesteron. Progesteron dient in erster Linie dem Schutz der möglichen Schwangerschaft. Daher ist Progesteron für das Wohlbefinden einer Frau essenziell. Es hilft, Fett in Energie umzuwandeln, er ist ein natürliches Antidepressivum, stabilisiert die Frau psychisch und schützt sie sogar vor Infektionen. Der Wirkstoff von Mirena – das Hormon Levenorgestrel – ist ein künstlich hergestelltes Progesteron, seine Aufgabe ist nicht, eine mögliche Schwangerschaft zu schützen, sondern sie zu verhindern. Dieses synthetische Progesteron besitzt nicht die stabilisierenden Eigenschaften des natürlichen Hormons.

Wird das künstliche Progesteron durch die Hormonspirale freigesetzt, kann es im Körper laut Thomas Beck zu einer wahren Hormonschlacht kommen, bei der die synthetischen Hormone die körpereigenen bekämpfen:

Die Hormone werden aufgenommen, marschieren durch die Zellwand hindurch in eine bestimmte Andockstelle, diese Andockstelle nennen wir Rezeptor. Und wenn wir jetzt die natürlichen Hormone und die synthetischen Hormone gleichzeitig im Blut haben, dann konkurrieren diese beiden Hormongruppen, die ja nicht völlig identisch sind, um den gleichen Rezeptor.

Wenn dann die synthetischen Hormone diese Schlacht gewinnen und die Rezeptoren besetzen, gibt der Körper auf und produziert mit der Zeit immer weniger eigenes Progesteron. Was fatale Folgen haben kann, erklärt Thomas Beck:

> Konkret: Progesteron soll ja die Frau stabilisieren, und wenn sie jetzt das Originalhormon austauschen gegen ein Synthetikum, was sich an die Rezeptoren setzt, dann wird diese psychoprotektive Wirkung des Originalhormons ausgehebelt, die Psychoprotektion geht in den Keller und damit werden Frauen psychisch labiler, man hat also eine paradoxe Wirkung durch den Austausch des Originalstoffes gegen ein Synthetikum – das ist der Schlüssel.[44]

Frauen, die sieben, vierzehn oder einundzwanzig Jahre lang die Pille, die Spirale oder irgendein anderes synthetisches, hormonelles Verhütungsmittel anwenden, wurden niemals und von niemandem angehalten oder ermutigt, erst einmal ihren eigenen lebendigen Zyklus zu beobachten. Sie kennen sich weder mit den hormonellen Veränderungen im Laufe ihres Zyklus noch mit den Anzeichen eines Eisprungs aus. Wenn Sie eine starke, schwache oder eine ausbleibende Periode haben, wenn Sie Schmerzen während der Periode haben, wenn Sie Akne oder Haarausfall haben, werden einer Frau ganz selbstverständlich Fremdhormone angeboten. Immer noch ist die Antibabypille als Wundermittel angesagt. Die Frau wird zur Dauerkundin einer auf Reparatur ausgerichteten Medizin, die vorgibt, sämtliche Prozesse des weiblichen Hormonsystems und des Geburtsvorganges von außen kontrollieren zu können. Viele Gynäkologen und Gynäkologinnen haben aus diesem »männlichen« Paradigma heraus ihre Einfühlsamkeit und Intuition verloren. Sehr viele Frauen wissen nicht um ihre eigene Kraft und die Potenz, die ihre regelmäßigen hormonellen Veränderungen bewirken. Es ist an der Zeit, dass Sie lernen, wieder vermehrt selbst Verantwortung zu übernehmen.

Fruchtbarkeit gehört zu Ihnen als Frau, so wie Atmen, Denken, Lieben, schreibt Dr. med. Elisabeth Raith-Paula in ihrem Buch: »Was ist los in meinem Körper«. Fruchtbar sein heißt auch: schöpferisch, intuitiv, kreativ, wandelbar sein. Voller spontaner Ideen. Frauen, die ihrer Fruchtbarkeit freien Lauf lassen, spüren ein Aufblühen und den Rückzug; ein Aufbauen und Abbauen, ein Abstoßen oder ein Über-sich-selbst-Hinauswachsen.

Der weibliche Zyklus beinhaltet ein kreisendes Werden und Sterben, zusammen mit dem gleichzeitigen Abbau von belastenden oder negativen Gedanken. Frauen lassen sich durch hormonelle Verhütungsmittel »kastrieren«. Sie schneiden sich freiwillig von einer ihnen innewohnenden Kraft ab. Sie werden berechenbarer und verfügbarer, denn Mann weiß ja, wie die eingesetzten Hormone wirken, oder weiß man es doch nicht?

Weitere »Pillen«

Die Minipille: Sie enthält nur eine geringe Menge an Levenorgestrel oder Desogestrel aus der Gruppe der Gestagene, die nur schwer in der Leber abgebaut werden können; die Gebärmutterschleimhaut unterliegt keinem Aufbau und damit auch keinem Abbau. Der Schleimpfropf im Muttermund bleibt zäh und löst sich nicht. Die Arbeit der Eierstöcke und Eileiter ist stillgelegt. Eine Einnahmepause wird nicht gemacht.

Die Dreimonatsspritze: Nach dem Absetzen der Spritzen setzt der der Zyklus nur sehr zögerlich wieder ein, da der hohe Anteil von Gestagen stark in den Hormonhaushalt eingreift. Die Nebenwirkungen gleichen dem der Hormonspirale. Durch den hohen Anteil an Gestagenen steigt bei längerer Anwendung das Osteoporose-Risiko.

Die »Pille danach« enthält das Gestagen Levenorgestrel, einen Wirkstoff aus der Gruppe der Gestagene, der zur Notfallverhütung innerhalb von 72 Stunden nach dem Geschlechtsverkehr eingesetzt wird. Levenorgestrel ist ein Gestagen. Es kann nur sehr schwer in der Leber abgebaut werden, und es kann drei Jahre dauern, bis sich der Zyklus normalisiert.

Ich empfehle Ihnen, rechtzeitig vor Ihrem Kinderwunsch alle Verhütungsmittel abzusetzen. Verhüten Sie ein Jahr lang auf eine andere Art, zum Beispiel durch das Kondom für den Mann oder das Diaphragma für die Frau, das über den Gebärmuttermund gelegt wird, in Kombination mit einem Gel. Gleichzeitig können Sie beginnen, immer wieder einmal die Lage Ihres Muttermundes zu ertasten, Ihren Schleim zu beobachten und Ihre Temperatur zu messen. (Siehe Kapitel »Kosmobiologische Empfängnisplanung«.) Sie können vorsichtshalber auch alle Möglichkeiten dieser Empfängnisverhütung gleichzeitig anwenden.

Dr. Bert Maris schreibt in seinem Buch »Sexualität, Verhütung, Familienplanung«, dass das Diaphragma oder Kondom den bewussten Umgang mit Fruchtbarkeit und Sexualität und deren Unterscheidung positiv fördere. Geben Sie sich Zeit, um die durch die Verhütung entstandenen hormonellen Dysfunktionen mit Hilfe sanfter Heilmittel wieder auszubalancieren. Finden Sie in Ihren ureigenen Rhythmus zurück. Besser noch: Belasten Sie sich von vornherein mit keinem der beschriebenen hormonellen Verhütungsmittel. Hormonelle Verhütungsmittel versetzen Sie in einen Takt, der nicht mit einem lebendigen Rhythmus zu vergleichen ist.

Im Folgenden gehe ich auf die Funktionsweise der einzelnen Körpersegmente ein und gebe Ihnen Hinweise, wie Sie Ihren Körper unterstützen und sich insgesamt wieder ins Gleichgewicht bringen können. Wenn Sie Ihre synthetischen Hormone absetzen, hat sich eine neue »Krankheit« eingestellt, sie heißt *post-pill-Syndrom* und wird bei unerfülltem Kinderwunsch wiederum mit synthetischen Hormonen behandelt. Aber es gibt auch andere Möglichkeiten! Mit diesem Buch möchte ich Sie dabei unterstützen, die passende für sich zu finden. Damit Sie in Ihre individuelle Kraft finden, werde ich Ihnen im Folgenden zunächst einige Zusammenhänge im Körper bewusstmachen. Ich möchte Ihnen damit Mut machen, sich selbst wieder zu vertrauen, mit Ihrem Körper auf allen Ebenen zusammenzuarbeiten und »Ihren« Weg zu Ihrem Kind zu finden.

Ihr Hormonsystem kann außer durch synthetische Verhütungsmittel ins Ungleichgewicht kommen durch:

- Traumatische Erfahrungen oder Missbrauch in der Kindheit;
- Vergewaltigung;
- lieblose Erziehung und brutale Schläge in der Kindheit;
- Partnerschaftsprobleme;
- Stress;
- Reizüberflutung;
- Leberprobleme;
- eine gestörte Darmflora;
- Umweltgifte;
- Medikamente (Blutdrucksenker, Medikamente zur Senkung der Blutfettwerte, Herzmedikamente, Anti-Epileptika, Cortison, Medikamente zur Entwässerung, Medikamente gegen Depressionen)
- häufige Antibiotikaeinnahme;
- Bulimie, Magersucht;
- Unruhen und Krieg.

Häufige Schadstoffe, denen Sie im Alltag begegnen, und was sie bewirken

Warum werden immer weniger Frauen problemlos schwanger? Warum haben viele Männer eine reduzierte Anzahl an zeugungsfähigen Spermien? Meine Sicht dazu ist, dass heutzutage viele Gifte und Stoffe in den Körper gelangen, die seine natürlichen Regulationsmechanismen durcheinanderbringen können. Im folgenden Kapitel widmen wir uns der Frage, wie und wodurch sie eingetragen werden. Lesen Sie sich diese Informationen durch – ohne ihnen unnötig Macht einzuräumen. Begeben Sie sich gemeinsam mit Ihrem Partner oder alleine auf den Weg in die Selbstbestimmung. Sobald Sie sich die Zusammenhänge bewusstgemacht haben, wird es Ihnen leichterfallen, Ihre natürliche Balance wiederzufinden. Geben Sie Belastungen nicht unbewusst an die nächste Generation weiter.

Unser aktuelles Gesundheits- und Wirtschaftssystem beachtet nicht, dass Eingriffe in die Natur, die einem konkurrenzbetonten Forschungsdrang entspringen, weder in letzter Konsequenz durchdacht sind noch durchdacht sein können. Wenn man gründlich und gewissenhaft geforscht hätte, hätte man doch feststellen müssen, dass bestimmte Erfindungen zu Unfruchtbarkeit von Frauen und Männern führen. Doch scheinen solche Auswirkungen – gerade wenn es sich »nur« um nicht ausschließbare Möglichkeiten handelt – gerne mit dem Gedanken: »Es wird sich dann später schon etwas finden, das die Schädlichkeit eliminiert« weggeschoben zu werden. Mein Appell geht daher an alle Frauen und Männer: Informieren Sie sich regelmäßig, welche neuen »Substanzen« erfunden und hergestellt werden, um rechtzeitig Widerspruch einzulegen. Oft haben Laien hier einen größeren Weitblick als der Chemiker, der unbedingt etwas Neues auf den »Markt« bringen muss. Es wird uns gerne vermittelt, dass es keinen gesunden Menschenverstand gäbe. Die Ernährungswissenschaftlerin Claudia Gaster schreibt in diesem Zusammenhang:

Schon seit mehr als 50 Jahren beobachten Wissenschaftler eine schleichende Verweiblichung von männlichen Organismen. Tatsächlich werden heute prozentual geringfügig weniger Jungen geboren als Mädchen und die Zahl der Spermien nimmt bei Männern immer mehr ab. Toxikologen haben hormonwirksame Substanzen aus der Umwelt als Ursache in Verdacht. -— Wissenschaftler sprechen von endokrinen Disruptoren: eine bunt zusammengewürfelte Gruppe von Stoffen, die das Hormonsystem von Organismen verändern und dadurch möglicherweise die Gesundheit schädigen. Vertreter findet man unter Pestiziden und Fungiziden, Holz- und Vorratsschutzmitteln, Komponenten von Kunststoffen und Verpackungsmaterial. Doch endokrin wirksame Substanzen sind auch unter den natürlich vorkommenden Inhaltsstoffen von pflanzlichen und tierischen Lebensmitteln zu finden. Sogar im Bier stecken sie.[45]

Insektizid DDT

DDT ist eines der bekanntesten Beispiele für die Fehleinschätzungen und weitreichenden Folgen menschlicher Erfindungen. Auch Claudia Gaster bezieht sich auf den Skandal und zeigt die Folgen des einst als »Wundermittel« gehypten Stoffes auf:

Ende der 1940er Jahre wurden Wissenschaftler erstmals darauf aufmerksam, dass eine industriell eingesetzte Chemikalie wie ein Hormon wirken kann, Anlass war die ungewollte Kinderlosigkeit von

Piloten, die das Pestizid DDT versprüht hatten. DDT wirkt ähnlich wie Estrogene, also die weiblichen Sexualhormone, auf das Hormonsystem. ... Hormone werden als Botenstoffe in die Blutbahn abgegeben. Rezeptoren nehmen die Signale entgegen und geben es an die Zellen in den Zielorganen weiter. An diesen Rezeptoren können nun hormonell wirksame Stoffe andocken und die Wirkung des richtigen Hormons steigern oder blockieren. Der Wirkungsgrad ist jedoch in der Regel deutlich schwächer – zum Teil um den Faktor 1000. Besonders gravierend sind die Folgen von Störungen an den Rezeptoren für Geschlechtshormone, männlichen Androgenen und weiblichen Estrogenen. Aufgrund der verschiedenen Rezeptorfunktionen können bestimmte Umweltsubstanzen die Gentranskription beeinflussen, also den Prozess, der darüber entscheidet, ob eine Erbinformation abgelesen wird oder nicht. Besonders empfänglich für derlei Störungen sind Ungeborene im Mutterleib, Kleinkinder sowie Menschen in den hormonellen Umbruchsituationen Pubertät und Wechseljahre.[46]

Dazu ein persönliches Erlebnis:
In der Adventszeit holte meine Mutter immer große Keksdosen aus dem Keller und verwahrte darin die gebackenen Kekse. Außen stand in großen Lettern: DDT. Mit 14 Jahren fragte ich meine Mutter, warum wir das Weihnachtsgebäck darin aufheben würden. Daraufhin erzählte sie, dass wir 1949, also nach dem 2. Weltkrieg, in ein Haus ziehen mussten, das wir »Läuseburg« nannten. Zwischen den alten Holzdielenbrettern versteckten sich Unmengen von Flöhen, die des Nachts herauskamen und meine Geschwister und mich quälten. Meine Eltern wussten sich nicht anders zu helfen, als um jedes Bett in einem großen Kreis DDT Pulver zu streuen, sonst wären wir alle zerstochen worden.
    Meine Mutter berichtete: »Wir hatten nichts anderes, waren uns jedoch der Giftigkeit voll bewusst.« Meine Eltern und meine Geschwister hatten damals über lange Zeit alle DDT an den Füßen und haben es besonders nachts im Schlaf tief eingeatmet. Während ich meine Kapitel über Giftbelastungen schreibe, werde ich sehr nachdenklich, denn

eine meiner, als Kind verstorbenen Schwestern kam Anfang 1952 mit einer Missbildung ihres Gaumens auf die Welt. Ob es eine verspätete Ursache des DDT-Einsatzes war, weiß wohl niemand. DDT braucht viele Jahre, bis es im Körper abgebaut ist.[47]

Hier kommen wichtige, neue Informationen über das Insektizid Methoxychlor

Methoxychlor wurde 1945 in den USA entwickelt und jahrzehnte-lang in USA und Europa als Ersatz für das noch giftigere DDT ver-wendet. Vor gut zehn Jahren vermehrten sich die Hinweise auf die giftige und hormonstörende Wirkung von Methoxychlor. Es wurde 2002 in der EU und 2003 in den USA nicht mehr als Insektizid zuge-lassen. In anderen Regionen der Welt wird es nach wie vor eingesetzt. Und es wird sich noch jahrelang auf unsere Gesundheit und die unse-rer Kinder und Kindeskinder auswirken.

Professor Dr. Michael Skinner von der Washington State Univer-sity und weitere Forscher meinten in einem Artikel in PLOS ONE, einem internationalen Fachmagazin der Public Library of Science, vom 25.07.2014: Das Pflanzenschutzmittel Methoxychlor fördert Krankheiten noch bis in die dritte Generation. Das belegt ein Experi-ment mit Ratten. Schon wenige Tage mit einer durchaus realistischen Dosis reichten aus, um bei Kindern und Urenkeln vermehrt Nie-ren- und Eierstock-Krankheiten sowie Übergewicht auszulösen. So nehmen weltweit Fruchtbarkeitsstörungen bei Frauen zu, die durch Zysten und mangelnde Eizellen in den Eierstöcken ausgelöst werden. (Meine LeserInnen denken hier sicher auch an das PCO-Syndrom.) Auch das zunehmende Übergewicht in der Bevölkerung könnte teil-weise auf solche epigenetisch geerbten Belastungen zurückgehen.

Nachdem ich diese Informationen gelesen hatte, sprach ich mit einer Apothekerin und Homöopathin, die sich plötzlich erin-nerte, dass sie in ihrem Vorrat ein homöopathisches Mittel hatte, das auch bei epigenetischen Schäden durch Methoxychlor einge-setzt werden könnte. Bitte fragen Sie Ihre Homöopathin, ob diese homöopathischen Globuli für Sie, sofern Sie PCO haben, in Frage kommen könnten.

Die Biochemikerin Linde Peters hat sich ausführlich mit den unterschiedlichen Wirkmechanismen von Substanzen mit hormoneller Wirkung beschäftigt. Sie beschreibt deren Vielfalt und Gefährdungspotential:

> Die Substanzen, die bei Menschen und Tieren hormonelle Wirkungen haben, sind alles andere als eine einheitliche Gruppe von Chemikalien. Auch die Wege, über die sie wirken, sind verschieden. An der Universitätsfrauenklinik in Bonn ließ man chlorierte Kohlenwasserstoffe auf Spermien einwirken und stellte fest, dass es je nach Art der chemischen Substanz verschiedene Arten von Schädigungen gibt. So kann entweder die Beweglichkeit von Spermien gelähmt werden oder die Enzyme, mit denen das Spermium die Außenhülle der Eizelle öffnet, um hineinzugelangen, werden schon frühzeitig freigesetzt, so dass sie dann, wenn sie gebraucht werden, nicht mehr zur Verfügung stehen. Wieder andere Chemikalien schädigen die Membran des Spermiums so, dass es sich nicht mehr an der Eizelle befestigen kann, was eine Voraussetzung für das Eindringen ist.[48]

Ist es nicht fahrlässig, sich nicht näher mit diesen Zusammenhängen zu beschäftigen und zu glauben, man habe alles »unter Kontrolle«?

Sogar die **Regierung hat** mittlerweile **Forschungsbedarf festgestellt.** In einem Artikel heißt es, dass natürliche Funktionen zwar verlangsamt und ausgeschaltet, aber keine Hormone imitiert würden. Das wurde 1988 bei ganz einfachen Versuchen festgestellt. Die Regierung musste bei einer Befragung zugeben, dass es keine systematischen Untersuchungen über die Zusammenhänge zwischen Umweltchemikalien und Fruchtbarkeit gibt. Als Angela Merkel Umweltministerin war, hat sie auf Anfrage der SPD eingeräumt, dass durch die chemische Reaktion des Trinkwassers eine Gefahr für die Fruchtbarkeit von Männern bestehen könne.[49]

Wenn Sie das Gefühl haben, dass Sie stark belastet sind, lassen Sie über ein Umweltlabor Ihre Werte überprüfen und erkundigen Sie sich nach Entgiftungsmöglichkeiten. Unbedingt wichtig für Ihren Kinderwunsch ist, dass Sie sich nicht weiter mit Fast Food oder schlechtem Kantinenessen ernähren, sondern gesunde Lebensmittel aus Ihrem Garten oder dem Bioladen zu sich nehmen. Im Kapitel »Ernährung« gebe ich Ihnen dazu einige Anregungen. Doch schauen wir uns im Folgenden zunächst einige problematischen Stoffe im Detail an.

Unkrautbekämpfungsmittel

Im Mitteilungsblatt Laaber steht am 28.04.2014, dass im gesamten Juragebiet in der Oberpfalz das Unkrautbekämpfungsmittel Terbuthylacin im Grundwasser nachgewiesen wurde und wird. Die Konzentration im Grundwasser überschreitet des öfteren den Grenzwert der Trinkwasserverordnung. Terbuthylacin wird zur Unkrautbekämpfung im Maisanbau eingesetzt. In Frankreich ist die Anwendung des Wirkstoffs verboten, in Österreich nur beschränkt zugelassen.

Ein Unkrautvernichtungsmittel, das zum Zeitpunkt, in dem ich dieses Buch hier schreibe, Schlagzeilen macht, ist Glyphosat. Es ist das derzeit weltweit am meisten verwendete Unkrautvernichtungsmittel und wurde als »wahrscheinlich krebserregend« eingestuft. In der Fachzeitschrift *The Lancet* gab es einen entsprechenden Untersuchungsbericht über Untersuchungen in Kanada, Schweden und den USA. Für diejenigen Menschen, die mit dem Pestizid in Berührung gekommen waren, gab es ein erhöhtes Risiko am Non-Hodgkin-Lymphom zu erkranken.[50]

Glyphosat tötet Lebewesen ab, soll aber für den Menschen völlig ungefährlich sein? Das Totalherbizid wird auf 40 % der deutschen Äcker und außerdem als Reifebeschleuniger (Trocknung) von Getreide eingesetzt. Deshalb finden sich mittlerweile Rückstände in Mehl und Backwaren. Glyphosat ist inzwischen im Urin von Nutztieren und Menschen zu finden, auch bei den Menschen, die nie direkt mit dem Unkrautvernichtungsmittel Glyphosat in Berührung kamen. Inzwischen vermutet man, dass nicht (nur) Glyphosat, sondern auch die Trägerstoffe, deren Wirkung bisher nicht untersucht wurde, zu resistenten Keimen führen können. In der Umgebung gespritzter Felder kommt es insbesondere dort, wo Bauern mit mehr und mehr Spritzmittel mit gentechnisch veränderten Pflanzen in Konkurrenz treten müssen, insbesondere bei Kindern zu Haut- und Atemwegserkrankungen, Wachstumsproblemen, Missbildungen und Krebs.[51] In Sri Lanka hat man reagiert und das Ackergift verboten.[52]

Glyphosat wird nicht nur in der Landwirtschaft, in Parks und Bahnanlagen eingesetzt, sondern in Baumärkten und Gartencentern auch an Privatpersonen verkauft und in Hausgärten eingesetzt. Wie kann es sein, dass wir so leichtfertig unsere Gesundheit und die unserer Kinder und Kindeskinder aufs Spiel setzen? Der Mensch hat die weitreichenden Folgen seines Umgangs mit Mutter Erde nicht »unter Kontrolle«.[53]

Aufmerksame Bauern berichten, dass sie seit dem Einsatz von Glyphosat für Futtermittel beobachten, dass ihre Schweine und Kühe Schwierigkeiten haben, trächtig zu werden. Bisher wusste man aus Untersuchungen nur, dass Regenwürmer weniger Aktivität zeigen und weniger Nachwuchs bekommen, wenn sie mit Glyphosat in Berührung kamen.

Wie äußert sich der Einsatz von Glyphosat auf Frauen, die vergeblich versuchen, schwanger zu werden? Wie äußert sich der Einsatz auf Männer und deren Spermien? Es gibt natürlich die Möglichkeit, in einem Umweltlabor Ihre Glyphosatbelastung im Blut zu testen und sie dann mühsam auszuleiten. Aber warum wehren wir uns nicht, bevor wir belastet werden? Was sind uns gesunde und möglichst schadstofffreie Lebensmittel und gesunde Luft wert? Wie hoch schätzen wir nicht nur unsere Gesundheit, sondern auch die unserer Kinder und Kindeskinder ein? Wie selbstverständlich nehmen wir hin, dass Chemiefirmen immer weiter experimentieren und uns vermitteln wollen, dass Pflanzenschutzmittel, eigentlich Pflanzenvernichtungsmittel, unschädlich sind. Aber weder die Pflanzen noch die Menschen, die sie verzehren, werden geschützt.

In einer Radiosendung äußerte sich kürzlich ein kritischer Hörer mit den Worten: »Wieso haben wir Tausende von Jahren ohne Glyphosat leben und ernten können?« Geben wir den Pflanzen wieder Zeit zu wachsen und zureifen, atmen wir wieder den unterschiedlichen Duft der Pflanzen ein und nicht das Glyphosat, das gerade gesprüht wird, wenn wir spazieren gehen. Es vergiftet uns und unsere Lebensmittel. Sobald unsere Regierung, aber insbesondere auch der Handel merkt, dass wir nicht einverstanden sind, wird sich sehr schnell etwas ändern. Wir haben verlernt, dass wir mächtig sind und dass wir uns tatkräftig einmischen müssen, auch für unsere Kinder und Kindeskinder. Wir wollen ein Kind, doch vergessen wir, vorher gute Umstände dafür zu schaffen. Wir zucken mit den Schultern und denken: »Es wird schon irgendwie gehen, da kann man halt nichts machen.« Immer weniger Frauen werden auf natürliche Weise schwanger und wollen nachhelfen, indem sie chemische Hormone einnehmen. Doch welcher Mix entsteht durch den Einsatz chemischer Hormone und chemischer Pflanzenschutzmittel im Laufe der Zeit? Lassen wir auch unsere Ungeborenen in Ruhe reifen. Dazu gehört auch, dass wir sie nicht ständig den verschiedensten, meist unnötigen Untersuchungen und Tests aussetzen. Wir muten uns und unseren Kindern nur eine stressige Zeit zu.

Bringen Sie Ruhe in Ihr Leben, genießen Sie bereits die Vorbereitung auf Ihre gewünschte Schwangerschaft und geben Sie Ihrer Intuition Raum, um zu spüren, was Ihnen während der Schwangerschaft, der Geburt und zunächst den ersten Lebensjahren Ihres Kindes wirklich wichtig ist. Es gibt seit jeher einen Instinkt bei schwangeren Frauen, dass sie jetzt ihre Ernährung und ihr Leben verändern sollten. Sicher kennen Sie den Ausspruch: »Erst wenn der letzte Baum gerodet, der letzte Fluss vergiftet ist, der letzte Fisch gefangen ist, werdet ihr feststellen, dass man Geld nicht essen kann.« Lassen wir es nicht so weit kommen.[54]

Dioxin

Dioxin ist eine hochgiftige Substanz, die Langzeitschäden auslöst. Dioxine werden nicht industriell hergestellt, sie entstehen als Nebenprodukte: bei alten Müllverbrennungsanlagen, insbesondere bei der Verbrennung von PCB, bei der Papierherstellung durch Bleichprozesse mit Chlor, bei der Herstellung von Pflanzenschutzmitteln, bei der Eisen- und Stahlherstellung und Aluminium- und Kupferherstellung, bei der Herstellung von Holzschutzmitteln wie Pentachlorphenol PCP, beim Verbrennen von Holz in Hauskaminen, bei Waldbränden und Vulkanausbrüchen, beim Tabakrauchen und Passivrauchen.

Dioxine werden in die Atmosphäre abgegeben und über weite Strecken transportiert. Über Niederschläge gelangt Dioxin in den Boden und wird von Tieren und Pflanzen aufgenommen. Dioxin wurde in Tierfuttermitteln gefunden. Dioxin und Polychlorierte Biphenyle (PCB) werden insbesondere über fetthaltige, tierische Lebensmittel wie Fisch, Fleisch, Eier und Milchprodukte aufgenommen. Babys nehmen Dioxin über die Muttermilch auf, je nachdem, wie belastet die Mutter ist. Dioxine und die dioxinähnlichen PCBs (Polychlorierte Biphenyle) findet man auch in Säuglings- und Kleinkindernahrung. Bei Frauen mit Übergewicht lagert sich Dioxin vermehrt im Fettgewebe ein. Dioxin steht in Verdacht, bei manchen Frauen eine Endometriose und/oder Diabetes auszulösen. Vielleicht haben Sie einmal vom Dioxinunfall 1976 in Seveso/Italien gehört. Dort bekamen Frauen einige Jahre nach dem Unfall Endometriose, Diabetes, Chlorakne und Krebs. Einige Zeit nach dem Unfall wurden mehr Mädchen und weniger Jungen geboren.[55]

Chlorchemikalien

Chlorchemikalien sind jene Chlor- und Kohlenwasserstoffverbindungen, aus denen unterschiedliche Stoffe wie Insektengift, PVC-Weichmacher, FCKW (Fluorkohlenwasserstoff) und so weiter hergestellt werden. Bei Männern lassen sich die Chlorchemikalien konzentriert im Sperma sowie bei Frauen im Gebärmutterhalsschleim und in den Follikeln finden.

Folgende Erkrankungen stehen laut Michael Martin mit Chlorchemikalien in Verbindung: Endometriose, Schilddrüsenüberfunktion, Veränderungen des gesamten Hormonhaushaltes. Die Tätigkeit der Entgiftungsorgane Leber und Nieren und das Immunsystem werden belastet.[56]

Impfungen

Wie oft haben Sie sich in Ihrem Leben schon impfen lassen? Impfstoffe enthalten nicht nur Viren, Bakterien oder Toxine, sondern auch Stabilisatoren wie Phenol, Neutralisatoren, Konservierungsstoffe und natürlich Formaldehyd, das die Erreger entschärft. Lange Jahre war Thiomersal (Quecksilber!) in Impfstoffen enthalten (heute immer noch versteckt in einem Präparat), sowie auch Reste von Hühnereiweiß. Manche Impfstoffe enthalten auch Aluminiumphosphat (Aluminiumhydroxyt). Das ist ein Verstärkerstoff, der die Antikörperbildung und das Immunsystem stimulieren soll.

Wussten Sie, dass Impfstoffe Antibiotika enthalten, um auftretende Immun- oder Überreaktionen vorbeugend zu dämpfen? Jeder Stoff hat seine eigenen Wirkungen, manche entfalten sich erst im Laufe der Zeit. So lassen sie sich nachträglich den ehemaligen Impfungen nicht mehr zuordnen. Thiomersal (Quecksilber) und Aluminiumhydroxit (oder Aluminiumphosphat) können die Aufnahme von Nährstoffen sowie die Fruchtbarkeit beeinträchtigen. Belastungen mit Aluminium können zu Haarausfall und vielen weiteren körperlichen und nervlichen Beschwerden führen.

Aluminium

Aluminium ist ein Leichtmetall und befindet sich schon immer in der Erdkruste. Dort kommt es gebunden vor. In Spuren ist es im Gemüse und Trinkwasser enthalten. Durch sauren Regen wird heute vermehrt Aluminium aus der Erdkruste ausgewaschen. Die Verbrennung fossiler Brennstoffe in Kraftwerken, Haushalten und im Verkehr kurbelt diesen Kreislauf weiter an. In Gewürzen, Tee, Getreide und besonders auch in Kakao, Pilzen und Gemüse wie Mangold, Spinat, Rettich und Salat reichert sich Aluminium an.

Warum ist das problematisch? Bekannt ist, dass Aluminium die Lymphgefäße reizt. Über die Blut-Hirn-Schranke landet es im Gehirn, kann die DNA schädigen und Gehirnstrukturen angreifen. Man schreibt Aluminium eine Rolle bei der Entstehung von Alzheimer-Erkrankungen zu. In seinem Buch »Der Darm denkt mit« weist Dr.

Runow auf einen Zusammenhang zwischen der Aluminiumaufnahme und Alzheimer hin:

> Aluminium steht im Verdacht, das Risiko für Alzheimer und Parkinson zu erhöhen. Zudem werden dem Leichtmetall Hormonwirkungen zugesprochen – man spricht von **Metallöstrogen**. Neben Süßigkeiten können Überzüge von Kuchen und Keksen Aluminium enthalten (E 173). Auch Streuhilfen für Salz und »Schmelzsalze« im Schmelzkäse können Aluminium enthalten.[57]

Reichert sich Aluminium im Körper an, kann das zu Nervenreizleitungsstörungen führen. Außerdem kann es die Nieren- und Lungentätigkeit schwächen. In vielen Deos und Zahnpasten, Teflonpfannen ist Aluminium enthalten, außerdem in Alufolien, Aluschalen, Alubackblechen, den Aludeckeln von Sahne- und Joghurtbechern, in Tetrapacks, Trinkdosen, Konservendosen, Lebensmittelfarbstoffen, Kaugummi, Kaffeepads und so weiter. Die E-Nummern 520 bis 22 und 23 deuten auf Aluminiumsulfate hin. Aluminiumsilikate werden als Rieselhilfe im Milchpulver verwendet und als Zugabe, damit Käsescheiben nicht verkleben. In Wasserwerken wird Aluminium als Flockungsmittel eingesetzt. Selbst in manchem industriell hergestellten Babymilchpulver befindet sich Aluminium. Medikamente gegen Sodbrennen enthalten ebenfalls Aluminium.

Was können Sie tun? Garen Sie nichts in Alufolie oder Aluschalen und bewahren Sie keine Lebensmittel darin auf, die Säuren enthalten, wie Essiggurken, Sauerkraut, Schafskäse, rohen Schinken, Zitronen oder Tomaten. Säuren und Aluminium verbinden sich gerne. Die toxischen Belastungen – wie Thiomersal und Aluminium –, die neben anderen Impfnebenprodukten in all Ihren bisherigen Impfungen enthalten waren – können Sie ausleiten (siehe Kapitel Entgiftung). Auch das Trinken von Mineralwasser mit Silicium (Kieselsäure) fördert die Aluminiumausscheidung. Knoblauch enthält unter anderem Schwefel und kann die Ausleitung von Schwer- und Leichtmetallen auf natürliche Weise unterstützen.

Da vielfach nicht darauf hingewiesen wird, möchte ich betonen, dass eine Haaranalyse zur Feststellung einer Aluminiumbelastung nicht unbedingt hilfreich ist. Durch die Aluminiumbelastung in der Atmosphäre befindet sich immer Aluminium in unseren Haaren. Selbst wenn Sie sich die Haare gewaschen haben und anschließend nach draußen an die Luft gehen, nehmen Sie sofort wieder Aluminium auf.

Quecksilber

Quecksilber wird durch menschliches Tun freigesetzt. Bei der Gewinnung von Gold, Zement und Stahl, durch den Schadstoffausstoß von Kohlekraftwerken und vieles mehr werden jährlich etwa 2200 Tonnen gasförmiges Quecksilber freigesetzt. Zahnfüllungen aus Amalgam belasten den Körper. Der Abrieb gelangt wiederum in die Kläranlagen. Dennoch liegt die Verwendung quecksilberhaltiger Zahnfüllungen laut Umweltbundesamt im Juni 2014 auf Platz 1! Das mag nicht zuletzt daran liegen, dass es die einzige Kassenleistung war.

Haben Sie immer wieder eine vermehrte Candidabelastung im Darm oder der Vagina? Die Ursache könnte eine Quecksilberbelastung sein. Candida hält eine Schwermetallbelastung in Schach. Wenn Sie den vermehrten Candidabefall mit all den Mitteln, die es auf dem Markt gibt, entfernen, wird zu viel Quecksilber aus Ihren Zähnen auf einmal freigesetzt. Candida benötigt keine Erde, sie wächst vorzüglich auf Schwermetall. Der Frauenarzt Dr. Mending schreibt in seinem Artikel »Frühgeburt durch Störung der Scheidenflora«:

Frühgeburten können durch mütterliche, kindliche und psychosoziale Faktoren ausgelöst oder gefördert werden. Eine wichtige Ursache sind Störungen der normalen Scheidenflora und genitale Infektionen. Auch die gestörte Mundflora bei Karies oder Zahnfleischentzündungen (Parodontitis) fördert signifikant die Frühgeburtlichkeit.

Die Flora im Mundbereich ist immer mit der Darmflora verbunden. Die Schleimhaut des Darms finden wir vom After bis hin zu den

Stirn- und Nasennebenhöhlen. Immer wiederkehrende Stirn- und Nasennebenhöhlenentzündungen können ihre Ursache in Amalgambelastungen haben.

Lassen Sie zuerst Ihre Amalgamfüllungen entfernen, bevor Sie eine Gesamtausleitung von Schadstoffen machen. Nach der Amalgamentfernung sollten die Zähne für einige Monate mit neutralem Zahnzement gefüllt werden, der frei gewordene Amalgamdämpfe aufsaugen kann. Wenn Sie sofort nach dem Entfernen von Amalgam Kunststoffkronen auf die Zähne setzen, was leider immer noch relativ häufig vorkommt, bleiben Amalgamreste und Amalgamdämpfe unter den Kunststofffüllungen. Bitte machen Sie auch eine Amalgamausleitung, wenn Ihre Amalgamfüllungen schon vor langer Zeit entfernt wurden. Beide Elternteile geben den toxischen Abrieb ihrer Amalgamfüllungen an das ungeborene Kind weiter. Amalgam geht über die Plazenta zu Ihrem Ungeborenen und ist auch in der Muttermilch nachzuweisen.[58]

Kunststoffkronen stehen übrigens ebenfalls in der Kritik.[59]

Sollten sich Amalgamfüllungen in der Schwangerschaft lösen, können Sie erst **nach** der Stillzeit die Restbelastung ausleiten. Sie haben nach der Geburt die Möglichkeit, den Urin Ihres Neugeborenen auf Quecksilber untersuchen zu lassen, um eine eventuelle Amalgambelastung festzustellen. Leuchten Ihnen all meine Argumente ein, sollten Sie sich Ihr Amalgam vor einer geplanten Schwangerschaft vorsichtshalber schon entfernen und ausleiten lassen. Haaranalysen zur Diagnose von Amalgambelastungen bringen nach meiner Erfahrung kein sicheres Ergebnis.

Quecksilber befindet sich außerdem in Energiesparlampen und Batterien, die, zerbrochen oder nicht, die Umwelt belasten, wenn sie nicht fachgerecht entsorgt werden. Der Quecksilbergehalt in Meeresfischen ist enorm gestiegen. Insbesondere fetthaltige Arten wie Thunfisch, Dorsch, Makrelen und Heilbutt reichern das Schwermetall in ihrem Körper an. Empfindliche Menschen und Menschen mit Entgiftungsschwäche können Quecksilber schlechter ausscheiden. Quecksilber kann sich besonders in den Organen Leber und Niere ablagern, bekanntermaßen schädigt es unser Immun- und

Fortpflanzungssystem, das Nervensystem und kann die Blut-Hirn-Schranke und die Placenta-Barriere überwinden.

Blei

Schon sehr geringe Mengen metallischen Bleis und seine Verbindungen sind giftig. Sie lagern sich langfristig im Fettgewebe des Körpers ab. Blei macht dickes Blut, und es wird nur sehr langsam über Nieren, Galle, Darm, Haare, Nägel, Schweiß und Hautpartikel ausgeschieden. In den Knochen (Skelett) wird normalerweise Kalzium gespeichert; bei einer Bleibelastung lagert sich stattdessen vermehrt Blei ab. Aus dem Skelett gelangt es im Laufe von zehn bis dreißig Jahren nach und nach wieder in die Blutbahn. Während der Schwangerschaft wird Kalzium an das Ungeborene abgegeben. Hat die Mutter stattdessen Blei in den Knochen, gibt sie über die Plazenta Blei ab. Eine Bleibelastung kann zu Früh- und Fehlgeburten führen, zu verminderter Fruchtbarkeit bei Frau und Mann, zu Magen-Darm-Beschwerden, zu Nierenschäden, Hirnschäden, Nervenschäden, Konzentrationsstörungen, Aggressionen, Hyperaktivität und unerklärlichem impulsiven Verhalten, besonders bei Kindern.

Was können Sie tun? Es gibt die Möglichkeit, Ihre Bleibelastung mit Selen (speziell Natriumselenit) auszuleiten. Und: Färben Sie Ihre Haare nicht, wenn Sie schwanger werden möchten. Haarfärbemittel enthalten Schwermetalle wie Blei, Aluminium und Cadmium. Sie gehen über die Poren des Haarbodens in Ihr Gewebe, das Lymphsystem, die Leber und die Nieren. Wenn Schwermetalle wie Blei, Cadmium, Chrom, Kupfer, Nickel, Quecksilber, Kobalt und Zink nicht ausreichend über Leber, Nieren, Darm und Schleimhäute ausgeschieden werden, lagern sie sich in der Matrix ab. Die Matrix ist der Anteil unseres Gewebes (weiches Bindegewebe), der zwischen den Zellen im Zwischenzellraum liegt und alle Organe und deren Zellen miteinander verbindet. In der Matrix findet ein lebensnotwendiger Austausch der Zellen von Sauerstoff und Nährstoffen statt und zugleich der Abtransport von Kohlendioxid und Stoffwechselgiften. Ein verschlacktes Bindegewebe kann rheumaähnliche Erscheinungen hervorrufen.

Bis 1973 wurden Bleirohrleitungen für Trinkwasser verlegt, und viele wurden bis heute nicht ausgetauscht, geschweige denn ein Ort gefunden, an dem das Material sicher gelagert werden könnte. Über Lebensmittel wie Gemüse, Obst, Honig, Getreide, Pilze aus Wald und Wiesen nehmen wir ständig Spuren von Blei zu uns. Wir inhalieren Blei über den Hausstaub und nehmen es über die Haut auf. Blei befindet sich in Farben, Lacken, Autobatterien und auch in manchem Essgeschirr aus belasteten und nicht kennzeichnungspflichtigen Tonen. Die Belastungen sind oftmals Altlasten, die durch gedankenlosen Umgang mit Blei entstanden sind. Raucher nehmen aktiv Blei auf. Bei etlichen Nahrungsergänzungsmitteln aus dem Ausland wurden hohe Bleigehalte gefunden. Nicht nur enthält das Wild, das mit Bleischrot erschossen wurde, den Stoff, nein, er findet sich auch auf und im Wiesen- und Waldboden wieder. Laut den Angaben des Präsidenten des NABU (Naturschutzbund Deutschland) gelangen jährlich 3000 bis 9000 Tonnen Bleischrot in die Umwelt. Vögel picken Bleikügelchen (als Magensteine) auf und werden wiederum von Raubvögeln gefressen. Das *Bundesinstitut für Risikobewertung (BfR)* gab 2010 einen Untersuchungsbericht zur Aufnahme von Umweltkontaminanten über Lebensmittel heraus, der die Ergebnisse wie folgt zusammenfasst: *Neben Fleisch vom Wild oder Wildgeflügel, Innereien, Meeresfrüchten und Gewürzen, standen aufgrund der hohen Mengen, die durchschnittlich verzehrt werden, Obst, Nüsse und Kakao ganz oben mit ihrem Beitrag zur Bleiaufnahme.*[60]

Dazu ein Beispiel: Eine etwa 30-jährige Frau kam in meine Praxis und erzählte, dass sie seit ihrer Kindheit täglich Kopfschmerzen habe, genau wie ihre Tochter auch. Ich machte eine Anamnese und fragte intuitiv, was ihr Vater von Beruf war. Sie sagte mir, dass er bei der Post beschäftigt gewesen war und Bleikabel gelötet habe. Zur Zeit ihrer Empfängnis seien ihm die Zähne und Haare ausgefallen. Ich testete sie mit Schüßler-Salz No 6 Kalium sulfuricum in der D 6 auf eine Bleibelastung, die sich bestätigte.

Feinstaubbelastung

Feinstaub, der Ihre Zellen zusätzlich zu allen anderen Umweltein-
flüssen belastet, finden Sie in der Stadt an stark befahrenen Straßen.
Denken Sie hier nicht nur an sich selbst vor der Schwangerschaft,
sondern auch an Ihr Baby im Bauch und das Kind, das Sie im Kin-
derwagen an der Straße entlangschieben! Es ist denkbar, dass Feinstaub beim Ungeborenen in die Plazenta übertritt. Er nimmt seinen
Weg über die Lungen, über den Blutkreislauf zum Herzen, zur Leber,
Milz und den Nieren. Über die Nase kann der Feinstaub außerdem
ins Gehirn vordringen – dort gibt es dann Entzündungen und neu-
rodegenerative Schäden. Auch die Myelinschicht der Nerven wird
angegriffen.

Feinstaub entsteht zum Beispiel durch Ruß von Dieselautos und
Baumaschinen, die keinen Rußfilter haben, durch den Ausstoß von
Kohlekraftwerken und vieles mehr. Das Umweltbundesamt meldet
im Jahr 2010, dass die Belastung der Luft mit Schadstoffen nach
dem Abbrennen von Feuerwerkskörpern an Sylvester explosionsartig
ansteigt. An der Oberfläche der Feinstaubpartikel können Schwermetalle abgelagert sein. Doch auch in Innenräumen kann man
Feinstaubpartikel finden durch Staubsauger ohne Filter, Gasherde,
Laserdruckgeräte und Tabakrauch. Ist ein Mensch über einen langen
Zeitraum einer erhöhten Feinstaubbelastung ausgesetzt, kann dies
das Risiko erhöhen, an Diabetes zu erkranken. Leider entkommen
wir alle den Schadstoffen nicht. Selbst auf dem Land ist Feinstaub
vorhanden! Es ist deshalb wichtig, regelmäßig zu entgiften, egal wo
Sie wohnen.[61]

Nikotin

Ob Sie nun rauchen oder mitrauchen, Sie haben dieses Buch gekauft,
um zu erfahren, was Sie tun können, um schwanger zu werden und
ein möglichst gesundes, von Schadstoffen unbelastetes Kind auf die
Welt zu bringen.

Was geschieht, wenn Sie rauchen? Das Nikotin, mit den enthaltenen
Zusatzstoffen, regt die Ausschüttung von Dopamin und Serotonin an.

Das wird als angenehm empfunden und erhöht das Suchtpotential. Nikotin kann die Blut-Hirn-Schranke im Kopf überwinden. Die Kombination aus Nikotin, Dopamin und Serotonin ruft bei jeder Zigarette eine Art »Glücksgefühl« hervor. Doch was passiert noch?

Zigaretten enthalten eine große Menge an giftigen Stoffen. Diese verhindern, dass Sie und Ihr Ungeborenes genügend Nährstoffe und Sauerstoff erhalten. Langjähriger Nikotinkonsum von Mann und Frau können zu Fehl-, Früh-, Tot- oder Mangelgeburten führen. Rauchen führt zu Durchblutungsstörungen der Eileiter und Eierstöcke und der Gebärmutter. Es entsteht eine Art Starre und Kühle in diesen Geweben. Durch die Einlagerung von Nikotin und Schwermetallen in der Gebärmutterschleimhaut, ist diese weniger aufnahmebereit für ein befruchtetes Ei. Die sensible Balance zwischen einem befruchteten Ei und der Mutter wird gestört. Die Ablagerungen des Nikotins verstopfen die Blutgefäße, die zu den Eierstöcken führen. Raucherinnen haben 45 % weniger Eizellen. Bei Frauen beschleunigt das Rauchen den Estrogenabbau und den Eintritt in die Wechseljahre.

> **Ein Beispiel aus meiner Praxis:** Eine Frau kommt mit Leber-Gallenblasenbeschwerden in meine Praxis. Da ich sie drei Jahren zuvor schon einmal bei einer Behandlung kennenlernte, vermutete ich, dass Nikotin und Schwermetalle in ihrer Leber gespeichert sind. Sie hatte nie geraucht, musste aber über Jahrzehnte den Zigarettenrauch der Gäste in ihrer Gastwirtschaft einatmen. Sie bestätigte meine Vermutung, denn schon ihre Hebamme hatte sie dreißig Jahre zuvor, nach der Geburt ihres Kindes, gefragt, ob sie rauchen würde. Sie erzählte mir, dass ihr Vater in ihrer Kindheit zu Hause geraucht hätte. Das Nikotin des Mitrauchens hatte sich in der Nachgeburt des Babys abgelagert. Die Frau hatte über die Nachgeburt ihres Kindes entgiftet.

Ungeborene Kinder schmecken sehr viel. Je nachdem, was die Mutter zu sich nimmt, verändert sich der Geschmack des Fruchtwassers. Die

Gewohnheiten und Ernährungsgewohnheiten einer Mutter beeinflussen den späteren Geschmack ihrer Kinder. Raucht eine werdende Mutter, schmeckt das Fruchtwasser bitter. Ein Baby liebt süßes Fruchtwasser und trinkt gerne und viel davon. Eine natürliche Süße können Sie selbst zum Beispiel in Gelben Rüben, Obst, Kartoffeln, Hirse oder auch Süßreis schmecken. Probieren Sie naturbelassene Lebensmittel und testen Sie, welche noch alle süß schmecken.[62]

Alkohol vor und während der Schwangerschaft

Studien zeigen, dass regelmäßiger Alkoholkonsum die Fruchtbarkeit beeinträchtigen kann, vor allem bei Frauen über 30. Alkohol gehört zu den toxisch wirkenden Stoffen. Alkohol geht über die Nachgeburt in den Kreislauf des Kindes über. Das Baby kann selber noch nicht entgiften, und es gibt **keine** Schranke, die den Alkohol aufhalten kann. Alkoholkonsum während der ersten drei Monate einer Schwangerschaft führt zu schweren kindlichen Missbildungen. Jeglicher Alkoholkonsum in der Schwangerschaft führt zu Vergiftungen des kindlichen Organismus, zu Wachstumsstörungen und Schädigungen des zentralen Nervensystems. Besteht ein Kinderwunsch, ist eine fachkundliche Alkoholentgiftung angebracht.

Kaffee, Schwarzer und Grüner Tee

Das *Ärzteblatt* meldet am 19. Februar 2013: »Kaffee kann die Schwangerschaft verlängern oder zu Frühgeburten führen.[63] Als Grund wird angegeben, dass Koffein vor der Geburt die Placenta ungehindert passiere und deshalb beim Feten eine stärkere und längere Wirkung erziele als bei seiner Mutter. Durch Kaffee, Schwarzen, aber auch Grünen Tee wird außerdem das Hormon Melatonin verringert, das nachts als Schlafhormon ausgeschüttet wird. Selbst in kleinen Mengen nimmt Koffein auf unseren Schlaf- und Wachrhythmus Einfluss! Für Sie bedeutet das, dass Sie selbst Grünen Tee in Maßen genießen sollten.

Andere Suchtmittel

Nach den Ansichten der Traditionellen Chinesischen Medizin (TCM) führt Drogenkonsum bei Frauen und Männern zu einer Nierenenergieschwäche, die nicht mehr zu beheben ist. Frauen und Männer geben die erworbene Nierenenergieschwäche bei der Zeugung an ihr Kind weiter. Mehr dazu finden Sie oben im Kapitel »Epigenetik«. Der Konsum von Cannabis (Marihuana) zum Beispiel, kann in der Schwangerschaft beim Kind zu Hyperaktivität oder Lernschwierigkeiten führen. Das könnte daran liegen, dass Cannabis den Botenstoff Glutamat in seiner Aktivität unterbricht.

Endokrine Disruptoren – Umweltsubstanzen mit Hormonwirkung

Zu den synthetischen, das heißt künstlichen endokrinen Disruptoren zählen unter anderem Bisphenol A, das in Kunststoff enthalten ist, Phtalate in Weichmachern, Tenside in Waschmitteln, PBDE in Flammschutzmitteln, Dioxine sowie PCB, das zwar seit 2001 verboten, aber noch überall vorhanden ist.

Plastik

Eine großflächig angelegte Studie gab Forschern kürzlich alarmierende Anzeichen, was die Verbreitung von Plastikmüll betrifft. Plastik befindet sich mittlerweile sogar in der arktischen Tiefsee. Es überdauert im Meer Hunderte von Jahren und zerfällt mit der Zeit in millimeterkleine Teile, wird aber nicht vollständig abgebaut. Diese winzigen Partikel werden von kleinen Fischen aufgenommen, die wiederum von Seevögeln und Menschen verspeist werden. Kunststoffe und darin angereicherte Giftstoffe gelangen so in unsere Nahrung.

Phthalate

Phthalate sind Weichmacher, die dazu dienen, den harten und spröden Kunststoff PVC elastisch zu machen. Sie sind auch in Schläuchen, Blut- und Infusionsbeuteln, Kathedern, Turnschuhen, Kinderspielzeug, Vinyltapeten und vielem mehr enthalten. Zu den Phthalaten gehören

DEHP, DINP oder DIPD. Phthalate und Plastikmoleküle werden miteinander verbunden, um ein weiches Material herzustellen. Das hält nur eine Weile, dann gasen die Weichmachermoleküle aus oder werden ausgewaschen. Phthalate können über die Atmung, die Haut und die Nahrung aufgenommen werden. Es wurde ein Zusammenhang zwischen Phthalaten und Diabetes mellitus Typ 2 beobachtet. Besonders betroffen waren Personen mit Übergewicht und einem hohen Lipidspiegel im Blut. Eine mexikanische Studie an schwangeren Frauen deutete auf ein erhöhtes Diabetes Risiko bei Belastung durch Phtahalate hin. DEHP greift nicht in die Hormonrezeptoren, sondern in die Hormonsynthese ein – es hemmt die Syntheseschritte und den Abbau. Phthalate können zu einem ganz bestimmten Zeitpunkt der Schwangerschaft auf die hormonelle Entwicklung eines Ungeborenen einwirken. Wenn nun diese Kinder später selbst Kinder haben wollen, können sie unfruchtbar sein. Es wurden Zusammenhänge zwischen der Belastung mit Phthalaten im Mutterleib und einer späteren Fettleibigkeit und Diabetes des Kindes hergestellt. Weichmacher findet man heute in der Umwelt und den Körpern aller Menschen, jung wie alt.

Bisphenol A – BPA

Bisphenol A ist eines von vielen Phthalaten. Im Jahr 2006 wurden rund vier Millionen Tonnen Bisphenol A hergestellt. Bisphenol A ist eine hormonähnliche Umweltchemikalie – sie greift in den weiblichen Hormonstoffwechsel ein, indem sie den körpereigenen Estrogenstoffwechsel verändert. Man findet BPA in Eizellen. Bei Männern wirkt BPA spermienreduzierend und spermienabtötend. Bei Versuchen an Mäusen wurde festgestellt, dass BPA nicht nur die Sexualentwicklung, sondern auch die Gehirnentwicklung stört. Seit 50 Jahren wird in Europa bei Menschen verringerte Fruchtbarkeit sowie eine erhöhte BPA-Belastung beobachtet. Es könnte eine Verbindung zwischen wiederholten Fehlgeburten und erhöhten BPA-Werten im Blut bestehen. Es ist bekannt, dass BPA Auswirkungen auf das Fortpflanzungssystem hat und zur Verweiblichung von Männern führt. Eine Studie zeigte: Fabrikarbeiter, die regelmäßig Bisphenol A ausgesetzt sind, weisen Störungen ihrer Sexualfunktion auf. Untersuchungen an japanischen Frauen belegen einen Zusammenhang zwischen erhöhten BPA-Werten und dem polyzystischen Ovarial Syndrom.

Bis vor einigen Jahren enthielten Babyflaschen und Schnuller Bisphenol-A. Viele Frauen mit PCO tragen Bisphenol A aus der »Baby-Flaschenzeit« in ihrem Fettgewebe.[64] In den 70er und 80er Jahren hieß es, dass Muttermilch dioxinbelastet sei. Von vielen Krankenhäusern, Ärzten und der Babymilchindustrie wurde daher Flaschennahrung mit Kuhmilchpulver empfohlen. Meine Vermutung ist, dass die Kühe über das Grasfutter wahrscheinlich wesentlich mehr Dioxin aufgenommen haben als eine Frau, die ihr Kind stillt.[65] Von Unkrautvernichtungs- und Düngemitteln, die die Kühe aufgenommen haben, ganz zu schweigen.[66]

Weitere Lösungsvorschläge: Eine Bisphenol A-Belastung kann durch homöopathische Bisphenol A-Globuli ausgeleitet werden. Dazu lassen Sie sich bitte von einer Homöopathin beraten. Das tägliche Verzehren von Bioäpfeln kann ebenfalls eine Bisphenol A-Belastung verringern. Schafgarbentee kann zur Blutreinigung getrunken werden.

Um sich selbst und Ihr Kind nicht unnötig zu belasten, rate ich Ihnen, sich gemeinsam mit Ihrem Partner vor einer gewünschten Schwangerschaft von Schadstoffen zu befreien. Auch heute werden immer noch Kuhmilchpulverpräparate als Ersatz für Muttermilch angeboten. Jedoch taugen sie nur für den Notfall für das »Überleben« Ihres Babys. Sie haben niemals, trotz aller künstlichen Zusätze, die Qualität von Muttermilch. Ganz abgesehen davon, hat Ihr Baby noch gar nicht die Kraft, die Zusätze zu verdauen und setzt unter anderem auch deshalb leichter Übergewicht an.

Bedenken Sie, dass Muttermilch – hygienisch über Ihre Brüste gegeben – alles Wichtige sowohl für das Bedürfnis nach Wärme und Nähe, als auch für das Gedeihen und die Gehirnentwicklung Ihrer künftigen Babys bietet, selbst wenn Ihre Muttermilch – trotz vorbeugender Entgiftung – nicht ganz frei von Schadstoffen sein sollte.

Entschlackung und Ernährungsumstellung vor einer Schwangerschaft

Wie auch immer Ihre Vorgeschichte in Bezug auf Schadstoffbelastungen ist, es lohnt sich, frühzeitig vor einer geplanten Schwangerschaft auf biologische Lebensmittel umzustellen. In asiatischen Ländern wird die ordnende Wirkung der Nahrung von Ärzten geschätzt. Ein kranker Mensch wird bei der Anamnese zunächst einmal zu seiner Ernährung befragt.

In Deutschland gehen die Grundbegriffe einer gesunden Ernährung langsam verloren. Wer nimmt noch wahr, welches Obst oder Gemüse einen leicht sauren, bitteren, süßen, scharfen oder salzigen Geschmack hat? Wer spürt noch, wie die Farben von Obst und Gemüse auf unsere Verdauungsenzyme und unser Wohlbefinden wirken? Wer weiß noch, welche Lebensmittel zu welchen Jahreszeiten wachsen? Kennen Sie den Geruch von frischen Lebensmitteln? Wissen Sie um die Wirkung frischer Kräuter?

Eine biologische Ernährung mit viel Obst und Gemüse – gekocht und fein gerieben, führt zu mehr Wachheit und Leistungsfähigkeit. Ihren Bedarf an pflanzlichem Eiweiß (Proteinen) können Sie über Hülsenfrüchte decken. Haben Sie während eines Türkeiurlaubes einmal in einem Lokal gegessen, das gerne von der türkischen Bevölkerung besucht wird? Dann haben Sie sicher darüber gestaunt, dass dort jeden Tag Hülsenfrüchte als pflanzliche Proteine angeboten werden. Probieren Sie es aus und legen Sie alte, ungesunde Essgewohnheiten ab!

Säure-Basen-Haushalt regulieren

Wie kommt es zu einer Übersäuerung des Körpers? Der regelmäßige Verzehr von Fleisch, Eiern, Wurst, Käse, Kuhmilchprodukten, Fisch, Weißmehlprodukten (Gebäck, Kuchen, Torte), Cola, Limonaden, Eistee, Schwarztee, Kaffee, Alkohol und Süßwaren ist Ursache dieses schleichenden Prozesses. Sie alle bilden bei der Verdauungstätigkeit Säuren. Auch beim Verdauen von Zusatzstoffen, Phosphaten und Konservierungsstoffen entstehen Säuren. Hinzu kommen körperliche Überanstrengung, Stress und Emotionen wie Ärger und Wut sowie schnelles Essen und wenig Kauen, die auf Dauer dazu führen, dass der Organismus aus dem Gleichgewicht gerät. Dauerstress verhindert die Ausleitung von Säuren und Toxinen (Giftstoffen) aus dem Bindegewebe.

Das Säure-Basen-Verhältnis drückt sich in unserem Körper im sogenannten pH-Wert aus, der zur Diagnose und zur Kontrolle des Gesundheitszustandes ermittelt wird. Der pH-Wert des fließenden Blutes eines jungen gesunden Menschen liegt ungefähr bei 7,4 und damit, weil er größer ist als 7,0, im leicht basischen Bereich. Zwischen dem Blut-pH-Wert und dem des Gewebes besteht normalerweise ein Gegensatz. Der pH-Wert des gesunden Gewebes liegt etwas unter dem Neutralwert von 7,0. Bei sehr kranken Menschen kann der Blut pH-Wert bei 7,8 liegen, während das kranke Gewebe weit unter 7,0 in den sauren Bereich absinkt.

Eine Gewebeübersäuerung ist der ideale Nährboden für verschiedenste Keime. Oft höre ich, dass Klientinnen täglich Basentabletten einnehmen. Wenn ich ihnen daraufhin erkläre, dass der pH Wert des Magens mit 1,0 – 1,5 sauer sein *muss*, um die Nahrung gut an- oder vorzuverdauen, reagieren sie erstaunt. Wenn der Magen-pH-Wert basisch statt sauer ist, kann er die Nahrung nicht anverdauen und aufschlüsseln. Hier zeigt sich wie wichtig es ist, sich mit den komplexen Vorgängen im Körper differenziert auseinanderzusetzen.

Der Säure-Basen Haushalt unseres Körpers entscheidet über unseren Gesundheitszustand. Im optimalen Zustand beträgt die elektrische Spannung zwischen Zellkern und Zellmembran 70 Millivolt bzw. 0,07 Volt. Das Bindegewebe ist aufgebaut wie ein Netz. Es besteht aus Zellen, Zellflüssigkeit, feinen Nerven und Kapillargefäßen, die alle Organe miteinander verbinden. In einem sauren Milieu wird das feine Bindegewebe – auch Matrix genannt – nicht mehr richtig durchfeuchtet. Die Kapillargefäße werden blockiert, so dass die Zellen weniger Sauerstoff und Nährstoffe zugeführt bekommen und der Abtransport von Stoffwechselgiften und Kohlendioxid herabgesetzt ist. Die Enzym- und Hormontätigkeit sowie die Arbeit des Immunsystems werden irritiert.

Was können Sie tun, um Ihren Körper in Balance zu bringen oder zu halten?

Um dem Bindegewebe genügend Feuchtigkeit zuzuführen, ist es wichtig, ausreichend zu trinken, am besten zimmerwarmes, abgekochtes Wasser oder warmen, dünnen Tee. Der Körper speichert warmes Wasser etwas länger im Körper als kaltes Wasser und er kann dadurch mehr belastende Stoffe aufnehmen. Die Ausleitung von Schadstoffen gelingt sehr gut, wenn Sie sich tagsüber viel an der frischen Luft bewegen und gegen 22 Uhr schlafen gehen.

Gehen Sie täglich mindestens eine Stunde spazieren, denn Ihre Leber braucht viel Bewegung, um ihre Entsäuerungsarbeit verrichten zu können. Die Leber bewegt unsere Energien über die Energieleitbahnen (Meridiane) in unserem Körper und fordert somit auch alle anderen Organe im Körper auf, sich aus ihrer »Trägheit« zu befreien. Die Leber ist die Energiezentrale des Körpers. Sie schickt Energie bis an die entlegensten Stellen des Körpers. Je mehr sie aber mit Entgiften beschäftigt ist, desto weniger Energie verteilt sie im Körper.

Stellen Sie Ihre Ernährung langsam auf biologische Vollwertkost (nicht Vollkorn!) um. Essen Sie vermehrt basenreiche Lebensmittel wie Kartoffeln, Obst, gekochtes Gemüse, frische Kräuter, gekeimte Sprossen und Mandeln. Ebenso können Sie Quinoa, Amaranth, Hirse und Buchweizen gekocht ausprobieren. Nach dem Kochen geben Sie etwas biologisches Lein- oder Rapsöl über Ihre Mahlzeit und kauen Sie jeden Bissen zwanzig Mal. Das macht Sie länger satt.

Auch mit einer Gemüsebrühe können Sie Ihre Säurebelastung reduzieren: Nehmen Sie dazu harte Stengel von Kräutern, Schalen von Sellerie, Kohlrabi, gelben Rüben, Zucchini, Gurken, Kürbis, Lauch und Apfel – also alles, was Sie wegschneiden und wegwerfen würden – und dazu ½ Teelöffel Kümmel, 1 Lorbeerblatt, 2 Nelken, etwas Thymian und Liebstöckel und setzen Sie es mit 1 Liter kaltem Wasser auf. Lassen Sie alles 1 Stunde auf kleiner Flamme köcheln. Danach noch 10 Minuten ziehen lassen. Diese Brühe können Sie 2-4 Tage im Kühlschrank aufbewahren. Trinken Sie davon jeden Tag 1 Tasse. Aber Achtung: Blattgemüse und rote Beete sind wegen Nitritbildung für diese Brühe nicht geeignet!

Während einer Entsäuerungskur sollten Sie **nicht fasten**, da sich die Säure sonst in Form kleiner Kristalle im Gewebe und den Gelenken einlagert. Normalerweise entsäuern und entgiften wir über Leber, Darm, Nieren, Lungen und das Lymphsystem. Erst wenn dieser Weg der Entschlackung nicht mehr funktioniert, versucht nur noch die Haut zu entsäuern und zu entschlacken. Das macht sich über vermehrten Körpergeruch, Schwitzen oder das Auftreten von Ekzemen bemerkbar. **Eine Milieutherapie zur Ausleitung der Stoffwechselprodukte Milchsäure, Harnsäure und Kohlendioxid aus dem Bindegewebe gibt es mit den Heilmitteln der Firma Sanum.**[67]

Wenn Sie sich nach der Kur mit diesen Tropfen wohlerfühlen, suchen Sie sich im Internet unter dem Namen Firma Sanum die Adresse einer Heilpraktikerin, die mit den Heilmitteln der Firma Sanum vertraut ist, um weiter zu entgiften.

Eine weitere Möglichkeit zur Ausleitung Ihrer Säurebelastung: Messen Sie mit einem Teststreifen Ihre Säurebelastung im Urin. Bei erwiesener Übersäuerung können Sie – bei normaler Nierenfunktion – folgende spagirischen JSO-Komplex-Mittel einnehmen:

St 5 (Stoffwechselmittel) Berberis 3x tgl 10 – 15 Globuli um Säure aus Leber und Nieren abzubauen
> *oder*

Gw 11 (Gewebemittel) Rhus toxicodendron 3 x tgl 10 – 15 Globuli – zur allgemeinen Säureregulation
> *oder*

Rhododendron cp-Fluid 5 Tr. in 1/4 Liter Wasser geben und über den Tag verteilt trinken.

Bei einem Säureüberschuss können Sie auch die Schüßler-Salze 8, 9 und 11 einsetzen. Lutschen Sie an ersten Tag No 8 und No 11 jeweils 3 x tgl 3 Tabletten zusammen und am zweiten Tag No 9 mit No 11 jeweils 3 x tgl 3 Tbl zusammen. Anwendungsdauer etwa 3 Wochen.

Schränken Sie für einen Zeitraum von sechs Wochen den Konsum von tierischem Eiweiß wie Milchprodukten, Eier, Fleisch, Wurstwaren, Fisch und Meeresfrüchten ein. Verzichten Sie auf Weißmehl, Alkohol, Kaffee, Eistee, Früchtetee, weißen Zucker, Limonaden, Süßigkeiten, Margarine und billige Öle. Verzichten Sie auch auf Dosennahrung, Fertigprodukte und tiefgekühlte Nahrungsmittel und Ihre Mikrowelle.

Nehmen Sie bewusst **keine** oder nur kleine Mengen tierischen Eiweißes nach 15 Uhr zu sich, denn gegen Nachmittag lässt unsere Verdauungskraft nach.

Eine Ernährungsveränderung sollte jetzt beginnen!

Es wichtig zu wissen, dass es außer einer extrazellulären Übersäuerung, die sich auf die Zwischenzellräume bezieht, auch eine intrazelluläre, eine Übersäuerung *in* der Zelle gibt. Sie können es sich so vorstellen wie einen See, der kleine Inseln beherbergt. Der See stellt die Flüssigkeit außerhalb der Zellen im Gewebe dar, und die Inseln sind die Zellen. Zwischen den Inseln und dem sie umgebenden Wasser besteht die Möglichkeit zum Austausch, gleichzeitig können sie sich aber auch abgrenzen. Das bedeutet, dass eine Behandlung des Sees nicht automatisch bedeutet, dass auch in der Zelle Veränderungen eintreten. Daher ist es wichtig, beide Bereiche in die Basenkur mit einzubeziehen.

Wenn das Milieu *in* den Zellen nicht günstig ist, schafft das ein günstiges Milieu für Erreger wie Chlamydien und Borellien, die sich so leichter vermehren. Eine Antibiotika-Therapie bleibt dann meist wirkungslos, weil die Erreger fortlaufend eine günstige Grundlage zum Wachsen finden. Um ihnen diesen Vorteil zu entziehen, lohnt es sich, Ihren Säure-Basenhaushalt in der Zelle zu regulieren. Um zu überprüfen, ob Sie intrazellulär übersäuert sind, können Sie im Vollblut Ihre Magnesium-, Kalium- und Zinkwerte überprüfen lassen. Bei einer intrazellulären Übersäuerung sind diese Werte erniedrigt. Befinden sich in den Zellen nicht genügend Kalium, Magnesium und Zink, kann die Säure nicht an das Zwischenzellgewebe abgegeben werden.

Sollte bei Ihnen eine intrazelluläre Übersäuerung getestet sein, können Sie dazu zum Beispiel Dr. Jakobs Basenpulver einsetzen: Geben Sie 14 Tage lang morgens 2 Messlöffel Dr. Jakobs Basenpulver in 1 Glas gut warmes Wasser. Trinken Sie davon morgens schluckweise nach dem Aufstehen die Hälfte und abends die andere Hälfte des Glases. Nach 14 Tagen geben Sie nur noch abends 1 Messlöffel in 1 Glas warmes Wasser und trinken es wieder schluckweise. Die Dauer dieser Kur beträgt 4-6 Wochen.

In diesem speziellen Basenpulver sind u. a. Kalium, Magnesium, Zink, Vitamin B 1, Vitamin D, Kalzium und sehr wenig Natrium enthalten. Letzteres bewirkt, dass Zellen und die sie umgebende Flüssigkeit im Austausch und in Bewegung bleiben.

Wenn diese Basenkur beendet ist, können Sie Ihre extrazelluläre Entgiftung wieder angehen, das bedeutet, dass Sie sich wieder um den »See« kümmern. Ob der Bereich außerhalb der Zelle übersäuert ist, können Sie mit einem herkömmlichen Bluttest ermitteln lassen oder über einen Säure-Basen-Teststreifen.

Entschlacken und entgiften

Die stetig steigende Zahl von chemischen Substanzen in unserer Umwelt verlangt regelmäßige Entgiftungen. Auch bei chronischen Erkrankungen oder längerer Einnahme allopathischer (schulmedizinischer) Medikamente bietet sich zuallererst eine Entgiftung an. In einer Schwangerschaft stellt der Körper seine Stoffwechselvorgänge um, und hormonelle Veränderungen stehen an. Beherbergt der Körper zu viele Schadstoffe, ist er diesen Veränderungen nicht ausreichend gewachsen. Es kommt gar nicht erst zu einer Schwangerschaft oder es können Komplikationen auftreten. Frauen geben ihre toxischen Belastungen in der Schwangerschaft an ihr ungeborenes Kind weiter und beim Stillen über die Muttermilch an den Säugling. Deshalb ist es so wichtig vor einer geplanten Schwangerschaft zu entschlacken.

Was sind Schlacken? Durch Übersäuerung, Virus- oder bakterielle Infektionen sowie Toxine wie Pestizid-, Insektizid- und Kunstdüngerrückstände, die wir über unsere Nahrung aufnehmen, entstehen Rückstände im Körper, die als Schlacken bezeichnet werden. Auch durch viele Fast Food-Produkte, denaturierte Nahrung (Lebensmittel, deren natürlicher Zustand verändert wurde, so dass es nur schwer verdaulich ist, weil der Körper es nicht mehr als Nahrung erkennt) und schnelles Erwärmen in der Mikrowelle können Stoffe in den Körper gelangen, die sich ablagern. Verschiedene Umweltgifte, allopathische (schulmedizinische) Medikamente wie Antibiotika, Schmerzmittel, Antidepressiva, hormonelle Substanzen sowie Nahrungsmittelzusätze bilden zusätzliche Reststoffe, die ausgeschieden werden wollen. Um den Körper vor einer gewünschten Schwangerschaft in Balance zu bringen, empfiehlt es sich, ihn von sämtlichen Rückständen zu befreien.

Alle Medikamente, die Sie einnehmen oder einnahmen, werden über die Leber entgiftet. Sie macht die Medikamente wasserlöslich, und so können sie anschließend über Nieren und Blase als Urin ausgeschieden werden. Ist die Leber überlastet, sammeln sich Toxine so lange im weichen Bindegewebe an, bis es irgendwann voll ist wie ein Abfalleimer. Dadurch kann es zu einem akuten Infekt mit einem plötzlichen nervlichen und körperlichen Zusammenbruch kommen. Die rhythmischen Abläufe im Körper werden blockiert. Das kann eine Befruchtung verhindern. Ein Beispiel: Sie haben eine echte Grippe und nehmen ein Antibiotikum ein, das die Bakterien bekämpft, die sich aufgrund der Schwächung durch die Grippeviren in Ihrem Körper ausbreiten konnten. Innerhalb der nächsten Tage fühlen Sie sich erst einmal »gesund«. Die Grippeviren befinden sich aber weiterhin in Ihrem Körper. Es kann passieren, dass Sie nach Jahren noch einmal dieselben Grippesymptome bekommen oder eine andere Erkrankung, die den damaligen Grippesymptomen nur ähnelt. Nehmen Sie sich daher immer Zeit, sich ins Bett zu legen und zu ruhen, damit die Grippe ganz ausheilen kann und die natürlichen Regulationskreisläufe in Ihrem Körper wiederhergestellt werden können. Durch eine Entgiftungs- oder Entschlackungskur können diese Belastungen abgemildert werden.

Vorbereitung zur Entgiftung

Bei den meisten Menschen ist es empfehlenswert, dass sie sich vor einer Entgiftung erst einmal aufbauen und stärken. Anhand eines Blutbildes lässt sich überprüfen, ob in Ihrem Blut genug Zink, Selen, Magnesium, Kalzium, Vitamin E und Ferritin (Speichereiweiß für Eisen) vorhanden sind. Diese Stoffe benötigen Sie, um überhaupt eine für Ihre Schwangerschaft sinnvolle Entgiftung anzuregen! Falls Sie einen Mangel haben, sollten Sie Ihren Speicher erst einmal auffüllen, bevor Sie mit der Entgiftung beginnen.

Warum Magnesium? Bei Forschungen wurden 250 magnesiumabhängige Funktionen im Körper gefunden. Vitamin E zum Beispiel kann nur wirksam werden, wenn genügend Magnesium im Körper vorhanden ist. Es wird für fast alle Stoffwechselabläufe in den Zellen benötigt. Da es außerdem den Wärmeumsatz im Körper steigert, kann der Körper durch die Zufuhr von Magnesium insgesamt besser entgiften. Sollte sich über ein Blutbild ein intrazellulärer Magnesiummangel bestätigen, können Sie das Siebensalz-Magnesium der Firma Biogena einnehmen und zusätzlich das Schüßler-Salz Nr. 7

Magnesium phosphoricum D6 als »heiße 7« trinken. Dazu geben Sie bitte 10 Tabletten Nr. 7 in ein Glas heißes Wasser, rühren es mit einem Holzlöffel um und trinken es schluckweise. Schüßler-Salz Nr. 3 Ferrum phosphoricum D3 oder D6 sind für die Zellentgiftung zuständig und geben Ihnen die notwendige Kraft zu entgiften. Nr. 6 Kalium sulfuricum D6 fördert die zelluläre Ausscheidung.

Um Ihre körperliche Kraft und die Nervenkraft weiter aufzubauen sowie die Blut- und Lymphkraft zu stärken, können Sie außerdem 4 Wochen lang folgende Spagirische Heilmittel der Firma JSO einnehmen: Fb 1 Aconitum 3 x täglich 7 - 10 Globuli zusammen mit Lf 2 Abrotanum 3 x täglich 7-10 Globuli im Mund zergehen lassen. Frauen mit Übergewicht sollten die Dosierung erhöhen. Wenn Sie diese Kur 4 - 8 Wochen eingesetzt haben, können Sie mit einer Entgiftung beginnen.

Wann entgiften?

Die beste Zeit für eine allgemeine Ausleitungskur ist ab Mitte Februar. Eine innerliche Ausscheidung hat mit einem »Frühjahrsputz« zu tun. Ab Mitte Februar werden die Menschen unruhig, sie spüren den Frühling, seine kraftvolle Energie bewegt die Erde. Die ersten Schneeglöckchen, Winterlinge und Krokusse durchdringen den Boden. Der Frühling ist eine Zeit großer energetischer Dynamik. Da wir ein Teil der Natur sind, spüren wir diese Dynamik auch in uns. Essen Sie viel Grünes. Gönnen Sie Ihrem Darm Schafgarben-Tee. Im Sommer trocknet der Körper durch Wärme und Hitze eher aus, deshalb sollte in dieser Jahreszeit nicht entgiftet werden, ebensowenig im Winter, denn hier braucht der Körper alle Energie für sich, um Feuchtigkeit und Kälte zu überstehen.

Wenn Sie im Herbst eine Ausleitungskur planen, beginnen Sie bitte ab Mitte August. Da sind die Getreidefelder abgeerntet, und Sie können den Herbst bereits riechen.

Der Beginn der Umstimmungszeiten in unserem Körper ist im Februar und im August. Selbstverständlich können Sie auch zu anderen Zeiten entschlacken. Dann reduzieren Sie bitte die Zahl der Tropfen oder Globuli etwas.

Vorschlag für eine Entgiftungs- oder Entschlackungskur

Neben Organpräparaten bei Metafackler gibt es Breitband-Nosoden-
präparat metabiarex. Zusätzlich können Sie homöopathische Noso-
den, die Ihnen Ihr Homöopath verschreibt, einnehmen. Eine alleinige
homöopathische Nosodeneinnahme kann nur wirken, wenn gleichzeitig mit Metafackler alle Organe und das gesamte Gewebe zur Ausscheidung angeregt werden.

Vorschlag für eine Entgiftungs- oder Entschlackungskur

Neben Organpräparaten bei Metafackler gibt es das Breitband-Noso-
den-Präparat Metabiarex N. Zusätzlich können homöopathische Noso-
den, die Ihnen Ihr Homöopath verschreibt, einnehmen.

Eine alleine homöopathische Nosodeneinnahme kann nur wirken,
wenn gleichzeitig mit Metafackler Heilmitteln alle Organe und das
gesamte Gewebe zur Ausscheidung angeregt werden.

Die Firma Metafackler bietet zur Ausleitung und Entgiftung der
Matrix (des weichen Bindegewebes) Methasolitharis, Metaheptachol
N, Metaharonga, Metabiarex N und Metasilicea S an. Die Firma Hevert
Lymphaden Complex und die Firma Köhler Selen.

Der Einnahmeplan:
1. Woche 3x tgl je 10 Tr. Metasolitharis, Metaheptachol N und Metaharonga einnehmen.
2. Woche 3x tgl je 10 Tr. Metasolitharis
3. Woche morgens 1 Tbl. Selen 100 µg (Mikrogramm); 3x tgl je 10 Tr.
Metaheptachol N – 3x tgl je 10 Tr. je Lymphaden Complex - morgens
und abends je 3 Tr. Matabiarex N.
4. Woche morgens 1 Tbl Selen 100 µg (Mikrogramm); 3x tgl je 10 Tr.
Metaharonga – 3x tgl je 5 Tr. Metabiarex N – 3x tgl je 10 Tr. Lymphaden Complex
5. Woche morgens 1 Tbl Selen 100 µg (Mikrogramm); 3x tgl je 10 Tr.
Metasolitharis – morgens und abends je 10 Tr. Metabiarex N - 3x tgl.
je 10 Tr. Lymphaden Complex

6. Woche 1 Tbl. Selen 100 μg (Mikrogramm); 3x tgl je 10 Tr. Metaheptachol N – 3x tgl je 10 Tr. Metabiarex N – 3x tgl je 10 Tr. Lymphaden Complex
7. Woche zur Abdichtung des Bindegewebes 3x tgl je 10 Tr. Metaharonga und 3x tgl je 10 Tr. Metasilicea S
8. Woche zur Gewebsabdichtung 3x tgl je 10 Tr. Metasilicea S

Unkomplizierte ist es, wenn Sie die Tagesdosis der jeweiligen Tropfen in eine 1 Liter Glasflasche mit stillem Wasser geben und über den Tag verteilt trinken. Die Einnahme sollte getrennt von den Mahlzeiten erfolgen.[68]
   Einen Entgiftungskalender gibt es im Original bei der Firma Metafackler.

Um dem Bindegewebe während einer Entschlackung und Entgiftung genügend Feuchtigkeit zuzuführen, ist es wichtig, täglich etwa 2-3 Liter abgekochtes warmes Wasser oder warmen dünnen Tee zu trinken. Abgekochtes Wasser hat genügend Energie, Giftstoffe auszuleiten. Manche Menschen köcheln das Wasser sogar 20 Minuten. Sie können auch verschiedene Teesorten zur Entgiftung einsetzen. Gundermann- oder Zystustee helfen, Schwermetallbelastungen zu entfernen. Für die Zubereitung nehmen Sie bitte nur wenig Teekraut. Der Körper speichert warmes Wasser etwas länger im Körper als kaltes und es kann dadurch mehr belastende Stoffe aufnehmen. Die Ausleitung von Schadstoffen gelingt sehr gut, wenn Sie sich tagsüber viel an der frischen Luft bewegen und gegen 22 Uhr schlafen gehen.
   Machen Sie nach der 9. Woche eine Pause von 2 bis 4 Wochen und beginnen Sie erneut mit der Ausleitung. Ist das weiche Bindegewebe wieder »geputzt«, können Ihre Hormone wieder besser in den Blutkreislauf verteilt werden.

Weitere Entgiftungsmaßnahmen

Eine weitere Möglichkeit zur Entgiftung gibt die Firma JSO. Wie oben im Kapitel zum Säuren-Basen-Haushalt beschrieben, können Sie außerhalb der Zelle (extrazellulär: in der Zellflüssigkeit, im Zwischenzellgewebe) und/oder innerhalb der Zelle (intrazellulär) übersäuert sein. **Mit der folgenden Entgiftungsmöglichkeit wird der Säure-Basenhaushalt im Zwischenzellgewebe wiederhergestellt (extrazellulär).**

St 1 Cochlearia zur Anregung des Stoffwechsels und zur Universalentgiftung.

Lf 1 Echinacea oder Lf 2 Abrotanum zur Entgiftung über das Lymphsystem.

W 1 Allium zur Ausleitung von Toxinen über den Darm.

Der Therapieplan für die Entgiftungskur ist folgender:

- Am 1. Tag nehmen Sie St 1 Cochlearia, dazu 3 x 10 Tr. Populus cp-Fluid ein.
- Am 2. Tag nehmen Sie Lf 1 Echinacea oder Lf 2 Abrotanum, dazu 3 x 10 Tr. Populus cp-Fluid ein.
- Am 3. Tag nehmen Sie W 1 Allium, dazu 3 x 10 Tr. Populus cp-Fluid ein.

Diesen Drei-Tage-Rhythmus bitte immer wiederholen.

Zu Beginn der Kur beginnen Sie bitte mit 3 x tgl. 5 Globuli (oder Tropfen) und steigern die Dosis bis 3x tgl. 10 - 15 - 20. Dann gehen Sie wieder zurück auf 15 - 10 - 5 Globuli. Nach etwa 6 Wochen ist die Kur zu Ende. Während der Entgiftungskur und zur Ausscheidung von Säuren können Sie – außer den etwa 2 Litern stillen Wassers – einen halben bis einen Liter dünnen Brennnesseltee trinken.

Eine Entgiftungskur kann 3 - 6 oder 8 Wochen dauern. Dann erfolgt eine Erholungspause von 2 - 3 Wochen, um nochmals mit der Entgiftung zu beginnen.

Sie können auch mit den Schüßler-Salzen Nr. 4, 6, 8 und 10 Giftstoffe und Medikamentenreste ausscheiden.

Entschlacken können Sie mit den Schüßler-Salzen 4, 6, 8, 10 und 23. Auch nach den Entgiftungen, Entschlackungen und Ausleitungen sammeln wir alle immer wieder Schwermetalle, Feinstaub, Insektizide, Pestizide, Dioxine, Chemikalien, Xenoestrogene wie Bisphenol A (werden über Plastikflaschen und Plastikverpackungen abgegeben) in unserem Körper an. Alle Hormone und Medikamente, die von Tieren und Menschen eingenommen werden, werden über den Urin ausgeschieden und sind in unserem Trinkwasser wiederzufinden. In den Kläranlagen können die synthetischen Hormone, Antibiotika, Psychopharmaka, Schlafmittel, Drogen, Viagra und viele andere Medikamente bisher, trotz neuester Techniken, noch nicht herausgefiltert werden. Manchmal hört man, dass es eine Gewebeverschlackung nicht geben kann. Doch in unserem Körper entstehen durch Verbrennungsvorgänge Schlacken, ähnlich den Schlacken, die durch Verbrennungsvorgänge der technischen Industrie entstehen. Ein Dirigent hat einmal erzählt, dass er an einem Abend beim Dirigieren zwei Kilo Gewicht verliert. Ist es die Hingabe an die Musik, die seine Zellen und Organe zur Ausscheidung anregt? Meine Meinung ist, dass entspannende Musik eine ideale Ergänzung für eine Reinigung und Entschlackung ist.

Einige meiner Klientinnen machen ein bis zweimal im Jahr eine Trinkkur mit Ampullen des Matricell Königinnen-Tranks. Eine Bienenkönigin erhält ihr ganzes Leben lang **Gelée royale** und wird so drei Jahre alt, während eine normale Biene nur rund 45 Tage alt wird. Eine Königinnenlarve wächst mit diesem Futtersaft um das 3000fache ihrer ursprünglichen Größe. Die Königin ist für die Nachkommenschaft zuständig. In der warmen Jahreszeit legt sie täglich rund 2000 befruchtete Eier.

Gelée royale enthält wichtige Aminosäuren, Vitamin A, Vitamin B-Komplex, Vitamin D und E, Zink, Kupfer, Eisen und vieles mehr. Gelée royale enthält Propolis-Extrakt, der unter anderem eingesetzt wird, um einer Belastung mit Bakterien, Viren und Pilzen entgegenzuwirken.

Außerdem enthält Matricell enzymatisch aufgeschlossene Blütenpollenextrakte. In dieser Kombination bewirkt der Königinnen-Trank

Entgiftung, Regenerierung, Anregung und Kräftigung. Der Hirn-, Nervenstoffwechsel und die Hormonbildung werden angeregt. Die Leber wird in ihrer Entgiftungsleistung und bei der Ausscheidung von Schwermetallen unterstützt. Das Immunsystem wird gestärkt. Die Zellatmung im gesamten Körper wird verbessert und die Durchblutung angeregt. Auch die Spermienzahl kann ansteigen. Sie können für 30-60 Tage täglich eine Ampulle morgens, nachdem sie diese geschüttelt haben, schluckweise trinken.

Ihre Hormonbelastungen, die durch die Einnahme der Antibabypille, das Tragen eines Vaginalrings, eines Hormonstäbchens oder der Hormonspirale entstanden sind, können Sie erst einmal sanft mit Mariendistel-Dragees oder -Kapseln ausleiten. Die Leber stellt normalerweise das Cholesterin für die Hormonbildung zur Verfügung. Cholesterin wird jedoch bei Anwendung synthetischer Hormone nicht ausreichend abgebaut. Synthetische Hormone hinterlassen schwer abbaubare Toxine. Ordnen können Sie die durch synthetische Fremdhormone irritierten Hormondrüsen Hypothalamus und Hypophyse. Dafür stehen die Organpräparate der Firma Wala in Ampullen, die 2-3 x die Woche für einen dreimonatigen Zeitraum getrunken werden können. Für die Eierstöcke nehmen Sie für einen längeren Zeitraum 3 x tgl. 5 Globuli Ovaria comp. der Firma Wala. Ovaria comp. Globuli enthalten Zellen der Bienenkönigin, ein Silberpräparat und kleine Organteile des Eierstocks einer Kuh aus biologischer Demeter-Haltung. Ovaria comp. bitte nicht einnehmen, wenn Sie eine Bienengiftallergie haben.

Lassen Sie vor und während einer Ausleitungskur ab und zu eine Blutanalyse mit folgenden Werten machen: Selen, Zink, Eisen, Kalzium, Magnesium und Natrium. Der Körper kann bei einem Mangel dieser Stoffe das Amalgam und andere Schwermetalle nur sehr schlecht ausscheiden.

Amalgamentfernung

Nehmen Sie 3-4 Wochen vor der Entfernung Ihrer Amalgamfüllungen 1-3 x tgl. 2-5 Tropfen von der Taraxacum Urtinktur (Löwenzahn) der Firma Ceres ein, um Ihre Leber rechtzeitig für die Entgiftung anzuregen. An dem Tag, an dem Ihr Amalgam entfernt wird, kochen Sie sich kurz vorher zwei Liter Gundelrebentee (Glechoma hederacea) und nehmen ihn mit zu Ihrem Zahnarzt. Spülen Sie während der Zahnbehandlung Ihren Mund immer wieder mit dem Gundelrebentee aus. Wenn Sie nach Hause gekommen sind, spülen Sie Ihren Mund immer wieder aus und trinken immer wieder einen Schluck. Trinken Sie an diesem Tag zusätzlich viel warmes Wasser. Sie können auch biologischer Zistrosentee trinken, um Schwermetalle aus Ihrem Körper nach und nach zu entfernen.

Der Apotheker Uwe Gröber von der Akademie für Mikronährstoffmedizin empfiehlt während und sofort nach der Amalgamentfernung den Mund mit Selen (speziell Natriumselenit) zu spülen. Nach der Amalgamentfernung können Sie zusätzlich Fußbäder mit Kernseife machen. Damit können Sie Ihre Amalgambelastung etwas neutralisieren.

Warum ist es so wichtig, biologische und naturbelassene Nahrungsmittel zu essen?

In der biologischen Landwirtschaft werden kein Nitratdünger, keine Pestizide, kein Unkrautvernichtungsmittel und kein Schimmelvernichtungsmittel eingesetzt. Biologische Nahrungsmittel werden nicht bestrahlt, außerdem werden keine Farb- und Süßstoffe eingesetzt. Biologische Lebensmittel enthalten keine Hormone oder Süßstoffe, kein Cortison und keine Antibiotika oder andere Zusatzstoffe. So meldet das Ärzteblatt 2012:

Ein vermeidbares Gesundheitsproblem von bislang unterschätztem Ausmaß verbirgt sich hingegen hinter der verbreiteten Verwendung von Phosphat als Nahrungsmittelzusatzstoff beziehungsweise als Konservierungsmittel. Dieses »freie« nicht gebundene Phosphat wird

intestinal sehr effektiv absorbiert. Klassische Beispiele für Nahrungsmittel mit hohen Phosphatzusätzen sind z. B. bearbeitetes Fleisch
(»processed meat«), Schinken, Wurst, Fischkonserven, Backwaren,
Cola Getränke und andere Softdrinks.[69]

Phosphatzusätze in Lebensmitteln müssen nicht gekennzeichnet
werden. Phosphate stören unsere Kalziumaufnahme. Das Essen von
übermäßigen Mengen an tierischen Proteinen (Eiweißen), von Eiern,
Geflügel, Wurst, Schweinefleisch, Fisch, Milchprodukten aller Art
bedeutet, dass konstant Kalzium aus den Knochen abgezogen wird.
Kalzium ist notwendig, um Proteine zu verdauen. Zu große Mengen tierischer Proteine führen zu »dickem« Blut, verengten Gefäßen,
Bluthochdruck, Übergewicht und Thrombosen.

Der Einsatz künstlicher mineralischer Dünger mit Kalisalzen,
Stickstoff und Phosphat bei der Nahrungsmittelproduktion und der
häufige Verzehr von Fertigspeisen, Chips und Süßigkeiten führen
übrigens bei Kindern zu schnellem Wachstum ohne Stabilität.

Ein Hinweis für Veganer und Vegetarier

In der Schwangerschaft benötigt eine Frau unbedingt sowohl tierisches als auch pflanzliches Eiweiß. Da ich keine Vegetarierin oder
Veganerin bin, mich aber seit Jahrzehnten gerne von biologischem
Gemüse, Salaten und Obst ernähre und bei Bedarf Fleisch aus dem
Bioladen esse, möchte ich den Frauen, die sich vegetarisch oder vegan
ernähren, folgenden Vorschlag anbieten: **Bevor sie eine Schwangerschaft planen, sollten Sie Ihre Nährstoffversorgung überprüfen lassen (Blutbild)** und dies auch ab und zu während der Schwangerschaft.
Bei Vegetariern oder Veganer können auf Dauer zum Beispiel Selen-
und Vitamin B 12-Mangel (siehe Blutuntersuchung) entstehen. Denken Sie daran, dass Ihr Wunschkind als ein eigenes Wesen, genau wie
Sie, später selbst entscheiden können sollte, ob es auch einmal Fleisch
essen möchte oder nicht.

Ballaststoffe

Ballaststoffe erhöhen das Sättigungsgefühl und das Volumen des Darminhalts und sind für eine gute Verdauung wichtig. Sie gelangen schnell durch den Darm, denn sie enthalten wenige Kalorien. Ballaststoffe finden Sie zum Beispiel in Weißkohl, Möhren, Fenchel, Kleie, Weizenkeimen, Leinsamen, Flohsamen, Linsen, Kichererbsen und Bohnenkernen.

Omega 3

Verwenden Sie naturbelassenes, kaltgepresstes Öl mit Omega 3-Gehalt, etwa Rapsöl oder frisch gepresstes Leinöl. Der Mensch kann Omega 3-Fettsäuren nicht selbst herstellen. Sie müssen mit der Nahrung aufgenommen werden. Dazu reicht es, wenn Sie täglich 1-2 Esslöffel Lein- oder Rapsöl über Ihre Salate geben oder einnehmen. Olivenöl enthält kein Omega 3. Sie können auch Omega 3-Kapseln einnehmen. Bitte kaufen Sie nur hochwertige Omega 3-Kapseln etwa der Firma Sanum oder Fischölkapseln der Firma Biofrid mit gereinigtem Hochseefischöl.

Unser Gehirn besteht zu 60 - 70 Prozent aus Fett und benötigt deshalb eine regelmäßige Omega 3-Zufuhr. In der Schwangerschaft braucht das Baby Omega 3 für sein Zellwachstum, seine Gehirnbildung und zur Ausreifung seiner Sehkraft. Schwangere Frauen können täglich 1-2 Esslöffel Lein- oder Rapsöl einnehmen.

Fructose

Um gesund zu bleiben, wird uns empfohlen, täglich fünf Mal rohes Obst und Gemüse zu essen. Menschen, die eine Fructoseunverträglichkeit haben, bekommen davon jedoch Bauchschmerzen. Ganz abgesehen davon, können viele Menschen mit ihren empfindlichen Gedärmen rohes Gemüse nicht richtig verdauen.

Warum haben Menschen immer öfter eine Fructoseunverträglichkeit?

Fertignahrungsmitteln wird oft Fructose zugesetzt. Zu starke Fructosezufuhr führt auf Dauer zu einer Fructoseunverträglichkeit. Essen Sie in der Schwangerschaft viel Gemüse, das Sie vor dem Genuss bissfest andünsten oder ganz fein reiben.

Transfette (gehärtetes Fett)

An Versuchen mit Ratten wurde folgendes beobachtet: Man gab ihnen regelmäßig Nahrung mit Transfetten. Anschließend unterzog man sie einem Intelligenztest. Ratten, die Transfette zu sich nahmen, fiel es schwer, eine versteckte Wasserquelle zu finden. Ratten, die statt Transfetten Sojaöl bekamen, fanden die versteckte Wasserquelle dagegen schnell. Wie entstehen Transfette? In einem chemischen Prozess werden pflanzliche Öle zu festen Industriefetten. Dadurch halten sie länger. Transfette bilden sich auch, wenn Öle beim Braten zu stark erhitzt werden.

Transfette sind schwer verdaulich, erhöhen die Blutfettwerte (Cholesterin) und bilden Ablagerungen (Plaques) an den Innenwänden unserer Gefäße. Das kann im Laufe der Zeit zu Verstopfungen, Entzündungen und Verkalkungen führen und verhindert den Austausch von Nährstoffen und Gasen. Transfette befinden sich etwa in Fast Food, Fertigsoßen, Tütensuppen, Brotaufstrichen, Chips, Pommes frites, Krapfen, Croissants, Keksen, Nuss-Nougatcreme, Cremetorten, und manchmal sind Transfette sogar in Müsli-Produkten enthalten. Der menschliche Körper selbst bildet keine Transfette.

Transfette erhöhen das LDL Cholesterin, senken das HDL und erhöhen die Triglyceride. Die Zwischenzellflüssigkeit, die sich zwischen den einzelnen Zellen befindet, wird durch Transfette verändert. Die daraus entstehende zähe Flüssigkeit verklebt die Zellmembranen. Transfette irritieren somit die körpereigenen Hormone. Der Kontakt zu den Zellen, die Hormone aufnehmen und weitergeben sollen, wird gestört.[70]

Biomilch von Kühen aus Weidehaltung enthält viel natürliche Transfettsäuren. Unsere körpereigenen Enzyme können diese Transfettsäuren jedoch verarbeiten.

Gesättigte, einfach ungesättigte und mehrfach ungesättigte Fettsäuren

Gesättigte Fettsäuren: Sollten Sie oft Hühner- und Schweinefleisch, Innereien von Schweinen und Wurst, Butter, Backmargarine, Sahne und Kokosfett essen und außerdem noch hormonelle Verhütungsmittel einsetzen, bildet sich im Körper zu viel Arachidonsäure, die auf Dauer zu Entzündungen und Verkalkungen der Adern führt.

Einfach gesättigte Fettsäuren befinden sich in Olivenöl, Rapsöl, Erdnussöl, Avocados und Nüssen.

Mehrfach ungesättigte Fettsäuren: Zellen benötigen für ihre Arbeit Fette, die nicht gerinnen, nämlich Omega 3-Fettsäuren, die etwa in Lein- und Rapsöl, Nüssen, fettreichem Fisch, Samen und Omega 3-Kapseln enthalten sind. Omega 6-haltig sind zum Beispiel Soja-, Maiskeim- und Distelöl. Diese Öle sollten wenig eingesetzt werden, denn ein Zuviel an Omega 6 kann im Körper zu Entzündungen führen. Bei Olivenöl stimmt das Verhältnis von Omega 3 und 6 nicht. Olivenöl enthält zu viel Omega 6 und kann auf Dauer verwendet ein entzündliches Geschehen hervorrufen.[71] Um Ihren Fettsäure-Status zu überprüfen, können Sie zum Beispiel im Labor der Firma Ganzimmun Ihr Fettsäure-Profil testen lassen. Es werden insgesamt 16 gesättigte und mehrfach ungesättigte Fettsäuren über eine Blutuntersuchung nachgewiesen. Das Ergebnis zeigt Ihnen, ob bei Ihnen gesunde Fettsäuren überwiegen oder die Fettsäuren, die Sie auf Dauer krank machen.

Geschmacksverstärker

Glutamat ist ein körpereigener Stoff, der zu den Aminosäuren gehört. Er wird im Gehirn als Nerventransmitterstoff benötigt, um Informationen von einer Nervenzelle zur nächsten weiterzuleiten. Die Gehirnzellen produzieren die benötigte Menge des Stoffes selbst.

Aber auch in Lebensmitteln wie Tomaten oder Käse kommt Glutamat natürlicherweise vor – es kann allerdings nach dem bisherigen Stand der Forschung die Blut-Hirn-Schranke nicht durchdringen.

Es gibt auch freies Glutamat – ein Geschmacksverstärker, der Lebensmitteln zugesetzt wird. Dadurch wird der Geschmack von

Lebensmitteln verändert. Manche Menschen bekommen nach dem Essen von glutamathaltigen Nahrungsmitteln Kopfschmerzen, Migräne, Schweißausbrüche und Herzklopfen. Spritzt man neugeborenen Ratten Glutamat in hohen Konzentrationen, werden sie fett, bestätigt Susanne Klaus vom Deutschen Institut für Ernährungsforschung. Das liege daran, dass Glutamat bei den Ratten bestimmte Regionen im Hypothalamus zerstöre. Die Tiere fraßen dadurch mehr. Michael Hermanussen, Professor für Kinderheilkunde in Kiel, nimmt an, dass Proteine und Glutamat auch bei übergewichtigen Kindern und dicken Erwachsenen ein permanentes Hungergefühl erzeugen. Die Lebensmittelindustrie hat viele Möglichkeiten, Zusatzstoffe zu tarnen. Spiegel online meldet am 9.8.2014, dass viele Nahrungsmittel Glutamat enthielten, selbst wenn auf der Packung stehe: »Ohne Geschmacksverstärker« oder auch «Ohne den Zusatzstoff Glutamat«. Das sei laut Verbraucherzentrale bei 90 % der so beworbenen Nahrungsmittel der Fall.[72]

Mein Tip: Besorgen Sie sich ein Heft, in dem alle E-Nummern aufgelistet sind. Sie können dann entscheiden, welche Nahrungsmittel mit E-Nummern Sie verzehren möchten und welche nicht.

Glutenunverträglichkeit

Unser Getreide ist seit Jahrzehnten genetisch verändert worden. Innerhalb von 50 Jahren soll der Gluten-Anteil von 5 auf 50 % gestiegen sein, heißt es beim *Zentrum der Gesundheit*. Gluten oder Klebereiweiß sind Proteine, die in großen Mengen z.B. in Weizen vorkommen. Durch Klebereiweiße können sich Mehl, Wasser und Salz beim Vermengen besser verbinden. Klebereiweiß oder Gluten werden in vielen Fertigprodukten als Bindemittel oder Aromaträger eingesetzt. Unser Verdauungssystem hat sich noch nicht an den vermehrten Glutengehalt gewöhnt. Klebereiweiß reizt den Dünndarm, was zu einer Darmschleimhautentzündung führen kann. Hildegard von Bingen empfahl zu ihrer Zeit den Menschen den gesunden Dinkel zu essen, doch heutzutage ist Dinkel oft mit Weizen gekreuzt worden, um den Ertrag zu steigern. Sie können über eine Stuhluntersuchung und, wenn diese ohne Befund ist, über eine spezielle Blutuntersuchung eine eventuelle Glutenunverträglichkeit prüfen lassen und bei Verdacht auf Glutenunverträglichkeit auch die Gliadin-Antikörper.

Tiefkühlkost und Mikrowelle

Gesunde Lebensmittel enthalten Lebensenergie – auch Qi genannt. Beim Tiefgefrieren von Nahrungsmitteln werden Strukturen und Zellwände der Lebensmittel verändert oder zerstört, so dass das Qi bei der Verdauung dieser tiefgefrorenen Lebensmittel fehlt. Fleisch wird langsamer als Gemüse verdaut, und deshalb besteht die Gefahr, dass sich vermehrt Fäulnisbakterien im Darm entwickeln. Das führt zur Übersäuerung und toxischen Ablagerungen. Der Biophysiker Prof. F. A. Popp sagte in einem seiner Vorträge, dass er Messungen mit einem Biophotonengerät vorgenommen hätte und feststellte, dass Tiefkühlkost schwächer und unregelmäßiger strahlt als frische Lebensmittel. Getreide, das gerade keimt, strahle viel Licht aus. Nach landläufiger Vorstellung wird dem Körper Nahrung zugeführt wie einem Motor der Treibstoff. Prof. Popp betrachtet den Ernährungsvorgang aus einem anderen Blickwinkel: Nicht die Kalorien sind der entscheidende Nährwert, sondern die Informationen, die in den naturbelassenen Lebensmitteln unsichtbar »verborgen« sind. Nahrungsmittel sind eher Heilmitteln vergleichbar und übertragen »fehlende Schwingungen« auf unseren Organismus. Unsere Nahrung ist sozusagen ein Geigenbogen, der unseren schwingenden Organismus wie die Saite einer Geige anzuregen vermag.

Mit Marco Bischofs biophysikalischem Modell könnte man es so sagen, dass wir eigentlich Sonnenlicht essen: Pflanzenzellen nehmen Sonnenlicht und kosmisches Licht auf und strahlen viel höher als Menschenzellen. Wenn wir Gemüse essen, essen wir das Licht, das das Gemüse in seinen Zellen birgt. Getreide strahlt stark, aber nur wenn es sprießt. Menschen nehmen über ihre Zellen Licht auf und reorganisieren sich damit. Anschließend geben sie weniger Licht ab.[73] In *Biophotonen – Das Licht in unseren Zellen* beschreibt Marco Bischof die Risiken, die von Mikrowellennahrung ausgehen:

So erhöhen beispielsweise Mikrowellen schon bei geringen Intensitäten vorübergehend die Durchlässigkeit zwischen Blutstrom und Gehirnzellen (Blut-Hirnschranke) und erschweren es damit dem Gehirn, wichtige Mineralstoffe aus dem Blut aufzunehmen. Es überrascht deshalb nicht, dass sich Ratten in einem Mikrowellenfeld unbehaglich fühlen und ihm ausweichen und dass bei Menschen Benommenheitsgefühl, Kopfschmerzen, ja Blindheit auftreten können.[74]

Das Vorkommen von Kalzium, Magnesium, Kalium und der Vitamine A, B, C, D und E in Lebensmitteln

Viel Kalzium befindet sich in folgenden Lebensmitteln:
Parmesan, Emmentaler, Edamer, Camembert, Gouda und Milchprodukten.
Grünkohl.
Frische Brennnesseln und Löwenzahn.
Mohn und Sesam
Mineralwässern

Viel Magnesium befindet sich in folgenden Lebensmitteln:
Vollkornprodukte, frisch gemahlenes Mehl,
Vollreis,
Nüsse, Sesam, Sonnenblumenkerne,
Echtem Kakao
Haferflocken
Mineralwässern

Kalium befindet sich z. B. in folgenden Lebensmitteln:
Hülsenfrüchten, Vollkornbrot, Fleisch, Fisch, Kartoffeln, vielen Gemüsen, schwarze Johannisbeeren, Honigmelone, Bananen, frischen und getrockneten Aprikosen und weiteren Trockenfrüchten, Schokolade.
Enzyme können im Körper ihre Aufgaben ohne Magnesium nicht erfüllen.

Viel Vitamin A befindet sich z. B. in folgenden Lebensmitteln:
Fleisch, Eigelb, Butter, Süßkartoffeln, Karotten enthalten Beta-Carotin, das der Körper in Vitamin A umwandelt.

Vitamin B befindet sich z. B. in folgenden Lebensmitteln:
Leber, Käse, Vollmilch, Fisch, Nüssen

Viel Vitamin C befindet sich z. B. in folgenden Lebensmitteln:
Acerolakirsche, frische Hagebutten, Sanddornbeeren, schwarze Johannisbeeren und Paprika.

Viel Vitamin D befindet sich z. B. in folgenden Lebensmitteln:
Eiern, Hering, Avocado, Rinderleber – doch Vitamin D wird am natürlichsten in der Haut über Sonnenlicht gebildet.

Vitamin E befindet sich z. B. in folgenden Lebensmitteln:
Dinkel, Dinkelkeimen, Weizenkeimen, Weizenkeimöl, Sonnenblumenöl, Wirsing, Mandeln, Haselnüssen, frischen Himbeeren.

Kalium befindet sich z. B. in folgenden Lebensmitteln:
Hülsenfrüchten, Vollkornbrot, Fleisch, Fisch, Kartoffeln, vielen Gemüsen, schwarze Johannisbeeren, Honigmelone, Bananen, frischen und getrockneten Aprikosen und weiteren Trockenfrüchten, Schokolade.

Zink

Zink ist ein Spurenelement und spielt eine Rolle in der Kommunikation der Zellen untereinander. Es ist ein wichtiger Faktor für den Aufbau unserer Erbsubstanz und das Zellwachstum. Es sind rund 300 Enzyme bekannt, die Zink als Cofaktor haben. (Enzyme kontrollieren den Stoffwechsel.) Neben Eisen ist Zink das wichtigste Spurenelement, das im menschlichen Körper vorkommt. Doch zu viel Zink mindert die Resorption von Eisen. Zink kann nicht im Körper gespeichert werden. Es muss regelmäßig zugeführt werden, um wichtige Funktionen im Körper aufrecht zu erhalten. Zinkgaben verbessern die Empfindlichkeit der Sinnesorgane, wozu unter anderem der Geruchs- und Geschmackssinn gehören. Zink ist an der Regulation des Basen-Säure-Haushalts beteiligt. Es bindet Vitamin A in der Leber.

Die höchste Konzentration an Zink befindet sich in der Haut, den Haaren, den Nägeln, den weiblichen und männlichen Keimdrüsen, der Prostata, der Leber, in den Inselzellen der Bauchspeicheldrüse, der Regenbogen- und Netzhaut und den Knochen. Zink ist für den Hautstoffwechsel und den Stoffwechsel des Bindegewebes wichtig. Sowohl die Wachstums-, als auch die Schilddrüsen- und Geschlechtshormone und die Produktion und Speicherung von Insulin bedürfen einer optimalen Zinkzufuhr.

Zinkgaben können einen erhöhten Prolaktinspiegel senken.

Ein Zinkmangel kann durch langfristige Hormongaben und die wiederholte Einnahme von Antibiotika entstehen.

Zink unterstützt das Immunsystem, wehrt Viren und Bakterien ab und bremst deren Vermehrung. Wenn Sie jedoch dauerhaft Zink einnehmen, erhöht sich Ihre Infektanfälligkeit.

Viel Zink enthalten folgende Lebensmittel: Paranüsse, Sonnenblumenkerne, Hirse, einige Fischsorten, Schalentiere, Leber, Kalbs- und Rindfleisch, Geflügel, Hartkäse, Hülsenfrüchte, Weizenvollkorn, Weizenkleie und Weizenkeimpulver.

An einen Zinkmangel sollte bei Blutarmut, Kraftlosigkeit, Müdigkeit, Wundheilungsstörungen, weißen Flecken unter den Fingernägeln, schlechtem Sehvermögen bei Nacht, Heuschnupfen, wiederholten Erkältungen, Ekzemen, Nagelbrüchigkeit, Haarausfall, chronisch entzündlicher Darmerkrankung, Herpes, Neurodermitis und Schuppenflechte gedacht werden.

Übrigens: Diabetiker scheiden 2 bis 3 Mal so viel Zink aus wie Personen, die keinen Diabetes haben.

Schwangere und stillende Mütter sollten bei einem Mangel nur das Schüßler-Salz Nr. 21 Zincum chloratum D 6 lutschen und keine Zinkkapseln einnehmen, denn Zink dient unter anderem der Testosteronbildung.

Die Metalle Quecksilber, Blei, Nickel und Cadmium sind zellschädigend. Sie sind in der Lage, Zink aus den Zellenzymen zu verdrängen. Deshalb ist die Einnahme von Zink, am besten kurz vor dem Einschlafen, sehr wichtig. Die Entgiftung über die Leber geschieht nachts. Lassen Sie Ihren Zinkspiegel im Vollblut, das heißt in den Zellen messen.

Selen

Selen ist ein essentielles Spurenelement. Es ist einerseits lebenswichtig, wird jedoch andererseits nur in Spuren vom Körper benötigt. Unser Körper kann Selen nicht selbst herstellen und muss es regelmäßig zugeführt bekommen. Früher wurde unser Selenbedarf durch den Verzehr von Gemüsen gedeckt, die auf selenreichen Böden wuchsen. Heutzutage sind unsere Böden durch Überdüngung, Übersäuerung und Schwermetallbelastung selenarm. Damit wir Selen gut verwerten können, benötigen wir zusätzlich Vitamin B 2 und B 3.

Selen befindet sich in allen Organen und Geweben unseres Körpers. Der größte Selenspeicher ist unsere Skelettmuskulatur. Selen beugt Herz-Kreislauf-Erkrankungen und Tumorerkrankungen vor und schützt unsere Nervenzellen. Ein Selenmangel zeigt sich unter anderem durch Haarausfall, Haut- und Nagelveränderungen und Kopfschmerzen.

Selen befindet sich in Brauereihefe, Kokosnüssen, Kokosmilch, Sesamkörnern, Pistazien, Weizenkeimen, ungeschältem Reis, Seefisch, Schweinefleisch, Geflügel, Eiern, Knoblauch, Zwiebeln, Kohlgemüse und Tomaten. Besonders viel Selen enthalten Paranüsse, die noch auf unbelasteten Böden in manchen Gegenden Südamerikas wachsen.

Selenhaltige Lebensmittel verlieren ihren Selenanteil durch das Kochen. Auch eine vegane Ernährung führt auf Dauer zu einem Selenmangel.

Die gleichzeitige Einnahme von Selen und Vitamin C oder Selen und Folsäure behindern sich gegenseitig in der Aufnahme. Der Abstand zwischen der Einnahme sollte mindestens eine Stunde betragen.

Für die Tätigkeit der Schilddrüse ist Selen enorm wichtig. Es lindert die Entzündungsaktivität bei Hashimoto-Thyreoiditis und Morbus Basedow. Hashimoto ist keine Erkrankung der Schilddrüse, sondern eine Störung des Immunsystems, und unser Immunsystem ist auf Selen angewiesen. Selen hat einen hohen Stellenwert für den antioxydativen Schutz unserer Zellbestandteile.

Auf einer meiner vielen Fortbildungen habe ich gehört, dass Eifollikeln, die genügend Selen enthielten, den Eizellen ein gesundes Milieu boten für das wahrscheinliche Eintreten einer Schwangerschaft. Auch die Qualität der Spermien verbessert sich durch Selengaben.

Selen bindet die Schwermetalle Blei, Cadmium und Quecksilber und das Halbmetall Arsen in unserem Körper und hilft bei der Ausleitung toxischer Ablagerungen.

Der Selenwert gemessen im Blut soll zwischen 50.0 – 120 µg/l sein. Es sollte ein Selenwert von 100 µg angestrebt werden. Besonders schnell wird speziell Natriumselenit in unsere selenhaltigen Enzyme eingebaut. Selen auf Dauer in großen Mengen eingenommen, belastet die Bauchspeicheldrüse.

Um einen genauen Selenwert zu erhalten, sollte Selen im Vollblut = in den Zellen gemessen werden.

Folsäure

Folsäure gehört zu den B-Vitaminen und wird als B9 oder B11 bezeichnet. Folsäure ist sowohl für die gesunde Zellteilung und somit Zellvermehrung als auch die Knochenbildung wichtig, kann aber bei hoher Zufuhr dazu führen, dass sich Krebszellen vermehren.

Folsäure befindet sich unter anderem in folgenden Lebensmitteln: Leber, Eidotter, Linsen, in fetten Milchprodukten, Getreidekeimen, Weizenkeimen, Weizenkleie, grünem Gemüse, Salat, Obst, Orangen, Kichererbsen, Bierhefe, Bäckerhefe und Nüssen. Frisch gepflückter Spinat enthält sehr viel Folsäure – nach drei Tagen hat er 70 % weniger Folsäure.

Folsäure ist wasserlöslich, lichtempfindlich und hitzelabil, deshalb gibt es Folsäureverluste beim Erhitzen von Lebensmitteln und im Gehalt aller Fertignahrungsmittel. Essen Sie zu Ihren gekochten Mahlzeiten fein geriebenes, rohes Gemüse oder Salate, die noch Folsäure enthalten, um den Verlust auszugleichen.

In der medizinischen Literatur finden Sie folgende Aussagen: Eine gute Versorgung mit Folsäure senkt die Rate der Fehlbildungen beim Embryo, besonders eines Neuralrohrdefektes (zum Beispiel offener Rücken und dergleichen) beim Embryo. Das Neuralrohr wird zwischen dem 21. und 28. Tag nach der Empfängnis gebildet. Außer zu einem Neuralrohrdefekt kann ein Folsäuremangel auch zu Fehlgeburten und Entwicklungsstörungen beim Embryo führen.

Folsäure führt bei Frauen in der Schwangerschaft zu einem gesunden Zellwachstum, zum Wachstum der Brüste, der Gebärmutter, ebenso fördert sie das Wachstum des Fetus und all seiner Organe und der Nachgeburt.

Früher gab man in der Schwangerschaft nur Folsäure, inzwischen werden Vitamin B 12 und Folsäure zusammen gegeben. Vitamin B 12 ist wichtig für die Entwicklung der Bauchspeicheldrüse des Fetus.

Es gibt auch andere Meinungen zu Folsäure: Wenn Sie vor und in der Schwangerschaft unkontrolliert Folsäure zuführen, hat es beim Embryo oder Fetus Auswirkungen auf die Entwicklung einer Genvariante MTHFR, die im späteren Leben des Kindes auch wieder eine vermehrte Folsäurezufuhr verlangt – schreibt ein australischer Ernährungsberater Mark Lucock. Er hat zum Thema Folsäureanreicherung in Lebensmitteln geforscht.

Folsäure wird im Dünndarm bakteriell synthetisiert. Zu viel eingenommene Folsäure führt zu Magen-/Darmbeschwerden, Hautausschlägen und Darmschleimhautreizungen. Die innere Haut (Darmschleimhaut) und die äußere Haut sind desselben Ursprungs. Die Belastung der Darmnerven durch ein zu hohes Angebot an Folsäure zeigt sich durch eine vermehrte Erregung. Zugeführte Folsäure gelangt über den Darm sehr schnell ins Blut. Verschiedene Erreger, die nicht in den Darm gehören, sich aber darin aufhalten, profitieren von zu viel Folsäure und werden dadurch am Leben gehalten und können sich vermehren.

Die Einnahme folgender allopathischer Medikamente kann einen Folsäuremangel hervorrufen: Abführmittel, Schmerzmittel mit Salicylsäure, Antibiotika und einige andere allopathische Medikamente. Auch Alkoholgenuss, Rauchen, Veränderungen an der Schleimhaut im Magen/Darmtrakt, ständiger Durchfall, Mangel- und Fehlernährung – auch fleischlose Ernährung – und die Einnahme von Ovulationshemmern (Antibabypille). All das stört die Resorption von Folsäure und Vitamin B im Darm.

Der Folsäurewert kann falsch erhöht sein, wenn vor der Blutabnahme gegessen wurde.

Mir fällt auf, dass Frauen mit Kinderwunsch oft einen erhöhten Folsäurewert haben. Sie nehmen kombinierte Nahrungsergänzungsmittel ein und wissen nicht, dass darin auch Folsäure enthalten ist. Wenn Sie zusätzlich ungeprüft Folsäuretabletten einnehmen, ist schnell ein erhöhter Wert erreicht.

Es ist wichtig, den Folsäurewert im Blutserum zu überprüfen. Im Laufe vergangener Jahre wurden die öffentlichen Empfehlungen zur Menge der einzunehmenden Folsäure leider immer wieder erhöht, ohne auf die Nachteile zu achten.

Ein Beispiel aus meiner Praxis: Seit Monaten nimmt eine Klientin mit Kinderwunsch ein Präparat mit Folsäure ein. In einer Blutuntersuchung wird festgestellt, dass ihr Folsäure Titer mit 16.9 viel zu hoch ist. Der Optimalwert wäre laut Labor 3.15 - 6,80 ng/ml!

Normalerweise speichert der Körper Folsäure in der Leber und ruft sie bei Bedarf dort ab. Durch Coenzyme, die sich in diesem Fall an die natürliche Folsäure binden, meldet der Körper seinen Folsäurebedarf durch Lust auf ein bestimmtes Lebensmittel.

Synthetische Folsäure, die zugeführt wird, bindet sich nicht an Coenzyme und die Leber verliert die Kontrolle über ihren Folsäurevorrat. Der Körper verliert durch Zufuhr synthetischer Folsäure die Fähigkeit, ganz natürlich mit Hunger oder Sättigung zu reagieren. Vielen Frühstücksgetreideflocken ist Folsäure zugesetzt. Auch in Milchprodukten für Säuglinge und Kleinkinder tauchen zugesetzte Folsäuregaben auf. Schauen Sie nach, in welchen Lebensmitteln Folsäure zugesetzt ist.[75]

Lassen Sie Ihren Folsäurespiegel durch eine Blutuntersuchung messen. Folsäure und Vitamin B 12 sollten bei einem echten Mangel zwei bis drei Monate vor einer geplanten Schwangerschaft bis mindestens zum Verschluss des embryonalen Neuralrohres über den 28. Tag eingenommen werden.

Wichtiger als Folsäure scheint Cholin zu sein. Cholin findet man in Quinoa (Gänsefußgewächs), das in südamerikanischen Hochlagen wächst. Cholin unterstützt das Schließen des Neuralrohres. Einen

Cholinmangel findet man häufig. Körpereigenes Östrogen kann die Cholinbildung anregen, das reicht jedoch oft nicht aus. Cholin befindet sich in Eigelb, Rinderleber, Rindfleisch. Muttermilch enthält Cholin. Cholin wird für die Gehirnentwicklung und die Gedächtnisleistung benötigt. Cholin finden Sie in dem Sojalecithingranulat Epalipid der Firma Biofrid. Erwachsene nehmen drei Teelöffel täglich, Kinder zwei Teelöffel täglich. Sie können das Granulat in Flüssigkeit geben oder unter kalte Speisen streuen.

Eisen und Kupfer

Eisen als unedles Metall und Spurenelement entstammt dem Erdinneren, fällt aber auch als Eisen-Meteorit auf die Erde. Eisen verbindet sich gerne mit Sauerstoff und rostet dadurch. Aus Eisen werden Waffen, Werkzeuge, Eisenbahnschienen, Baustoffe und vor langer Zeit auch Ritterrüstungen hergestellt. Eisen ist ein hartes Metall. In der Astrologie ist das Eisen dem Planeten Mars zugeordnet. Der Mars hat, wie das Eisen, eine rötliche Farbe. Ein Mensch mit einem eisernen Willen gilt als mutig und durchsetzungsstark. Wenn Sie sich »entrüsten« verlieren Sie immer etwas von Ihrem Eisenvorrat im Körper. Ein Beispiel: In einem Schüßler-Salze-Kurs erzähle ich von den Eigenschaften des Eisens und dass ein unnötiger Streit einen Eisenverlust auslösen kann. Eine große, kräftige Frau steht auf und bestätigt: »Letzte Woche habe ich mit meinem Nachbarn gestritten – dem habe ich es aber gesagt! –, und nach einer Woche bekam ich eine Erkältung.« Im August »regnet« es feinsten, kosmischen Eisenstaub aus den Eisen-Meteoriten vom Himmel. Wir benötigen genau zu dieser Zeit »homöopathisches« Eisen, um uns für die Kälte des Winters und seine Herausforderungen zu rüsten.

Unser Blut ist eisenhaltig. Eisen ist zuständig für den Sauerstofftransport in unserem Körper, die Energiegewinnung, unsere Leistungsfähigkeit und den Stoffwechsel. Eisen steht unserem Stoffwechsel nur in winzigen Mengen zur Verfügung. Der Gesamteisenbestand bei einem 70 kg schweren Menschen beträgt nur 5 g. Zu wenig Eisen führt zur Anämie (»Blutarmut«), zu viel Eisen führt zu einer Eisenüberladung in der Leber, belastet das Herz-Kreislaufsystem und lässt uns aggressiv, kampfbereit, wütend und rechthaberisch werden – alles kriegerische Eigenschaften. Die Eisenaufnahme wird behindert durch eine unerkannte Entzündung des Dünndarms, die Einnahme von Antibiotika und der Einnahme der Antibabypille. Ebenso wird die Eisenaufnahme durch die Aufnahme von Phosphaten in Fertiggerichten, Cola, dem Genuss von zu viel Schwarztee, Kräutertee und rohem Getreide etwa in Form von Müsli verhindert.

Holen Sie sich ausreichend Eisen aus biologischen Lebensmitteln wie Roter Bete, Karotten, bitteren grünen Salaten, grünem Gemüse, Brennnesseln, Kräutern, Fleisch, Eigelb, weißen Bohnen, Linsen, Hirse, Weizenkleie, Haferflocken, Vollkornbrot, roten Früchten und Säften, Nüssen, Sesam, getrockneten Aprikosen, Fleisch und, nicht zu verachten, Zuckerrübenmelasse.

Vitamin C-haltiges Obst und Gemüse beflügeln den Stoffwechsel, genügend Eisen aufzunehmen.

Auch über Aceraolakirschpulver oder Camu Camu-Pulver können Sie genügend Vitamin C aufnehmen.

Ohne Magnesium bleibt Vitamin C wirkungslos. Erst in Anwesenheit von Magnesium wird Vitamin C aktiv und bekämpft Freie Radikale, unterstützt das Immunsystem und löst die Produktion einer Vielzahl an Hormonen und Botenstoffen in unserem Körper aus.

Über 320 Enzyme können ihre Aufgabe ohne Magnesium nicht erfüllen.

Eisentabletten, in der Schwangerschaft eingenommen, führen zu Magen-Darm-Beschwerden und Stuhlverstopfung. Die Einnahme von Eisentabletten in den ersten 12-14 Wochen der Schwangerschaft greift in die Anlagen aller kindlichen Organe einschließlich Bauchspeicheldrüse und der bereits zart angelegten zweiten, also bleibenden Zähne ein. In der Schwangerschaft dehnt sich das Blutvolumen aus. Diese Blutverdünnung verhindert zum Beispiel eine Thrombose. Oberflächlich betrachtet, sieht es aus, als ob die Schwangere nicht genügend Eisen im Blut hat. Leider bekommen die Frauen bei einem Hb (Hämoglobinwert) von unter 12,0 »Eisentabletten«. Diese Tabletten erhöhen den Hämoglobinwert nur für 4 Wochen, um dann wieder auf den Ursprungswert zurückzufallen. Steigen die Eisenwerte, fallen die Kupferwerte. In der Schwangerschaft bildet die Leber sinnvollerweise um 20 % mehr Kupfer. In der Schwangerschaft kommt es vor allem im zweiten und dritten Trimester zu dem Anstieg der Kupferkonzentration. Das Ungeborene holt sich vor der Geburt Eisen von seiner Mutter. Eisen gibt ihm Kraft, sich durch den Geburtskanal zu winden.

Kupfer begleitet die aufbauenden Prozesse des Ungeborenen. Kupfer hat eine besondere Bedeutung in der Schwangerschaft. Embryo und Fetus müssen gegen die Eisenkräfte von außen geschützt werden. Muttermilch enthält sehr viel Kupfer, mehr als Eisen. Während der Geburt ziehen sich Frauen zurück, konzentrieren sich auf die Entbindung, geben sich dem Geburtsgeschehen hin. Der Homöopath Dr. Graf schreibt zum Kupferthema:

> Es steht für die Intensivierung des Unterbewusstseins, für eine Dominanz der Intuition, das Lösen der Selbstkontrolle und das Freigeben des Kindes aus dem Unterleib.

Die Mutter benötigt ausreichend Kupfer, um geschehen lassen zu können, das Baby nach der Geburt liebevoll in den Armen zu halten, zu trösten, sich mit ihm zu verbinden und mit allem Nötigen zu versorgen. Die tiefe Einheit der Mutter mit ihrem Baby unmittelbar nach der Geburt prägt das ganze Leben. Frauen, die zur Geburt einen hohen Eisenwert haben, »erkämpfen« sich die Geburt und bluten nach der Geburt natürlicherweise vermehrt, um dem Kupferwert wieder Raum zu geben. Blutungen bei Gebärenden führen beim Krankenhauspersonal zu unnötiger Aufregung und hektischer Tätigkeit. Das stört die sich anbahnende Verbindung zwischen Mutter und Kind.

Folgende Lebensmittel enthalten Kupfer: Nüsse, Vollkorngetreide, Weizenflocken, Buchweizen, Bohnenkerne, einige Fische. Ein Erwachsener benötigt täglich nur 1-1,3 Milligramm Kupfer. Dr. Michael Odent, der Begründer der »Sanften Geburt«, schreibt in seinem Buch *Es ist nicht egal, wie wir geboren werden:*

In vielen Ländern wird während der Schwangerschaft routinemäßig die Menge des roten Blutfarbstoffs (Hämoglobin) gemessen. Hier herrscht die weit verbreitete Vorstellung, dass sich durch diesen Test Blutarmut und somit Eisenmangel nachweisen lässt. Tatsächlich kann dieser Test einen Eisenmangel nicht feststellen, weil das Blutvolumen schwangerer Frauen sich drastisch vermehrt, sodass die Hämoglobinkonzentration zunächst einmal nur den Grad der Bluverdünnung anzeigt, die eine Folge der Placentaaktivität ist.

Eine umfangreiche britische Studie, bei der über 150 000 Schwangerschaften berücksichtigt wurden, ergab, dass die Kinder jener Frauen, die eine Hämoglobinkonzentration zwischen 8,5 und 9,5 g/dl aufwiesen, das höchste durchschnittliche Geburtsgewicht erreichten. Überdies ist bei einer Hämoglobinkonzentration von über 10,5 g/dl das Risiko für geringeres Geburtsgewicht, Frühgeburt und EPH-Gestose erhöht. Die bedauerliche Folge dieser routinemäßigen Ermittlung der Hämoglobinkonzentration ist, dass Millionen von Frauen in aller Welt zu hören bekommen, sie litten unter Eisenmangel, und dass Eisenpräparate verschrieben werden. Es besteht die Neigung, sowohl die Nebenwirkung des Eisens außer acht zu lassen (Verstopfung, Durchfall, Sodbrennen), als auch zu übersehen, dass Eisen die Absorption von Zink, einem anderen wichtigen Wachstumsfaktor, hemmt. Überdies ist Eisen oxidativ und kann daher die Produktion Freier Radikaler fördern und sogar das Risiko für eine EPH-Gestose steigern.[76]

Es werden noch sehr viele Jahre vergehen, bis erforscht ist, was die Zuführung von Eisen bei einer Schwangeren und ihrem Baby bewirkt haben könnte. Kupfer ist für die Bildung der roten Blutkörperchen unerlässlich. Sie finden Kupfer bei allen Menschen in der Leber, der Gallenblase, dem Gehirn, dem Blut, den Knochen und Haaren.

In das Mysterium Leben eintauchen – Kosmologische Familienplanung

Wenn Sie sich alle Zeit der Welt gelassen haben, die Anregungen dieses Buches zu lesen, und alle wichtigen Vorbereitungen für Ihre Schwangerschaft getroffen haben, die speziell für Sie wichtig sind, können Sie sich in die alten Geheimnisse der Empfängnisplanung oder Empfängnisverhütung einlesen.

Um das Jahr 1990 las ich mit großem Interesse in einem Buch über Kosmobiologische Empfängnisplanung. Damals ahnte ich noch nicht, dass es 25 Jahre später für Frauen mit Kinderwunsch als Alternative zu all den Möglichkeiten der Verhütungsmethoden und künstlichen Befruchtungen, unter dem Einsatz von Fremdhormonen, so wichtig werden würde. Dr. Bart Maris stellt in *Sexualität, Verhütung und Familienplanung* die wichtigen Fragen:

Wie kommt es dazu, dass Frauen immer wieder schwanger werden, obwohl zum Zeitpunkt des Geschlechtsverkehrs laut Berechnung oder Temperaturmessung eigentlich keine Befruchtung hätte stattfinden dürfen? Sind solche »Pannen« immer auf Rechenfehler zurückzuführen oder gibt es dafür noch eine andere Erklärung? Wie kommt es, dass die Dauer des **Monden**zyklus zwar mit der des **Monats**zyklus zusammenhängt, aber die aktuelle Phase des Mondes nicht mit dem

Stadium des weiblichen Zyklus übereinstimmen muss? In der biologisch-dynamischen Landwirtschaft, wo man sich die Kräfte des Mondes beim Pflanzenwuchs zunutze macht, richtet man sich schließlich auch nach detaillierten Kalendern, die anhand des Mond- und Sternenstandes optimale Sä- und Erntetage für bestimmt Gewächse angeben. Hängt vielleicht die Fruchtbarkeit der Frau doch stärker mit dem Mond zusammen? Gibt es noch mehr Bezugspunkte als nur die gleich lange Dauer des Zyklus?

Es gibt neben dem uns allen bekannten und medizinisch gelehrten Menstruationszyklus einen zweiten, individuellen Fruchtbarkeitzyklus, der bereits bei der Geburt eines weiblichen Babys festgelegt wurde. Dieser zweite Zyklus richtet sich nach der Mondphase, die bei der Geburt der Frau vorherrschend war. Das heißt jedoch nicht, dass wenn der Mond bei Ihrer Geburt im Horoskop auf 27 Grad stand, genau bei der 27 Grad-Wiederkehr Ihr persönlicher Empfängnistermin ist. Es ist so: Sie sind zum Beispiel zwei Tage nach Vollmond geboren. Damals stand die Sonne in Ihrem Horoskop auf 16 Grad im Stier und der Mond 10 Grad in den Zwillingen. Der Unterschied von Sonne und Mond betrug (im Horoskop gesehen) 24 Grad. Alle 29 bis 30 Tage stehen Sonne und Mond wieder 24 Grad voneinander entfernt. Um diese Tage herum haben Sie die Phase Ihres individuellen Fruchtbarkeitszyklus. Der Winkelabstand von Sonne und Mond beträgt für Sie ein Leben lang immer 24 Grad. Das gilt auch für die Wochenbett- und Stillzeit und die Wechseljahre.

Zur Erklärung: Ein Horoskop weist immer 12 sogenannte Häuser mit jeweils 30 Grad auf. Die Sonne steht ungefähr 30 Tage in einem Sternzeichen. Der Mond wandert innerhalb von etwa 2,5 Tagen durch ein Haus oder Sternzeichen und benötigt rund 30 Tage, bis er alle 12 Häuser durchwandert hat und mit seinem Rundgang wieder von vorne beginnt.

Das silberne Licht und die Energie des Mondes stehen für Weiblichkeit und Mutterschaft.

Die Sonne wird mit dem Metall Gold in Verbindung gebracht.

Den Fragen der kosmobiologischen Fruchtbarkeit ist der tschechoslowakische Psychologe, Psychiater und Astrologe Dr. Eugen Jonas, geboren 1928, in den 1950er Jahren nachgegangen. Die Hinweise über Mondphasen und Fruchtbarkeitsphasen der Frauen hatte er aus sehr alten Schriften von Ärzten aus babylonischen und assyrischen Kulturen entnommen. Er forschte aus Sicherheitsgründen über 16 Jahre lang zum Mondphasenzyklus der Frauen. Er fand heraus, dass die größte Wahrscheinlichkeit für eine erfolgreiche Empfängnis immer dann eintritt, wenn zwei Zyklen, das sind der Eisprung nach der Methode von Knaus-Ogino und der kosmobiologische Zeitpunkt, sich überschneiden. Er und sein Kollege Dr. Kurt Rechnitz unternahmen Reihenuntersuchungen und statistische Erhebungen an 30 000 Frauen, um ihre Theorie zu beweisen. Dr. Jonas machte die Entdeckung, dass alle sensiblen Frauen nach knapp 30 Tagen (genau 29,5306) ihres Mondphasenzyklus eine erhöhte Phase des Verlangens nach Vereinigung mit ihrem Partner verspürten. Diese Daten stimmten jedoch nicht mit der Phase überein, die zur Zeit des Eisprungs in der Mitte ihres eigenen Menstruationszyklus auftrat. Weil Dr. Jonas zur Berechnung des Mondphasenzyklus nur astrologische Berechnungen vornehmen konnte und deshalb nach seinem Studium der Psychologie noch eine Ausbildung in Astrologie absolvierte, hatte er sehr viele ärztliche Gegner, die ihn als Narren bezeichneten. Von Hippokrates ist folgender Satz überliefert: »Unwissend ist der Arzt, der nichts von Astrologie versteht!« Das hatte Dr. Jonas erkannt und ließ sich in seinen Berechnungen nicht davon abbringen.

Im Internet gibt es die Seite www.astrobaby.de zum Mondphasenkalender der Anbieterin des Mathematisch-Astrologischen Instituts in Dreieich, Frau Limpach-Bürkner. Sie schreibt, dass die Berechnung des Mondphasenkalenders auf der Geburtszeit und dem Geburtsort einer jeden Frau basiert, und er wird für Sie die Zeitzone erstellt, in der Sie momentan leben, auch wenn dies nicht in Europa sein sollte, und zwar auf die Stunde und Minute genau. Die Zeitpunkte der sich wiederholenden »persönlichen« Mondphasen sind sowohl für Verhütungs- als auch für Empfängnisplanung wichtig. Sie können angeben, ob Sie einen **Verhütungs-Kalender**, einen **Planungskalender** oder einen **Planungskalender mit Geschlechtsbestimmung** erstellt haben möchten, da vor und nach den Mondphasen jeweils unterschiedlich viele Tage zu berücksichtigen sind. Ihr persönlicher Kalender gilt für ein Jahr und ist nicht teuer.

Falls Sie die Uhrzeit Ihrer Geburt nicht genau wissen, können Sie sie am Standesamt Ihres Geburtsortes erfragen. Für Frauen, die ihre Geburtsuhrzeit nicht kennen, weil sie im Ausland geboren wurden, wird der Mittelwert ihres Geburtstages – das ist 12 Uhr mittags – genommen. Dieses ist dann die Basis für die Berechnung der sich monatlich ergebenden Zeitpunkte. Die an sich reichlichen Zeitpunkte von vier Tagen vorher und zwei Tagen danach – die in Ihrem persönlichen Kalender eingetragen werden – decken mögliche Schwankungen ab. Der Geburtsort und die Zeitzone sollten bekannt sein. Bei einer kosmobiologischen Empfängnisplanung kann berechnet werden, wann Sie schwanger werden können und auch, wann Sie eine Schwangerschaft vermeiden können. Auch im Buch *Kosmobiologische Empfängsnisplanung* von Shalila Sharamon und Bodo Baginski erhalten Sie gründliche Informationen zum Thema.

Sharamon und Baginski:

Spätere Untersuchungen von Dr. Jonás ergaben ein überraschendes Ergebnis. Wenn der Fruchtbarkeitszyklus und der des Mondphasenzyklus zusammenfielen, trat zu 85% eine Befruchtung auf und nur 15% auf den bekannten biologischen Zyklus. Die größte Fruchtbarkeit ist gegeben, wenn sich beide Zyklen zeitlich überschneiden. Es ist anzunehmen, dass in einer Zeit, in der die Menschen noch in viel größerem Maß im inneren Einklang mit den kosmischen Rhythmen lebten, der monatliche Eisprung mit der entsprechenden Mondphase zusammenfiel, so dass es damals in der Regel keine zwei Zyklen gab.

Dr. Bert Maris:

Auch Dr. Rudolf Steiner sprach von der Möglichkeit, die menschliche Fortpflanzung in Einklang mit dem Kosmos zu bringen und die Fortpflanzung aus der bloßen Willkür und dem Zufall herauszuheben. Durch eine gezielte innere Schau und eine Öffnung zur Welt der Ungeborenen könnte vielleicht eine Sensibilität dafür entstehen, welche Seelen zu welchem Zeitpunkt geboren werden wollen.

Wichtig für Sie mag sein, dass Ihre Stimme während Ihres Eisprungs – und wahrscheinlich auch an den Tagen, an dem der Mond wieder an der Stelle steht, an der er zur Zeit Ihrer Geburt stand – höher und melodischer ist. Der Körpergeruch verändert sich, und Sie sehen strahlender und attraktiver aus und haben Lust, sich mit Ihrem Partner zu vereinen. Auch Ihr Partner hat ein feines Gefühl dafür, wann Ihr gemeinsames Wunschkind empfangen werden möchte. Jede Wiederkehr Ihrer persönlichen Mondphase bedeutet für eine Frau eine deutliche Zunahme der Empfängnisbereitschaft und Fruchtbarkeit.

Die Eizellen einer Frau sind 12-24 Stunden befruchtungsfähig. Spermien sind etwa 24-48 Stunden und manchmal sogar bis zu fünf Tagen im weiblichen Genitaltrakt befruchtungsfähig. Zu beachten ist, dass Frauen nicht in jedem Zyklus schwanger werden können. Es springt nicht jedes Mal ein Ei oder es sind erst einmal seelische oder körperliche Blockaden zu lösen. Bei Frauen, die lange keinen Eisprung hatten, kann eventuell ein paar Tage vor dem errechneten Mondphaseneisprung mit einer speziellen Bindegewebsmassage oder einer Fruchtbarkeitsmassage begonnen werden, um einen Eisprung anzuregen.

Wenn Sie aus Ihrem tiefen, inneren Seelenwunsch ein Kind erbitten, können sich bei Ihnen nach und nach positive hormonelle Veränderungen Ihres körpereigenen Hormonsystems einstellen, und der Zeitpunkt des Eisprungs kann sich der Phase des Mondphasenzyklus anpassen. Auch wenn Sie wieder intuitiv er-fühlen und er-horchen können, wissen Sie, wann Sie schwanger werden können.

Sollten Sie ratlos sein und nicht gleich an Ihre seelische Kraft und den Einfluss glauben, den Sie auf Ihr Hormonsystem haben, kann Ihnen die Feststellung des Wissenschaftlers Marco Bischof helfen. Er schreibt in seinem Buch *Biophotonen, das Licht in unseren Zellen*:

Wir sind Lichtwesen. Pro Sekunde finden in unserem Körper ungefähr 10 000 chemische Reaktionen statt. Jede Reaktion wird von unserer Psyche gesteuert.

Ich habe festgestellt, dass der starke und dringende Wunsch und die ständigen Gedanken: »Ich **will** ein Kind« den Östrogenspiegel unnötig erhöhen können und dadurch Chaos im Hormonsystem anrichten.

Ich möchte in diesem Kapitel noch einmal auf unsere Augen und Ohren zurückkommen. Unsere Augen sind nach außen gerichtet – auf das Analysieren und Bewerten – und suchen im Internet nach passenden Kinderwunschpraxen. Unsere Ohren dagegen vermitteln den Kontakt zu unserer Seele. (Nachzuhören auf der CD *Vom Hören der Welt* von J. E. Berendt.) Mit Ihren Ohren haben Sie die Möglichkeit zu er-horchen und Kontakt zu Ihrem künftigen Kind aufzunehmen.

Die Hörende ist bei sich. – Erhorchen-Lernen führt zu innerem Einklang.

Ihr Gehör können Sie schulen. Es gibt den Satz: »Ich muss auf mich hören«, denn unser Hörsinn ist der wichtigste und lenkt Sie nicht ab. Oft höre ich auch den Satz: »Ich habe so viel um die Ohren.« Dann können Sie auch Ihr Wunschkind nicht hören. Der französische Ohrenarzt Tomatis sagte einmal: Unser Ohr lädt das Gehirn mit elektrischer Energie auf. (Zu hören auf der CD *Vom Hören der Welt*.) Ich selbst liebe klassische Musik: Besonders beim Hören von Mozarts Musik öffnen sich meine Ohren, und gleichzeitig entfaltet sich mein Herz weit wie eine Blume. Sollten Sie Schwierigkeiten haben, an eine Empfängnis während Ihres Mondphasenzyklus zu glauben, können Sie natürlich auch andere Methoden anwenden und kombinieren. Im Internet finden Sie unter myNFP Zervixschleim folgende Hinweise zur Eigenbeobachtung, in welcher Zyklusphase Sie sich gerade befinden:

• Sie können die Lage Ihres Muttermundes beobachten, ertasten und auswerten;
• Ihren Zervixschleim beobachten und berühren – um Ihre Fruchtbarkeit zu ermitteln.
• Sie können Ihre Körpersymptome beachten oder

- die Knaus-Ogino Methode studieren.
- Sie können Ihre Temperatur messen,
- einen Menstruationskalender führen oder
- verschiedene andere Körpersymptome beobachten.
- Jedoch ist keine der natürlichen Verhütungsmethoden sicher und zuverlässig, solange Sie nicht auch Ihren Mondphasenzyklus beachten. Jede Wiederkehr ihrer persönlichen Mondphase bedeutet für eine Frau eine deutliche Zunahme ihrer Empfängnisbereitschaft und Fruchtbarkeit. Lassen Sie sich nicht verunsichern, wenn Ihnen gesagt wird, dass Ihr Partner nicht genug Spermien habe oder dass sie etwas »verknautscht« aussähen. In unserer Gesellschaft, für die Äußerlichkeiten wichtig sind, glaubt man, dass auch Spermien wohlgeformt sein müssten. Die Menge und das Aussehen sind nicht so wichtig, wie Ihnen von manchen Ärzten vermittelt wird. Es reicht ein Spermium, das eine gewisse »Ausstrahlung« hat und spürt, in welche Richtung es sich bewegen muss. Es gibt selbstverständlich Männer, die aus den verschiedensten medizinischen Gründen nicht zeugen können. Doch auch hier gibt es genügend Beispiele, die uns eines anderen belehren. Wenn ein Kind zu Ihnen kommen will, kommt es.

Ein Beispiel aus meiner Praxis: Als ich an diesem Kapitel arbeitete, rief mich eine Klientin an. Sie fragte mich, wie es mit meinem Buch vorangehe, und ich erzählte ihr, dass ich gerade an dem Kapitel »Kosmobiologische Empfängnisplanung« arbeite.

Unvermittelt sagte sie: »Ich bin schwanger – aber das geht ja gar nicht, es war der 26. Tag.«

Ich sagte: »Doch, das geht. Warten Sie einen Moment.« Ich druckte das Horoskop vom Tag und Stunde der Empfängnis aus und erzählte: »Am Tag der Empfängnis stand der Mond in den Fischen, 12 Grad entfernt zu Ihrer Sonne, und bei Ihrer Geburt stand der Mond dieses Mal auch in den Fischen, 12 Grad entfernt zu Ihrer Widder-Sonne.«

Sie sagte: »Ich hatte nach langer Zeit wieder einmal Lust, mit meinem Mann zu schlafen.

> Als ich meine 2. Schwangerschaft vor kurzem bemerkte, meinten
> mein Mann und ich:
> »Es hat so sein sollen.«

Sie hat intuitiv den Zeitpunkt gespürt, an dem ihr zweites Kind kommen wollte, obwohl sie sich selbst nur ein Kind vorgestellt hatte.[77]

Sollte Ihr Gynäkologe oder Ihre Gynäkologin nicht glauben, dass Ihr Baby zu einem kosmobiologischen Zeitpunkt gezeugt worden ist, lassen Sie sich keinesfalls beirren. Als ehemalige Hebamme weiß ich, dass von ärztlicher Seite vehement versucht wird, den Zeitpunkt der Geburt der üblichen Methode nach Knaus-Ogino anzupassen und zu berechnen. Manche schwangere Frau lässt sich beindrucken, wenn der Arzt einen Geburtsterminrechner zum Ausrechnen ihrer Empfängnis hervorholt und den genauesten Zeitpunkt ausrechnet, wann Ihr Entbindungstermin *zu sein hat*. Das kann bedeuten, dass die Geburt in einer Zeit eingeleitet wird, die nicht dem tatsächlichen Zeitpunkt Ihrer Empfängnis entspricht und unnötigen Stress für Sie und Ihr Baby bedeutet. Dies ist nur eines von vielen Beispielen, warum und wie wir Frauen unsere Autonomie über Schwangerschaftsplanung und Schwangerschaftsverhütung verloren haben.

Lesen Sie im Anhang (Seite 212): Ultraschall und natürliche Geburt.

Schlusswort

An der Donau in Munderkingen (Baden-Württemberg) steht auf dem Brunnenberg die Wallfahrtskirche Frauenberg. Früher befand sich an der Stelle ein keltisches oder alemannisches Wasserheiligtum. Im Mittelalter pilgerten kinderlose Frauen zu dieser Quelle, tranken daraus und wurden anschließend schwanger. In der Zeit des Christentums um das Jahr 1340 wurde eine Kirche über die Quelle gebaut. Irgendwann verbot die Kirche das Trinken aus der heiligen Quelle und verschloss den Brunnen mit einer Haube. Es wurde das Gerücht verbreitet, dass eine kinderlose Frau aus der Quelle getrunken und dabei Schlangenlaich aufgenommen habe. Man verbreitete, dass die Frau mit 57 Schlangen schwanger gewesen sein soll. Auf dem Grund des Brunnens fand man angeblich eine große Schlange.

Mit dem Verbot, das Wasser aus dieser Quelle zu trinken, nahm man den Frauen mit Kinderwunsch die Möglichkeit, sich bei der Hüterin des Brunnens in die Geheimnisse einer Schwangerschaft einweihen und sich von ihr beraten zu lassen. Sicherlich wurden Frauen dort auch über fruchtbare und unfruchtbare Tage aufgeklärt. Frauen verloren im Christentum ihre Rituale und Einweihungen. Sie konnten ihrer Naturspiritualität nicht mehr vertrauen. Nach und nach bestimmte die Kirche mit ihren unerfahrenen Priestern und Ärzten, ob, wann und wie viele Kinder Frauen zu bekommen hätten.

Das Kinderwunschzentrum Darmstadt berichtete kürzlich von einer neuen Entwicklung aus Dänemark: Ein Brutschrank (Inkubator) mit integriertem Mikroskop und Bilderfassungssystem! Es heißt:

Durch diese neue Technik können Embryonen erstmals bei völlig ungestörten und optimalen Kulturbedingungen kontinuierlich beobachtet werden. Der Hauptvorteil des Embryoscopes stellt das integrierte Mikroskop mit angeschlossener Kamera dar. Von der Befruchtungskontrolle bis zum Transfer nimmt die hochwertige Kamera unter kürzester Belichtungszeit (max. 80ms/Aufnahme) in Zeitintervallen von 20 Minuten Bilder jedes einzelnen Embryos auf. Während dieser vielfältigen und aussagekräftigen Analyse bleibt der Embryo völlig ungestört. Beides, die kontinuierliche Entwicklungsanalyse und die ungestörte Kultur des Embryos, führt zu einem optimalen Behandlungsergebnis.[78]

Normalerweise kuschelt sich ein Embryo in die Schleimhaut der Gebärmutterwand. Er lehnt sich an die Wand, fühlt Wärme, Sicherheit, Geborgenheit und Bewegungen, lauscht den Darmgeräuschen und Herzschlägen der Mutter. Es nimmt die Töne und Schwingungen der mütterlichen Stimme wahr. Die Reifung des Embryos geschieht ohne neugierige Einblicke von außen in einer weichen, dunklen Höhle. Der Embryo will nicht gesehen werden, weder durch ein lautes »Wellen« eines Ultraschallgerätes, noch durch wiederholte, grelle Belichtung einer Kamera. Die »technische« Schwangerschaft wurde mit den verschiedensten Medikamenten und Hormonen eingeleitet. Wenn Eizelle und Samenfaden zur Entstehung eines Embryos führten, wird weiterhin in kurzen Zeitabständen mit Progesterongaben und weiteren Medikamenten und Ultraschall »betreut«, auf Missbildungen untersucht, eine Chorionzottenbiopsie oder eine Fruchtwasseruntersuchung gemacht. Bei vorzeitigen Wehen werden Infusionen mit Wehenhemmern gegeben. Wenn die Geburt nicht am errechneten Termin eintritt, wird eine Einleitung mit künstlichen Hormonen vorgenommen, eine Rückenmarksnarkose angesetzt, die Fruchtblase geöffnet, um dann bei weiteren Problemen gleich einen Kaiserschnitt vornehmen zu können. Nach der Geburt bekommt das Baby vorsichtshalber Antibiotika. Spüren Sie den Unterschied?

Eine Politikerin – ich weiß nicht mehr genau welche – sagte einmal: Der Gesundheitssektor ist eine Jobmaschine. Damals ahnte ich nicht, dass es Frauen sein werden, um die man sich »Sorgen« machen muss. Die Journalistin Erika Feyerabend schreibt in einem Artikel von Juni 2008:

Pränataldiagnostik als Geschäft: Schwangere Frauen sind »Patientinnen« und unfruchtbare Paare neue »KundInnen« geworden. Jede Lebensphase einer Frau gilt als kontroll- und behandlungsbedürftig.

Auch der Fötus oder Embryo ist zum Patienten geworden.

Frauen betrachten die vielen technischen Vorsorgen und Angebote als einen Fortschritt. Das mag sich für viele Frauen auch so darstellen, denn es kümmert sich eine ganze Industrie um sie: Frauenärzte, die Pharmaindustrie, Befruchtungsinstitute, Hormonexperten, Labore, Pränataldiagnostiker, Humangenetiker, Softwareanbieter, Gerätehersteller und so weiter. Viele Frauen nehmen in ihrem Wunsch nach einem Kind die Angebote der Gesundheitsindustrie gerne in Anspruch oder lassen die Diagnostik über sich ergehen. Wer kontrolliert den Markt, der sich irgendwann nicht mehr kontrollieren lässt und sich selbst davonlaufen wird? Es ist eine Gier vorhanden, alles schöner, besser und perfekter zu gestalten. Es heißt: »Wir tun das ja alles nur, um vererbte Krankheiten auszumerzen.«

Regelmäßig wird in den Medien von neuen Methoden und Erfolgen berichtet, die noch gar nicht ausgereift sind. Es werden immer Frauen gesucht, die für alle möglichen Experimente aufgeschlossen sind. Ein Beispiel: Am 7.12.2010 schauten Forscher am Universitätsklinikum Charité einer Geburt im Kernspitomographen zu. Für die Geburt im Dienst der Wissenschaft wurde der Mutter eine kleine Entschädigung »im unteren Bereich« gezahlt. »Die Bilder waren faszinierend und haben einmal mehr bestätigt, dass eine Geburt ein Wunder ist«, hieß es.

Beim Lesen dieses Buches werden Sie immer wieder bemerkt haben, dass ich mich bei manchen Themen emotional zurückhalte und sie distanziert beschreibe. Doch ich wollte sie Ihnen zugänglich machen. Manche Berichte erschütterten mich so, dass ich mir vier Tage Auszeit von meinem Kinderwunschbuch nehmen musste, um sie verkraften zu können. Ich musste mich immer wieder mit unseren heutigen Irrtümern und Methoden »versöhnen«. Oft war es für mich unfassbar, wie wir munter darauf los experimentieren, um irgendwann festzustellen: Experiment missglückt.

Ich wünsche mir, dass Sie mehr und mehr Ihren eigenen Weg gehen können. Noch einmal: Es geht nicht darum, den Verstand auszuschalten, sondern dass Sie sich gleichzeitig den tieferen Geheimnissen des Lebens und Ihrer »weiblich«-intuitiven Seite zu öffnen vermögen. Ich wünsche mir, dass Sie und Ihr Partner sich wieder mit sich selbst verbinden und klare und liebevolle Entscheidungen für sich und Ihr Baby treffen können, dass Sie Ihr Urvertrauen und Ihre Sicherheit wiederfinden.

Es gehört Mut dazu, sich nicht ängstlich und unnötig in Vorsorge- und Nachsorgemaßnahmen zu verstricken. Entfernen Sie sich nicht von Ihrer eigenen Weisheit, denn Sie sind Ihre eigene Expertin. Denken Sie daran, dass Sie immer die Wahl haben, diese oder jene Untersuchung in Anspruch zu nehmen oder auch nicht. Nehmen Sie sich Zeit für Ihre Entscheidungen. Sie sind zusammen mit Ihrem Partner Schöpferin und Schöpfer Ihrer Schwangerschaft.

ANHANG

Magische Orte

Seit Jahrhunderten gehen Frauen an magische Orte, um ein Kind zu erbitten. In Niederbayern steht auf dem Frauenberg am Bogenberg bei Straubing die Wallfahrtskirche »Mariä Himmelfahrt«. Darin befindet sich eine schwangere Madonna mit Haaren, die über den Mantel hinabfallen. Sie hat ein kleines Fenster (Grübelein) im Bauch, in dem das Jesuskind zu sehen ist. Maria ist in der guten Hoffnung.

Diese Madonna wurde laut Überlieferung auf der Donau angeschwemmt und blieb am »Frauenstein«, einem Stein am Fuße des Berges, hängen. Jahrhunderte lang gingen Frauen zum Bogenberg zu den heiligen Quellen und holten bei der Ahnfrau, Erdgöttin, Wasserfrau oder Quellgöttin (einer Muttergottheit) ihr Kind ab. Hierbei spielten gleichzeitig Frauenrituale eine Rolle, die leider nicht überliefert sind.

Der Schweizer Mythologe Kurt Derungs schreibt in seinem Buch »Magische Stätten der Heilkraft«:

Fluss und Berg bilden eine Einheit, der Bogenberg repräsentiert den schwangeren Bauch einer Erdgöttin, die Donau wiederum manifestiert die große Wasserschlange oder den Drachen, der das fruchtbare Schwemmland bringt.

Noch heute gibt es einen 500 Jahre alten Pfingstbrauch am Bogenberg. Ab Pfingstsamstag wird ein etwa 13 m hoher und 1 Zentner schwerer geschälter Fichtenstamm von mehreren Männern auf den Schultern in einem eineinhalbtägigen Fußmarsch von Holzkirchen bei Vilshofen/Niederbayern auf den Bogenberg geschleppt. Der mit roten Wachsschnüren umwickelte Fichtenstamm stellt eine Kerze dar. Ab dem oberen Drittel werden fünf kleine Büschel vom Sadebaum (Giftwacholder) eingearbeitet. An der Kerzenspitze wird eine blaue

Schleife angebracht. Den ganzen langen Weg über wird die Kerze liegend von verschiedenen Männern auf den Schultern getragen. Im Volksmund heißt die Kerze »Lange Stang«. Am Pfingstsonntag tragen Männer die Kerze stehend den Bogenberg hinauf. Es scheint ein sehr alter erotischer Brauch zu sein und weist eindeutig nichtchristliche Züge auf. Im Inneren des Bogenberges befinden sich viele Quellen und Erdverwerfungen aus verschiedenem Gestein. Das scheint auf eine verstärkte Erdstrahlung hinzudeuten.

Noch heute pilgern Frauen mit Kinderwunsch zur schwangeren Muttergottes auf den Bogenberg. Es sind auch Frauen dabei, die ärztlicherseits keinesfalls schwanger werden können. Geraume Zeit nach einem Besuch auf dem Bogenberg werden die Frauen schwanger. Ein polnischer Kapuzinerpater, der Kirchenführungen anbietet, sagte in meinem Beisein zu einem Ehepaar mit Kinderwunsch: »Vertrauen und beten Sie, dann klappt es mit einer Schwangerschaft und Sie können einem gesunden Kind das Leben schenken.«

Frauen suchten früher außer heiligen Quellen auch Kultsteine auf, die das Naturheiligtum einer Steinahnin waren. Ebenso spielten heilige Bäume eine Rolle. Dort holten sich Frauen eine Kinderseele ab.

In Schildthurn in Niederbayern steht eine Wallfahrtskirche mit dem Patrozinium des heiligen St. Ägidius. Er gilt als der Patron der stillenden Mütter. Nebenpatroninnen sind die drei Jungfrauen mit den Namen Einbeth, Wilbeth und Worbeth. Diese drei heiligen Jungfrauen, auch Bethen genannt, beschützten die Frauen bei der Geburt. Sie wurden im Mittelalter von der christlichen Kirche durch die Muttergottesverehrung zurückgedrängt.

Als Wallfahrtsbrauch war in Schildthurn das Wiegenschutzen üblich, das Bewegen (Schutzen) einer großen Wiege, sowohl bei Kinderwunsch als auch bei Unfruchtbarkeit. Dafür stand unter der Empore eine Wiege zur Verfügung, die 1870 auf Anweisung eines Bischofs entfernt werden musste. Nur noch eine Votiv-Wiege aus dem Jahr 1868 hat sich erhalten.

Es wird erzählt, dass vor langer Zeit auf der Insel Rhodos am Tsambikastrand dreimal eine Muttergottes-Ikone angeschwemmt wurde. Jedes Mal wurde sie von Fischern an ihren vermeintlichen Ursprungsort zurückgebracht. Als sie das dritte Mal am Strand anlandete, sagte die Ikone zu dem Fischer, der sie fand: »Baut auf dem Hügel eine Kirche.« Alle Bewohner, auch kinderlose Frauen halfen, das Baumaterial den mühsamen steilen Weg zum Hügel hinaufzutragen. Als das Kirchlein fertig gebaut war, wurden einige Frauen, die vorher kinderlos geblieben waren, wie durch ein Wunder schwanger. Diese Kinder hießen darauf hin: Tsambika für ein geborenes Mädchen und Tsambiko für einen geborenen Jungen.

Der Name wird immer noch über Generationen weitervererbt.

Auch in der heutigen Zeit pilgern kinderlose Frauen barfuß den steilen Berg hinauf zum Kirchlein, um ein Kind zu erbitten. Sollte der Wunsch in Erfüllung gehen, heißt das Neugeborene Tsambika oder Tsambiko. Ich besuchte den Ort im Urlaub einmal, ohne um seine Bedeutung zu wissen. Soweit ich mich erinnern kann, sind dort Votivgaben in Form von Puppen zu sehen.

In Oberschwaben gibt es den Berg Bussen. Dort gibt es eine Marien Wallfahrtskirche. Auf diesen Berg pilgern junge Ehepaare und beten um gesunden Nachwuchs. Sie kommen zurück mit einem Bussenkindle – einem Wickelkind aus Marzipan. Der Bussen war früher ein heiliger Berg der Kelten mit einem Zentralheiligtum.

Auf Frauenchiemsee im Kloster Frauenwörth befindet sich die Ruhestätte der seligen Irmengard. Die heilige Irmengard ist zuständig für Frauen mit Kinderwunsch, schwangere Frauen und Mütter.

Paare mit Kinderwunsch besuchen die Abtei des Klosters und bitten um Kindersegen. Wenn ihr Wunsch in Erfüllung gegangen ist, bedanken sie sich mit einer Votivtafel. Jedes Jahr kommen 60 - 70 Votivtafeln hinzu.

In der Nähe des Städtchens Giresun an der Schwarzmeerküste liegt die kleine Insel Giresun Adasi. Angeblich hat sie schon vor 3000 Jahren dem sagenumwobenen Frauenvolk der Amazonen als Kultplatz gedient, so steht es jedenfalls bei Homer. Später bauten die griechisch-orthodoxen Mönche dort ein Kloster. Und heute feiern die Einheimischen jedes Jahr im Mai das Aksufest, ein Ritual, in dem sie der Muttergöttin Kybele ihre Aufwartung machen. Die Göttin Kybele wurde von den Amazonen verehrt. Bis heute werden auf der Insel schamanische Rituale gefeiert. Die Insel ist für die Bewohner sehr wichtig. Jedes Jahr im Mai fahren die Einheimischen in Booten dreimal um die kleine Insel herum. Das soll Glück bringen und fruchtbar machen. Die Pilgerboote starten an der Stelle, wo der Fluss Aksu ins Meer fließt. Bevor sie losfahren, müssen die Teilnehmer noch bestimmte Rituale vollziehen. Frauen, die ungewollt kinderlos sind, springen dreimal über ein Sacayak, eine Art dreibeiniges Eisengestell, unter dem sonst Feuer gemacht wird und das traditionell zum Essenkochen benutzt wird. Es soll die Gebärmutter und Fruchtbarkeit symbolisieren. Dann nehmen sie 15 Kieselsteine, drehen sich mit dem Rücken zum Fluss und werfen jeweils zwei über ihren eigenen Kopf in den Fluss und zum Schluss einen einzelnen.

Bei diesen Handlungen ist es besonders wichtig, an seine Wünsche zu denken. Es gibt auf der Insel einen Hanzafelsen, einen etwa vier Meter hohen Stein, der nur an drei Stellen aufliegt und halb im Wasser hängt. Er soll schon von den Amazonen angebetet worden sein und symbolisiert die Fruchtbarkeitsgöttin Kybele.

In: Alte und neue Rituale auf der Amazoneninsel von Eva Schindele und dem Touristenführer Mehmet Mert.

Tips, wie Sie Ihrem Organismus vor einer geplanten Schwangerschaft zu mehr Flexibilität, Durchlässigkeit und Lebenskraft verhelfen können

Weiblicher Hüfttanz, bekannt als Bauchtanz

Durch einseitige Sitzhaltung im Büro oder das andauernde Stehen als Verkäuferin werden Becken und Wirbelsäure falsch belastet. Mit Bauchtanz können Sie Ihren Beckenbereich lockern und die Rückenmuskulatur entspannen. Sie gehen in die Dehnung und lernen anschließend bewusst, eine angenehme Spannung aufzubauen. Ihre Lunge entfaltet sich durch selbstverständliches Atmen. Ihre Füße tanzen im Rhythmus der Musik. Die bewusste aufrechte Haltung fördert Ihr Selbstbewusstsein. Sie erleben Ihre Leistungsfähigkeit und nehmen Ihren Körper bewusster wahr. Der Hüfttanz führt zu geschmeidigen Bewegungen und regt dabei zudem Ihren Stoffwechsel an. Ihre Beckenknochen werden flexibler, und damit ist gesichert, dass Ihr Baby mit seinen schlängelnden Bewegungen ohne allzu große Mühe durch den Geburtskanal gleiten kann. Über die erlernten Übungen können Sie den Geburtsvorgang eigenmächtig, kraftvoll und aktiv gestalten.

Babys, die in einem Becken liegen müssen, das ihnen nicht genügend Raum bietet, neigen manchmal zu einem Schiefhals.

Schon vor langer Zeit tanzten Frauen, um ihren Menstruationszyklus zu ordnen, um ein Kind empfangen zu können oder eine möglichst schmerzfreie Geburt herbeizuführen.

Die Feldenkrais Methode

wurde von Dr. Moshé Feldenkrais, geboren 1904, begründet. Er schrieb unter anderen das Buch *Bewusstheit durch Bewegung, der aufrechte Gang.* Feldenkrais hatte eine schwere Knieverletzung, die ihm das Laufen unmöglich machte. Er beschloss, sich selbst zu helfen und experimentierte mit kleinen, langsamen Bewegungen. Es gelang ihm, sein eigenes Bewegungsverhalten wahrzunehmen, und er erweiterte es nach und nach durch neue Varianten. Es entstand die Feldenkrais-Methode.

Ein Säugling erkundet spielerisch und langsam seine Bewegungs-spielräume und gelangt mit minimalem Kraftaufwand zu seinem Ziel. Körper, Seele und Gehirn sind gemeinsam beteiligt. Erwachsene haben es verlernt, sich spielerisch zu bewegen.

In Feldenkrais-Kursen erlernen Sie, sich leichter zu bewegen und dabei Ihre Gelenke zu schonen. Sie erreichen eine sensiblere Körper- und Sinneswahrnehmung, Ihre Bewegungen werden anmutiger, und Sie können Fühlen und Denken wieder miteinander verbinden.

Taiji (chinesisches Schattenboxen) und Qigong (Stärkung der Lebensenergie)

Taiji basiert auf Bewegungen, Qigong auf Ruheübungen. Diese Übungen sind nicht voneinander zu trennen, sie ergänzen sich. Beide Wege dienen der Wahrnehmung des Körpers und der Korrektur von Haltungsfehlern, zur Kräftigung der Rückenmuskulatur und somit zur Entlastung Ihrer Wirbelsäule. Die Übungen haben eine positive Wirkung bei Schulter- und Nackenbeschwerden. Die tiefe Bauchatmung unterstützt Ihren Kreislauf. Harmonische Bewegungen beruhigen Ihr Nervensystem und führen zu innerer Harmonie.

Biodynamische Massagen nach Gerda Boyesen

Viele meiner Klientinnen wurden zu Zeiten schwanger, als sie sich Biodynamischen Massagen unterzogen. Diese sanften Massagen bringen Ihnen ein achtsames, sicheres Körpergefühl. Mit einer Biodynamischen Massage stärken Sie Ihr Immunsystem und die Abwehrkräfte. Ein gestärktes Immunsystem kann sich gegen das Eindringen von Viren und Bakterien wehren. Durch eine Biodynamische Massage können alltäglicher und anhaltender Stress abgebaut werden.

Eingelagertes Adrenalin führt zu Muskelverspannungen und einer Verkürzung der Muskeln. Biodynamische Massagen helfen Ihnen, das überschüssige Adrenalin durch spezielle Berührungen des Körpers über den Darm auszuscheiden. Der Darm ist für die Verdauung und Ausscheidung zuständig. Das betrifft sowohl die Nahrung als auch die Verarbeitung von Stress und belastenden Erlebnissen. Biodynamische Massagen führen zurück zu einer gelösten, entspannten

Grundhaltung und helfen Frauen, ihre Ängste in Bezug auf eine bisher nicht erreichte Schwangerschaft zu verlieren. Viele Frauen werden innerhalb weniger Monate schwanger.

Fruchtbarkeitsmassage

Auch eine liebevolle Fruchtbarkeitsmassage über mehrere Wochen oder Monate führt in vielen Fällen zu einer Schwangerschaft. Die Fruchtbarkeitsmassage kann zur Regulierung Ihres Zyklus führen und somit die Fruchtbarkeit verbessern.

Hormonyoga

Die Psychologin Dinah Rodrigues aus Brasilien hat aus Elementen der verschiedenen Yogarichtungen das Hormonyoga entwickelt. Dieses wirkt gezielt auf die hormonellen Organe: Eierstöcke, Schilddrüse und Hypophyse (Hirnanhangsdrüse). Die speziellen Übungen können den Hormonspiegel entweder anregen, beruhigen oder ordnen.

Alpha-, Beta-, Theta- und Delta-Wellen

Jedes Gehirn besteht aus Milliarden von Gehirnzellen, die durch elektrische Impulse miteinander kommunizieren. Schwingungen oder Wellen, die dabei entstehen, können im EEG gemessen und aufgezeichnet werden. Die Wellen, die während eines arbeitsreichen Tages vorherrschen, werden Beta-Wellen genannt. Es gibt Menschen, die sehr viel arbeiten und sich dadurch überwiegend im Alltagswellenbereich aufhalten. Auf Dauer gesehen brennen sie aus, denn es fehlt ihnen der regelmäßige Übergang von Beta-Wellen in den entspannenden Alpha-Wellen Bereich.

Durch regelmäßiges Meditieren, können Sie sich leichter aus den Alltagswellen lösen. Sobald Sie abschalten, sich entspannen oder meditieren, gleiten Sie in den gelösten Zustand der Alpha-Wellen. Sie sehen die Dinge gelassener und zuversichtlicher. Auch das Vertiefen in ein gutes Buch führt Sie in den Alpha-Wellen-Bereich. Im Alpha-Zustand werden Botenstoffe freigesetzt, die Sie Glücksmomente und Freude empfinden lassen. Im tiefen traumlosen Schlaf befinden Sie sich im Delta-Wellenbereich. Kurz vor dem Einschlafen und nach dem Aufwachen sind Sie für einen kurzen Moment im Alpha- oder Theta-Wellenbereich.

Über den Alpha-Wellen-Bereich sind Sie mit allen anderen Wellenbereichen verbunden.

Dominic O'Brien aus London, ein achtfacher Gedächtnisweltmeister, Jahrgang 1957 und Autor mehrerer Bücher, sagte in einem Interview des Focus Magazins am 19.08.2002: »Wenn ich die Augen schließe wie im Schlaf, fördere ich die Alpha- und Theta-Wellen. Wenn ich mich konzentriere, die Augen schließe und Alpha- und Theta-Wellen produziere, wird mein Gehirn mit Glückshormonen überschwemmt.« O'Brien glaubt, dass starke Alpha- und Theta-Wellen die Vorstellungskraft und damit das Gedächtnis beflügeln. Schnelle Beta-Wellen dagegen dominieren bei rationalen Entscheidungen. Dominic O'Brien galt als Kind und Jugendlicher als Legastheniker, hatte ADHS und war Tagträumer.

Von Bedeutung sind Delta-Wellen für Heilungsvorgänge, die Funktionstüchtigkeit des Immunsystems und für das Ausschütten von Wachstumshormonen. Delta-Wellen regulieren Drüsen und Hormone (es wird DHEA ausgeschüttet), und sie sorgen für die Regeneration unserer Zellen. Der Delta-Bereich ist so etwas wie der 6. Sinn. Eine Person, deren Gehirn sehr viele Delta-Wellen produziert, kann sich leicht in andere Leute einfühlen. Heiler weisen während ihrer Sitzungen einen hohen Anteil an Delta-Wellen auf. Eltern können durch Meditation in den gelassenen Bereich der Alpha-Wellen kommen, eventuell bis in den Bereich der Theta-Wellen – dann können sie ihr Baby besser verstehen und gleichzeitig auf den Delta-Wellenbereich ihres Babys einstellen, um den »Ton« zu treffen, den ihr Baby gut versteht.

Atemtherapie

Ilse Middendorf, die Begründerin der Atemtherapie, sagte einmal: »Der Atem ist die Stimme der Seele.« Ilse Middendorf wurde 98 Jahre alt. Das bewusste Atmen trägt zur Ihrer inneren Sammlung bei, bringt Sie ins Gleichgewicht und in die Gegenwart. Sie können sich und Ihre Handlungen deutlicher und bewusster wahrnehmen. Jeder

Mensch hat einen individuellen Atemrhythmus. Erwachsene atmen im Ruhezustand ungefähr sechzehn bis achtzehn Mal in der Minute. Beim Einatmen wird Sauerstoff zu den Körperzellen transportiert und beim Ausatmen Kohlendioxid abgegeben. Sie atmen nicht nur Kohlendioxid aus, sondern auch negative Erlebnisse, Gedanken und Gefühle. Die Betonung des Atmens sollte auf der Ausatmung liegen – das heißt entspannen und loslassen.

Durch die natürliche, fließende Atmung werden Ihre Hormonproduktion und Ihre Energie angeregt und Ihre Stimme wird melodischer.

Menschen, die als Kinder in einer Atmosphäre von Stress, Schreck und Angst aufgewachsen sind, haben meist eine Haltung des Einatmens und Luftanhaltens. Die Einatemmuskulatur verspannt sich, die Schultern ziehen sich nach oben, und dadurch können Sie die eingeatmete Luft nicht mehr zur Genüge ausatmen. Sie geraten aus Ihrem Energiefluss. Das Wohlgefühl des ruhigen Atmens ist Ihnen damit schon als Kind abhandengekommen. Auch wenn Sie Ihre Kindheit abgelegt haben, können Ihnen die Erinnerungen an längst vergangene Atemnöte immer noch Probleme bereiten.

Atemtherapeutinnen können Ihnen helfen, in einen entspannenden Atemrhythmus zurückzufinden, bis Sie spüren: Es atmet mich.

Fragen Sie einmal Ihre Mutter, wie Sie nach der Geburt geatmet haben. Wenn es nach der Geburt eine Atemnot gab, könnte diese Not Ihr ganzes Leben energetisch bestimmen.

Der Lebenshauch (Odem) ist unser erster Atemzug, er begleitet uns durch unser ganzes Leben, bis er am Ende des Lebens ausgehaucht wird.

Autogenes Training

Das Autogene Training wurde in den 1920er Jahren von einem Berliner Arzt entwickelt. Er erkannte, dass jeder Mensch es üben kann, sich in einen Zustand der Ruhe und Tiefenentspannung zu bringen. Das Ergebnis sind Muskelentspannung und eine angenehme Durchblutung des Körpers. Autogenes Training kann zu jeder Zeit und in jeder Lage angewandt werden.

Fußreflexzonenmassage

Schon vor über 100 Jahren wurde von dem amerikanischen Arzt, Dr. Fitzgerald dokumentiert, dass verschiedene Indianerstämme in Mittel- und Nordamerika ihre Kranken über die Füße behandelten. Es dürfte sich um Jahrtausende altes Wissen handeln. Lassen Sie sich eine Fußreflexzonenmassage geben. Eine gute Therapeutin kann herausfinden, welcher Ihrer körperlichen Bereiche oder Organe einer Behandlung oder Entspannung bedürfen. Die Füße stellen das Abbild des gesamten Menschen dar. Die Zehen sind mit dem Kopfbereich, die Fußmitte unter anderem mit dem Verdauungsbereich und die Fersen mit dem Beckenbereich verbunden.

Heilen mit der Methode Dorn:

Dieter Dorn aus dem Allgäu hat vor vielen Jahren eine sanfte Methode entwickelt, um mit einem Daumendruck die Wirbelsäule und die Gelenke wieder in ihre optimale Position zu bringen. Die Dorntherapie setzt keine Beschädigungen an Sehnen, Bändern und Muskeln. Eine Beinlängendifferenz und ein Becken, das in eine Art Schiefhaltung geraten ist, können ausgeglichen werden.

Zur Überprüfung Ihrer Wirbelsäulenblockaden begeben Sie sich in die Hände einer erfahrenen Therapeutin oder eines Therapeuten, die oder der bei Dieter Dorn selbst die Dorn-Methode erlernt, an sich selbst erfahren und bei Dieter Dorn praktiziert hat. Überlassen Sie es Ihrem Gefühl, welcher Therapeut Ihnen guttut und welcher nicht.

Dieter Dorn wollte nicht, dass die Dorn-Methode mit anderen Therapien vermischt wird. Nach der Behandlung mit der Methode Dorn wird Ihnen gezeigt, was Sie tun können, um »eigenmächtig« an Ihrer Heilung mitzuwirken.

Falls Sie die sanfte Dorn-Methode noch nicht kennen, besorgen Sie sich das Buch »Heilen mit der Methode Dorn«.

Dieter Dorn aus dem Allgäu – der leider verstorben ist – hat vielen Frauen geholfen, schwanger zu werden. Er glich zum Beispiel Fehlhaltungen des Beckens aus, die das Kreuzbein (*os sacrum* – heiliger Knochen) blockierten.

PodoÄtiologie nach Lydia Aich für Ihre Körperstatik

Alle unsere Bewegungen erfolgen in Muskelkettenreaktionen, sogenannten Bewegungsmustern. Diese beginnen oder enden immer in der
Basis unseres Körpers, unseren Füßen. Nicht jeder Schmerz, der sich in
unseren Füßen zeigt, hat dort auch seine Ursachen. Nach Schätzungen
der WHO haben 70 % der Menschen in den Industrieländern eine funk-
tionale Beinlängendifferenz aufgrund einer Verschiebung des Iliosakral-
gelenks (Kreuzbein-Darmbein-Gelenk). Diese Verschiebung macht sich
erst in der Schwangerschaft deutlich bemerkbar. Fehlhaltungen und
Rückenschmerzen können ihre Ursachen zum Beispiel im Kleinhirn, im
Zahnbereich oder durch verdrehte Beckenschaufeln haben. Durch den
Einsatz von dünnen Therapiesohlen lassen sich Muskeln, Sehnen und
Gelenkverschiebungen und die im Gehirn manifestierten Körperfehl-
haltungen umprogrammieren. Schritt für Schritt erreichen Sie eine
Gleichgewichtsstabilisation und eine Optimierung Ihrer Körperstatik.

Geomantie

Es ist möglich, dass die Wohnung oder das Haus, in dem Sie wohnen, in einer Strahlungszone liegt. Es kann sich etwa um Verwer-
fungen, Wasseradern oder Blitzadern handeln. Diese Belastungen
sollten abgeklärt werden, wenn Sie länger nicht schwanger werden.
Jede Wohnung, jedes Haus, jedes Grundstück hat eine Art » Vergangenheit«, die auf einer feinstofflichen Ebene liegen kann. Holen Sie
sich eine erfahrene Geomantin oder einen Geomanten. Diese beraten
sich mit Ihnen, um Ihr Wohnumfeld und Sie kennenzulernen und
eventuelle Störungen zu erkennen und zu befrieden.

Lernen Sie reiten auf einem Islandpferd

Bei dieser speziellen Art zu reiten lernen Sie Ihren Beckenboden nach
oben zu heben – Sie stärken dadurch auch Ihre inneren Oberschen-
kelmuskeln. Isländer haben eine spezielle Gangart, die Tölt heißt.
Die Reiterin sitzt erschütterungsfrei auf ihrem Pferd und verspürt eine
dreidimensionale, wellenartige Achterbewegung ihres Beckens. Dadurch werden einerseits Muskeln entspannt und andererseits wichtige
Muskeln gestärkt. Die Balance wird geschult, und die Reiterin kann

sich geistig und seelisch erholen. Isländer sind eine ursprüngliche Pferderasse mit eher zotteligem Fell, großem Kopf und großen Augen. Das spricht in uns das Kindchenschema an, und wir werden empfindsamer im Umgang mit Mensch und Tier.

Katathymes Bildererleben
Diese Methode wird auch Katathym-Imaginative Psychotherapie genannt und wurde 1954 von Hanscarl Leuner begründet. Es ist ein tiefenpsychologisch fundiertes Verfahren. Katathym heißt »aus dem Gefühl heraus«. Als Kinder leben wir bis zu einem Alter von etwa fünf Jahren in einer magischen Welt. Kinder haben eine blühende Phantasie und bildliche Vorstellungskraft. Sie leben immer wieder in Tagträumen, die zu ihrer tiefen Entspannung führen. Sie handeln intuitiv. Nach und nach lernen sie, die unbewusste Welt mit der bewussten Welt zu verbinden, ohne ihre Intuition zu verlieren.

Für uns alle ist es wohltuend, in einer bewussten und unbewussten Ebene zu leben. Viele Erwachsene haben verlernt, zu träumen und ihrer Intuition zu vertrauen. Sie sehen die Welt trist durch ein Rohr nur in Schwarz und Weiß. Die Phantasie, ihr Leben zu verändern, ist ihnen verlorengegangen. Tagträume helfen Ihnen, die Welt wieder bunt und entspannt wahrzunehmen. Belastungsstörungen aus der Kindheit können mit Reisen in die Tiefenentspannung aufgearbeitet werden. Dadurch kommen Sie wieder in Ihre ursprüngliche Identität und Kraft. Sie können auch als Paar einen Therapeuten aufsuchen und herausfinden, warum Ihr Kinderwunsch unerfüllt bleibt.

Akupunktur
Eine erfahrene, gut ausgebildete Akupunkteurin (oder ein solcher Akupunkteur) kann mit einer speziellen Pulsdiagnose erfühlen, wie es um Ihren Gesundheitszustand steht und wo sich in Ihrem Körper Blockaden aufbauten. Die Akupunktur harmonisiert den Energiefluss (Qi), der in den körperlichen Energieleitbahnen (Meridianen) ungehindert fließen muss. Ungesunde Ernährungsgewohnheiten können Staus in den Energieleitbahnen verursachen. Die Energieleitbahnen sind Energiekanäle, die verschiedene Organe miteinander verbinden.

Akupunktur ist ein Teilbereich der chinesischen oder tibetischen Medizin und wirkt erst dann dauerhaft, wenn Sie zusätzlich Ihre Ernährungs- und Lebensgewohnheiten verändern. Akupunktur zeigt seit Tausenden von Jahren seine Wirkung.

Ohrakupunktur

Auch das Wissen um die Ohrakupunktur ist viele Tausend Jahre alt. Der gesamte Körper eines Menschen ist in den Ohren des Menschen abgebildet. Ohren haben die Form eines auf den Kopf gestellten Embryos. Die Ohrläppchen haben dementsprechend einen Bezug zum Kopfbereich und so weiter.

Homöopathie

Es gibt viele Konstitutionsmittel, die Frauen zu einer Schwangerschaft verhelfen können. Für sehr wichtig halte ich homöopathische Heilmittel, die den Frauen helfen, erst einmal zur Ruhe zu kommen. Immer wieder geraten Frauen in Panik und Hektik, weil es die erwünschte Schwangerschaft nicht eintritt. »Gut Ding will Weile haben.« Dieses Sprichwort gilt noch heute.

TCM – Traditionelle Chinesische Medizin

Neben einer ausführlichen Anamnese wird eine Zungendiagnose vorgenommen. Zur Diagnose werden mit den Fingerkuppen an den Innenseiten beider Handgelenke jeweils drei Pulse ertastet. Sie haben einen Bezug zu den Organen.

Ein körperliches Gleichgewicht wird je nach Konstitution mit einer Ernährungsberatung, Moxibustion (Erwärmung bestimmter Körperpunkte mit Beifußkraut), Einsatz von Heilkräutern, speziellen Massagen und Akupunktur angestrebt.

Osteopathie und Craniosakrale Osteopathie

Mit diesen Behandlungen kann an Ihrem Becken, Ihrer Atmung und Ihrer Kiefermuskulatur gearbeitet werden. Eine zu flache Atmung kann sich daraufhin zu einem guten Volumen steigern. Die Beckenspannung kann entlastet werden.

Operationen im Beckenbereich können bei manchen Frauen zu Vernarbungen und Verklebungen führen. Größere Vernarbungsgebiete können zur Beeinträchtigung der Beweglichkeit von Eierstöcken und Eileitern führen.

Der Osteopath J. P. Barral:

Wir glauben auch, dass die lokale Stimulation der Beckenorgane durch die osteopathische Behandlung zu einer Stimulation von dortigen nervalen Strukturen führt. Dadurch kommt es zu einer Stimulation der Hypothalamus-Hypophysen-Achse, dies wiederum führt zu einer positiven Stimulation der hormonellen Regelkreise für die weiblichen Geschlechtsorgane.

Ultraschall, Vorsorgeuntersuchungen und natürliche Geburt

Ist eine Frau schwanger, behält sie dieses freudige Ereignis erst einmal für sich. Sie träumt von ihrem Kind, ob es ein Mädchen oder ein Junge sein wird und sieht ihre Träume in einem Farbfilm. Sie freut sich, ihrem Mann von der Schwangerschaft zu erzählen, dann auch ihrer Schwester, ihren Eltern, Schwiegereltern und Freundinnen. Die werdende Mutter ist überglücklich, ihr Herz und ihr Bauch werden warm, und sie will die erwünschte Schwangerschaft erst einmal genießen. Da sie in ihrer Intuition, ob sie auch wirklich schwanger ist, noch etwas unsicher ist, geht sie in eine Apotheke und holt sich einen Schwangerschaftstest. Erst wenn er positiv ausfällt, ist sie sich wirklich sicher. Da sie aber nun gehört hat, dass es auch Eileiterschwangerschaften gibt, geht sie zu ihrem Frauenarzt und lässt eine Ultraschalluntersuchung vornehmen. Da kaum etwas von ihrer Leibesfrucht zu sehen ist, wird sie kurz darauf noch einmal bestellt, denn dann könne man sehen, ob das Herz des Kindes auch wirklich schlägt.

Das, was sie nun sieht, ist ein kleiner schwarzer Fleck, aber nicht das Wesen, das sie sich vorstellte. Sie hat ihr Baby »gesehen«, obwohl es, verborgen in einer Höhle, noch gar nicht gesehen werden will.

Mit den Ultraschalluntersuchungen wird der Embryo aus dem Verborgenen in die Öffentlichkeit geholt. Der Embryo lebt in seiner eigenen Welt, einem warmen, endlos großen Ozean. Der Embryo ist nicht gefragt worden, ob er sich schon zeigen möchte. Er wird in seiner sensiblen Entwicklungsphase mit einem Gerät beschallt, das mit etwa 110 Dezibel die Lautstärke eines Presslufthammers oder einer U-Bahn, die in eine Station einfährt, gleicht. Legen Sie einmal in einem Schwimmbad Ihren Kopf unter Wasser und hören den Lärm, den andere Badegäste machen. Schon dieser gedämpfte Lärm stört Ihre Entspannungsbemühungen.

Oft erzählen schwangere Frauen, dass im Ultraschall ihres Babys vom Gynäkologen festgestellt wurde, dass ihr Kind Ablagerungen im Gehirn und Zysten in den Nieren hätte. Ihr Kind sei zu klein, der Kopf zu groß oder das Kind habe sich nicht gedreht. Dadurch kann die sensible Schwangere in Angst und Schrecken versetzt werden und gibt ihre erschrockene Reaktion sogleich an ihr Baby weiter. In den allermeisten Fällen stellen sich die Diagnosen als völlig irreal heraus. Schwangere sind nach der »Diagnose« eines Arztes in ihrer Eigenwahrnehmung verunsichert und verlieren den feinen energetischen Kontakt zu ihrem Baby.

Ultraschalluntersuchungen sind Stress für Sie und Ihr Baby. Viele Babys werden auffällig unruhig während den Ultraschalluntersuchungen. Immer wieder höre ich Frauen erzählen, die die abwehrende Reaktion ihres Ungeborenen als zustimmendes, freudiges Strampeln interpretieren! Das Strampeln sollte jedoch als Abwehrreaktion gesehen werden. Ärzte verfügen mit ihrer Autorität über Mutter und Kind und stellen viele Untersuchungen als wichtig und notwendig dar.

Meine schwangeren Klientinnen, die um meine Sichtweise der Ultraschalluntersuchungen wissen und sogar aufgrund der Änderung ihrer Sichtweise planen, ein Geburtshaus aufzusuchen, sagen nach unserem Gespräch: »Aber die drei Ultraschalluntersuchungen lasse ich schon machen.« Ich antworte dann: »Wer hat Ihnen gesagt, dass Sie drei Untersuchungen brauchen?«

Sie sehen, wie es sich in der heutigen Zeit uns Frauen eingeprägt hat, dass Ultraschall und alle mögliche »Vorsorgeuntersuchungen« so wichtig wären. Meine Mutter und ich haben in der Schwangerschaft nur die liebevollen Hände der Hebamme auf unserem Bauch liegen gehabt, um sicher zu sein, dass alles in Ordnung ist. Hebammen haben und hatten unendlich viel Erfahrungen und Intuition, die viel besser war und ist, als der Ultraschall einer Maschine. Wir hatten auch immer das Gefühl, dass alles gutgehen wird. Jede überflüssige Untersuchung haben wir gemieden, weil sie uns Zeit kostete und Verunsicherung hervorrufen konnte. Wir hatten noch die Gabe, in uns hineinzuhören und selbst beobachten zu wollen. Trotzdem hatte ich mich auf den Schwangerschaftstest mit Duogynon eingelassen, um den Arbeitsschutzbestimmungen meines Arbeitgebers gerechtzuwerden.

Ich war zu einer Zeit Hebammenschülerin und Hebamme, als plötzlich verbreitet wurde, dass nur Krankenhausgeburten sicher wären. Dabei gab es seriöse Berichte, dass gut beobachtete Hausgeburten weniger Risiken hatten und dass in einem gewohnten Umfeld verhindert werden kann, dass sie Ängste entwickelten und die Wehen plötzlich aussetzten. Hausgeburten waren und sind für die ganze Familie ein Glückserlebnis. Eine Geburt ist eine Zwiesprache zwischen Mutter und Kind, der Partner und die Geschwister dürfen mitsprechen.

Stellen Sie sich Ihr Ungeborenes als ein Individuum vor, das weiß, was es will. Beziehen Sie auch Ihren Partner, der sich in der Schwangerschaft auf Grund seiner eigenen Hormonumstellung in sein Kind einfühlen kann, in alle Entscheidungen mit ein. In der Schwangerschaft hat Ihr Mann die Aufgabe, sich hinter Sie zu stellen und Sie zu schützen. Nehmen Sie ihn mit zu den Untersuchungen. Er hat einen anderen Blick, mit der er unnötige Vorschläge betrachten wird. Fragen Sie Ihr ungeborenes Kind immer wieder, ob es mit dieser und jener Maßnahme oder Untersuchung einverstanden wäre. Es wurde von der Natur so eingerichtet, dass Sie als Schwangere in einem tiefen seelischen Kontakt mit Ihrem Ungeborenen verbunden sind. Ihr Kind ist ein reifer Mensch, der mitsprechen möchte und Ihnen Zeichen geben kann.

Und vergessen Sie nicht, sich so früh wie möglich eine Hebamme zu suchen. Hebammen sind die wichtigsten Ratgeberinnen, die es gibt, und haben unendlich viel Erfahrung. Haben Sie eine gefunden,

der Sie vertrauen, wird sie Sie auf Ihrem Weg ermutigend begleiten und Ihnen alle Fragen beantworten. Leider können diese weisen
Frauen nur noch unter erschwerten Umständen arbeiten. Sie sind
gezwungen, hohe Versicherungen abzuschließen, die sie als freie
Hebamme nicht mehr bezahlen können.

Literatur

Literatur und Unterlagen, die ich verwendet habe

AFS-Bundesverband »zu versteckten Risiken der Periduralanästhesie«

Alberti, Bettina, Die Seele fühlt von Anfang an – wie pränatale Erfahrungen unsere Beziehungsfähigkeit prägen

Arte, Fernsehkanal, Der kluge Bauch, unser zweites Gehirn

Bischof, Marco, Biophotonen Licht in unseren Zellen

Blazy, Helga, Gespräche im Innenraum, Intrauterine Verständigung zwischen Mutter und Kind

Frankenberg, Angelika von, Das Zusammenspiel der Hormone – Wie Hormone die Körperfunktionen beeinflussen und warum sie entgleisen

Froböse, G. und R., Lust und Liebe: Alles nur Chemie?

Gröber, Uwe und Holick, Michael, Vitamin D – die Heilkraft des Sonnenvitamins

Gröber, Uwe, Arzneimittel und Mikronährstoffe und verschiedene Vorträge

ISPPM – Internationale Gesellschaft für prä- und perinatale Psychologie und Medizin

Janus, Ludwig, Wie die Seele entsteht, Unser psychisches Leben vor, während und nach der Geburt, Mattes Verlag Heidelberg

Kharrazian, Dr. Datis, Schilddrüsenunterfunktion und Hashimoto anders behandeln

Kneissl, Inge, Testosteron macht Politik

Labor Synlab, *Gynäkologie*

Liedloff, Jean, Auf der Suche nach dem verlorenen Glück

McTaggart, Lynne, Was Ärzte Ihnen nicht erzählen

Medizininfo Endokrinologie

Metafackler, Firma, Infos

Nofziger, Margaret, Fruchtbarkeit selbst bestimmt

Northrup, Dr. med. Christine, Frauenkörper – Frauenweisheit

Odent, Michel, Anregendes aus seinen Vorträgen

Odent, Michel, Es ist nicht egal wie wir geboren werden

Odent, Michel, Im Einklang mit der Natur, neue Ansätze der sanften Geburt

Rieger, Dr. med. Berndt, Die Schilddrüse – Balance für Körper und Seele

Rieger, Dr. med. Berndt, Hashimoto und Basedow – Schilddrüsenerkrankungen ganzheitlich behandeln

Sanum, Firma, Gesundheit und Gesundung – eine Sache des richtigen Infor-
miertseins
Schwegler und Luciu, Der Mensch – Anatomie und Physiologie
Sharamon, Shalila, Kosmobiologische Familienplanung
Soldner, Dr. und Stellmann Dr., Individuelle Pädiatrie
Tomatis, Alfred, Klangwelt Mutterleib; Der Klang des Universums; Der
Klang des Lebens
Wal, Dr. Jaap van der, Interview und Vortrag
Yoda, Prof. Dr. Peter, Ein medizinischer Insider packt aus

Buchempfehlungen zum Thema Menstruation und Frauenkraft
Francia, Luisa, Drachenzeit – Die verborgene Kraft der Menstruation
Gray, Miranda, Roter Mond
Krautwald, Li-Ulja Christine, Der Weg der Kaiserin
Margotsdotter-Fricke, Dagmar, Menstruation – von der Ohnmacht zur Macht
Pröll, G., Die glückliche Gebärmutter, Das Buch, das allen Gebärmüttern
dieser Welt gewidmet ist. Es richtet sich an Frauen, die ihre Selbstheilungs-
kompetenz wiederentdecken wollen.
Pröll, G., Meine Tage und das Geheimnis der Menstruation
Voss, Jutta, Das Schwarzmond-Tabu

Empfehlungen zum Thema Impfungen und Infektionen
*Lesen Sie rechtzeitig Bücher über Impfungen, die vielleicht für Ihr Baby in
Frage kommen, welche Impfung im 1. Lebensjahr unbedingt notwendig
ist und mit welchen Impfungen Sie sich Zeit lassen können. Jedes Kind
hat seinen eigenen Zeitpunkt für eine Impfung.*
Goebel, Dr. med. Wolfgang, Schutzimpfungen selbst verantworten – Grund-
lagen für eigene Entscheidungen
Hirte, Martin, Impfen Pro & Contra – das Handbuch für die individuelle
Impfentscheidung
Zur Frage von Impfungen im Kindesalter:
www.individuelle-impfentscheidung.de

Anmerkungen

1 Noch immer gibt es Folgeschäden. In der Tiermast wurden DES, Dienöstrol und Hexöstrol, die die Eiweißsynthese anregen und so als Wachstumsförderer wirken, entweder ins Futter gemischt oder ins Ohr eingepflanzt. Sie wurden auch illegal in die Muskulatur, also ins Fleisch, injiziert – das steigerte die Gewichtszunahme um 10 bis 15 Prozent und verringerte den Futterbedarf pro Kilo Körpergewicht. Alle drei Substanzen sind krebserregend. Bis 1980 beherrschte die illegale Verwendung von DES die Viehzucht. Ich fragte einmal eine mir bekannte Bäuerin, ob sie von den großen Kälbern wüsste. Sie sagte sinngemäß: »Und dann standen wir mit unseren mickrigen Kälbern auf den Tiermärkten und konnten sie nicht verkaufen. Wir beteiligten uns nie an diesen Manipulationen.« Vgl. Die Kinder des Stilböstrol, Friedrich Katscher, *Wiener Zeitung online* vom 16.10.1998, Update 01.03.2005.

2 Bericht der Arbeitsgruppe »Textilien« des Bundesinstituts für gesundheitlichen Verbraucherschutz und Veterinärmedizin vom 20.07.2001.

3 Erste wissenschaftliche Studien wurden 1967 publiziert. Man kam zu dem Ergebnis, dass es einen Zusammenhang zwischen den hormonellen Schwangerschaftstests unter der Einnahme von Duogynon und auffallend häufigen Missbildungen bei Neugeborenen gab. Ende 2010 tauchten Briefe aus den Jahren 1967 bis 1969 auf, in denen sich britische Schering-Wissenschaftler und ihre deutschen Kollegen über schwere Missbildungen bei Neugeborenen austauschten und die möglichen Risiken einer Duogynoneinnahme erörterten. Später wurde festgestellt, dass der hormonelle Bestandteil Ethinylstradiol, ein verstärktes Estrogen, nicht während der Schwangerschaft eingenommen werden dürfe. Obwohl einige Ärzte vor der Einnahme von Duogynon und den auftretenden Missbildungen bei Neugeborenen warnten, wurde Duogynon während der Jahre 1950 bis 1973 eingesetzt. *(siehe auch: Pharmazeutische Zeitung online-Ausgabe 28/2012)*

4 *Die Frau im Mond.* Gaya Amarylliy. Online-Artikel.

5 www.fruehe-Kindheit, net/download/landtag_folien pdf-PDF Datei. – Zitiert im Vortrag *Ohne Bindung keine Bildung* von der Dipl. Psychologin Antje Kräuter.

6 YouTube: *Epigenetische Prägung* mit Prof. Dr. J. Huber.

7   vgl. Presseinformation Nummer 269 – Bochum 15.08.2012 Gestresste Gene – RUB Forscher und Kollegen untersuchen Methylierung der Erbsubstanz.

8   Vgl. Ein maiglöckchenähnlicher Duft locke die Spermien an, berichtet das Team um Dr. Marc Spehr und Prof. Hanns Hatt im Wissenschaftsmagazin »Science« (28.3.2003) – Am 24. Februar 2012 erscheint bei der Max-Planck-Gesellschaft ein Artikel, dass Spermien keine Düfte riechen können (ohne Autor). Warum sollten Spermien keine Düfte riechen können? Entscheiden Sie selbst, was Sie glauben möchten.

9   *Zeit ONLINE* Nr. 29/2013 Familie auf Vorrat – Das Kinderglück verschieben: Die Fortpflanzungsmedizin macht es möglich. Mit welchen Folgen? Martin Spiewack.

10   *Besuch aus der Südsee*, ARTE; Bericht: siehe WAZ.de.

11   Alfred Tomatis. Der Klang des Universums. S. 176.

12   Auf der CD »Die Welt ist Klang« von Joachim Ernst Berendt hören Sie die Tonfolgen von Sonne, Mond und den Planeten Erde (vom g zum gis schwingend), Merkur (hohes viergestrichenes e), Venus, Mars, Jupiter, Saturn (tiefes g). Die begleitenden Rhythmen im Gesang der Planeten erzeugen Uranus, Neptun und Pluto.

13   Ebd. Berendt, CD.

14   Tomatis, S. 189.

15   Ebd. Tomatis, S. 190.

16   Ulfried Geuter in *Psychologie Heute* 1/03 (S. 20-26).

17   *Der Spiegel* 6/2014 »Leben vor der Geburt«.

18   *The unborn Child* - Karnac Verlag ISBN 978-1-85575-420-1 aus England.

19   Die drei Jungfrauen leben auch in Deutschland in vielen Sagen weiter. In Südtirol werden sie Aubet, Cubet und Guere genannt und noch immer am 16. September als drei Statuen in einer Prozession getragen. Wenn Sie mehr wissen wollen: Erni Kutter: *Der Kult der drei Jungfrauen. Eine Kraftquelle weiblicher Spiritualität neu entdecken.* Books on Demand, 2003.

20   Serotonin wird in speziellen Zellen der Darmschleimhaut mit Hilfe der essentiellen Aminosäure Tryptophan gebildet. Um Serotonin herzustellen, muss Tryptophan so fein verstoffwechselt werden, dass es über die Blut-Hirn-Schranke wandern kann.

21 In den Eierstöcken wird zuerst Testosteron gebildet, das mit Hilfe eines Enzyms (Aromatase) zu Estradiol (Östrogen) umgebaut wird. Aus Cholesterin entsteht zuerst das Hormon Pregnenolon, das Ausgangshormon der Steroidhormonsynthese. Im Körper zirkuliert Pregnenolon als Pregnenolon-Sulfat.

22 *Xeno-Östrogene.* Linda Peters. (Xeno-Östrogene sind synthetische Chemikalien mit estrogener Aktivität).

23 *Schilddrüsenunterfunktion und Hashimoto anders behandeln,* Dr. Datis Kharrazian, S. 131.

24 *Essener Unikate 25/2005 Östrogene – Wirkung und Risiko – Botenstoffe des Körpers und Therapeutikum.*

25 Agnus castus darf auf keinen Fall eingenommen werden, wenn die Frau Brustkrebs hat oder einen Tumor an der Hirnanhangsdrüse.

26 Vgl. *Was Ärzte Ihnen nicht erzählen.* Lynn Mc Taggert. Sensei Verlag, Kernen 2005.

27 In der Stillzeit ist der Prolaktinspiegel erhöht. In seltenen Fällen kann der erhöhte Prolaktin-Spiegel bei Erstgebärenden zu leichten Gelenkschmerzen, wahrnehmbar in den Finger- und Handgelenken, den Knien und Fußgelenken führen. Nach Ende der Stillzeit verschwinden diese Beschwerden wieder. Es handelt sich nicht um echtes Rheuma!

28 Als Gründe für eine Endometriose gelten:
   • Vitamin D-Mangel, der zur Schwächung des Immunsystems führt;
   • Magenprobleme;
   • die ständige Reizung der Gebärmutterschleimhaut durch die Spirale, die hormonellen Veränderungen durch die Antibabypille und weitere Hormonpräparate;
   • alle Arten von chronischen Entzündungen im Körper, besonders Darmschleimhautentzündungen und Störung der Darmflora, auch durch wiederholte Antibiotikaeinnahme;
   • Belastungen der Vaginalschleimhaut, der Gebärmutter und der Blase durch verschiedene Erreger wie Streptokokken, Staphylokokken, Chlamydien, Ureaplasma, HPV, Candida usw.
   • Rauchen, denn die Östrogene in der Leber werden stärker verstoffwechselt und stehen dadurch nicht mehr dem Gewebsaufbau der Gebärmutterschleimhaut zur Verfügung. Die aufgenommenen Stoffe haben außerdem mitunter toxische Wirkung auf die Eierstöcke.

- Anwendung spermizider Medikamente. Um eine Befruchtung zu verhindern werden chemische Verhütungsmittel in Form von Salben, Gelees, Zäpfchen Schaum oder Sprays in die Scheide eingeführt, können die Schleimhäute angreifen und unter Umständen bis in die Gebärmutter vordringen.
- Schilddrüsenstörungen, wie Unterfunktion und Hashimoto;
- Kranke Zähne (schleichende Entzündungen, Eiter);
- Alkohol- und Kaffeekonsum;
- Belastungen mit Xenoöstrogenen; Phtalaten (Weichmachern), PCB, Lösungsmitteln; Chlorchemikalien, aus denen Insektengifte, PVC-Weichmacher und FCKW hergestellt werden;
- Dioxin steht in Verdacht, bei manchen Frauen eine Endometriose und Diabetes auszulösen.
- Übersäuerung, unter anderem durch eine nicht ausgewogene Ernährung. (Eine sehr fettreiche Ernährung wirkt sich ungünstig auf Endometriose aus und lässt sich in Familien nachweisen, in denen sie gehäuft auftritt. Nach meiner Erfahrung verstärkt vor allem der Verzehr von Milchprodukten die Schmerzen bei Endometriose.)
- Stress und Kummer körperlicher und seelischer Ursache;
- Angststörungen oder Depressionen:
- Unterwäsche und Strumpfhosen aus synthetischem Material, die eine Unterkühlung des Unterleibs begünstigen.
- Eine Anlage zu einer Endometriose kann auch durch eine fehlgeleitete embryonale Zellentwicklung entstehen.

29 Eine Tierärztin erzählte mir, dass sie die PCO-Erscheinungen schon lange bei Kühen und Pferden beobachtet hat: Kühe werden mit der Milchproduktion auf Höchstleistung getrimmt. Sie sollen 10.000 bis 12.000 Liter Milch im Jahr geben und gleichzeitig immer wieder Kälber zur Welt bringen. Um eine hohe Milchleistung zu erreichen, wird leistungssteigerndes, gepresstes Futter gegeben. Dadurch werden Kühe seltener trächtig und die Nachgeburt ist oft an den unmöglichsten Stellen angewachsen. Penicillin-Kapseln helfen oft nicht mehr. »Spitzenkühe« sollen ganz nebenbei »Spitzenkälber« zur Welt bringen. Dieser Stress führt bei ihnen oft zu polyzystischen Ovarien. Es zählt nur noch Leistung, Leistung, Leistung. So »funktioniert« Leben aber nicht auf Dauer.

30 *Schilddrüsenunterfunktion und Hashimoto anders behandeln.* Dr. Datis Kharrzian, S. 42.

31 *Hashimoto und Basedow in Schilddrüsenerkrankungen ganzheitlich behandeln.* Dr. med. Berndt Rieger, S. 137.

32 Eine diagnostizierte Hashimoto-Thyreoiditis (Wechsel zwischen Über- und Unterfunktion) kann folgende Ursachen haben:

- Amalgambelastungen – sie besitzen eine hohe Affinität (Anziehung) zur Schilddrüse.
- Eisenmangel (Ferritinmangel).
- Selenmangel. Selen wirkt entzündungshemmend.
- Vitamin B 12-Mangel (Vitamin B wird über die Methylmalonsäure im Blut getestet).
- Vitamin D-Mangel. Wird durch Blutuntersuchung über den 25 (OH) D Titer (Wert) gemessen.
- Der langjährige Einsatz von Fremdhormonen.
- Eine chronische Belastung mit Epstein-Barr-Viren. Über eine Blutuntersuchung kann der Epstein-Barr-Titer bestimmt werden. Epstein-Barr-Viren können sich mit Schwermetallen (Amalgam) im Körper verbinden, dadurch bleiben die Viren lange aktiv und lösen immer wieder kleine Schübe des Pfeifferschen Drüsenfiebers aus. Eine chronische Viruserkrankung schwächt die Menschen, dadurch öffnet sich der Körper nach und nach für weitere Erkrankungen.
- Eine Belastung mit Herpes- und Gürtelrose-Viren (durch Blutuntersuchung zu bestimmen).
- Zur Belastung mit dem Helicobacter Bakterium habe ich folgende Informationen: Brokkoligemüse, Oregano und Knoblauch vertreiben den Helicobacter auf natürliche Art in und außerhalb der Magenwandschleimhautzellen. Antibiotika dagegen treiben den Helicobacter aus dem Magen in die Gallengänge. Sehr selten gibt es einen Helicobacter-Typ, der Magen- oder Darmgeschwüre hervorruft.
- Das Bakterium Yersinia enterocolitica, aufgenommen durch Schweinefleisch, Kuhmilchprodukte oder kontaminiertes Wasser, können die Schilddrüse ebenfalls belasten. Das Bakterium kann über eine Stuhluntersuchung, eine Gewebebiopsie oder eine Blutkultur festgestellt werden.

Weitere Ursachen für eine Schilddrüsenfehlfunktion sind:

- eine chronische Magen-/Darmentzündung;
- eine Belastung mit Borrelien;
- eine Streptokokkenbelastung. Anti-Streptolysin-Titer im Blut kontrollieren;
- ein geschwächtes Immunsystem. Dazu auch das Darmimmunsystem überprüfen.
- eine Verschiebung der Darmflora bis hin zu *Leaky-gut* (löchriger Darm);
- eine Nahrungsmittelunverträglichkeit;
- eine Belastung mit Konservierungsstoffen in der Nahrung;
- eine Glutenunverträglichkeit (Kleberweißeiß in Getreidesorten);

- eine Umweltbelastung mit Pestiziden, Insektiziden, Phthalate (Weichmacher), polychlorierte Biphenyle, Schwermetallen, Feinstaub und dergleichen. Das sind alles Schadstoffe, die das Schilddrüsengewebe regressiv verändern können.

Weitere Ursachen einer Schilddrüsenfehlfunktion können sein:
- Stress jeder Art, Selen-, Folsäure-, Vitamin A-, Vitamin E-, Progesteron-, Carnitin-, Aminosäure-Mangel oder eine Estrogen-Dominanz, Polycystische Ovarien, chronische Infekte und Entzündungen sowie Halswirbelsäulenprobleme oder eine genetische Veranlagung.

33 Schadstoffe in Kosmetika

In fast jedem dritten Kosmetikprodukt (Deos, Duschgel, Sonnenmilch) sind hormonell wirksame Chemikalien enthalten. Sie stehen in Verdacht, die Fruchtbarkeit zu mindern, die Pubertät früher beginnen zu lassen oder bestimmte Krebsarten mit auszulösen. Der BUND berichtet von einer Studie, in der mehr als 60.000 Körperpflegeprodukte geprüft wurden: *Im Visier der Tester waren vor allem 15 Substanzen, die auch auf einer EU-Liste als potentielle hormonelle Schadstoffe geführt werden. Dazu gehören Stoffe mit fast unaussprechlichen Namen wie Ethylhexyl Methoxycinnamate, oder 4-Methylbenzylidine Camphor, die zum Beispiel in UV-Filtern von Sonnencremes vorkommen. In Haarfärbemitteln, Hautpflege- oder Hautschutzmitteln sind weitere Substanzen enthalten, die im Körper ähnlich wie weibliche Hormone wirken können, sagt BUND-Expertin Häuser. In der Vergangenheit habe es vermehrt gesundheitliche Auffälligkeiten gegeben. So müsse etwa nachdenklich stimmen, dass die Spermienqualität junger Männer heute oftmals vermindert sei – die Geschlechtsorgane bei männlichen Babys vergleichsweise häufig missgebildet seien oder hormonbedingte Krebsarten wie Brust- oder Prostatakrebs vermehrt auftreten.* Wer interessiert ist, wie sein Kosmetikprodukt abschneidet, kann unter www.bund.net/toxfox nachlesen.

Viele Sonnencremes, Textilwaren, Autopolitur, Sprays und Arzneimitteln enthalten außerdem Nanoteilchen oder Nanopartikel, die über den Magen-Darm-Trakt aufgenommen und so ins Lymphsystem gelangen können. Wie Nanopartikel die Blut-Hirn-Schranke überwinden und in das Zentrale Nervensystem gelangen, war unter anderem Thema am 60. Jahrestag der Deutschen Gesellschaft für Anästhesiologie und Intensivmedizin. Das Umweltbundesamt warnt 2013 zudem davor, Duschgels, Peelings und Zahnpasta, die Mikrokugeln aus Polyethylen enthalten, zu verwenden. Rios Mendoza von der University Wisconsin-Superior sagt, die Mikrokugeln seien so klein, dass sie die Kläranlagen ungehindert passieren können. (*vgl. Spiegel Online*, 30.07.2013)

34 *Es ist nicht egal, wie wir geboren werden*, Dr. Michel Odent, S. 131.

35 Vgl. Schweizer Magen-Darm-Zentrum: Bauchspeicheldrüse/Pankreas (kein Autor). Inselspital Universitätsspital Bern

36 Auszug aus dem Artikel vom 10.05.2004: *Chlamydien beeinträchtigen männliche Fruchtbarkeit.* www.medizinauskunft.de

37 Vgl. *Der »Kluge Bauch« – Unser 2. Gehirn.* ARTE, ausgestrahlt am 04.09.2015.

38 Chronischer Stress und langanhaltende außergewöhnliche Belastungen führen zur dauerhaften Cortisolausschüttungen und als Konsequenz zu hormonellen Störungen. Es wird nicht mehr genügend von der Ausgangssubstanz Cholestrol gebildet, das der Bildung von Pregnenolon dient. Pregnenolon ist wiederum die Ausgangssubstanz für Progesteron, das wiederum in 17 alpha Progesteron umgewandelt wird. Aus 17 alpha Progesteron wird Cortisol herstellt. Muss zu viel Cortisol hergestellt werden, bleibt kaum noch Material für die Bildung von Androstendion übrig. Androstendion stellt normalerweise die Hormone Estron, Estriol und Estradiol her. Die ständige Ausschüttung von Cortisol führt bei einem Viertel der stressbelasteten Menschen zu einem Hypercortisolismus und damit zu einer Überaktivität der Hypothalamus-Hypophysen-Nebennieren-Achse. Bei Stresspatienten muss immer die Leber mitbehandelt werden, die u. a. für die Cholesterinbildung zuständig ist.

39 Chronischer körperlicher und seelischer Stress führt zu einem inflammatorischen (entzündlichen) Prozess. Dadurch steigt der CRH-Wert. Der entzündliche Prozess kann durch Omega 3-Kapseln etwas beruhigt werden. Die Kapseln enthalten EPA- und DHA-Substanzen. Ein inflammatorischer Prozess kann unter anderem Angst und Panik hervorrufen. Durch Stress wird Tryptophan abgebaut, das zur Bildung von Serotonin benötigt wird. Tryptophan stellt u. a. das Glied zwischen somatischen und psychiatrischen Erkrankungen dar. Bei anhaltendem Stress kann auch der Zitronensäurezyklus (die Zellatmung) nicht mehr richtig arbeiten. Stress provoziert eine erhöhte Säurebildung im Blut und Körper.

40 Meldungen aus der Presse
»Der BUND WISSEN« 6.02.2011 (Schweizer Zeitung) – Schlechte Spermien, viel Gift. *Die Analyse der Fruchtbarkeitsstudie bei angehenden Rekruten zeigt, dass Männer mit geringer Spermienqualität mehr Umweltgifte im Urin haben. Seit 6 Jahren testen Forscher die Schweizer Männer auf ihre Fruchtbarkeit. Jetzt ist die nationale Studie in der Halbzeit angelangt.»Es gibt beunruhigende Faktoren«, sagte der verantwortliche Forscher Alfred*

Senn von der Faber-Stiftung in Lausanne. Unter anderem wurden Blut- und Urinproben von Männern mit besonders schlechter Spermienqualität untersucht. Diese Männer hatten im Durchschnitt erhöhte Konzentrationen an Umweltgiften. ... Bei zwei Stoffklassen wurden die Forscher fündig: Die Konzentration von Abbauprodukten von bestimmten Plastikweichmachern, sogenannten Phtalaten, war bei der Gruppe von jungen Männern mit schlechter Spermienqualität durchschnittlich um 30-50% höher. Auch Bisphenol A fanden die Forscher bei den Männern mit schlechter Spermienqualität in höheren Konzentrationen. ... Bei einigen Probanden mit guten Spermienqualitäten aber fanden sich zum Teil ebenso hohe Giftkonzentrationen... und umgekehrt. Doch die Ursachen für verminderte Spermienqualität können auch weit zurückliegen: in den ersten Wochen der Schwangerschaft. In dieser Zeit bilden sich nämlich der Geschlechtsapparat der kleinen Buben aus, hormongesteuert natürlich. Gemäß einer Hypothese könnten Umweltgifte, denen die schwangeren Mütter ausgesetzt waren, die Fruchtbarkeit der Söhne im späteren Leben beeinflussen. Um das herauszufinden, werten die Forscher derzeit die Fragebögen zu den Lebensumständen aus, die sie den Probanden und ihren Müttern vorgelegt haben.

21.07.2011 Spiegel Online – Weit verbreiteter Gendefekt schwächt Spermien. Rund 1,5 Millionen Männer leiden unter einer Zeugungsschwäche. Bei etwa einem Fünftel aller als unfruchtbar eingestufter Männer bleibt die Ursache unklar. Dr. Gary Cherr, Mediziner an der University oft California in Davis hat jetzt gemeinsam mit Kollegen eine Studie veröffentlicht, die das Rätsel zumindest teilweise lösen könnte: Ein kleiner Gendefekt könnte eine der bisher unbekannten Ursachen der verminderten Fruchtbarkeit bei Männern sein. Der Defekt trete bei etwa jedem fünften Mann auf und senke die Chancen der Befruchtung einer Eizelle, berichtet das Cherr-Team in der Zeitschrift »Science Translation Medicine«. Die Wissenschaftler untersuchten eine Genvariante namens DEFB 126, die zu einer veränderten Form des Proteins Beta-Defensin führt. Dieses Protein wird in den Nebenhoden gebildet und bindet sich während der Reifung der Spermien an deren Oberfläche. Spermien von Männern mit der defekten Variante DEFB 126 könnten eine dem weiblichen Gebärmutterschleim ähnliche Testsubstanz deutlich schlechter durchdringen als normale Spermien.

41 Spiegel Online, 30.05.2005.

42 Das erklärt sich folgendermaßen: Der Hypothalamus schüttet das Hormon CRH aus. Daraufhin reagiert die Hypophyse mit der Bildung des Hormons ACTH, das ins Blut abgegeben wird. ACTH im Blut regt nun in der Nebennierenrinde die Produktion von Adrenalin, Noradrenalin und Cortisol an.

Wenn genug Cortisol im Blut vorhanden ist, gibt Cortisol an die Hypophyse eine Meldung und die Produktion von ACTH wird gehemmt. Dieser Prozess wird durch die Antibabypille gestört.

43 *Pädiatriebuch.* Dr. Soldner, Dr. Stellmann, S. 402.

44 *Bayern 2* Radiofeature, 28.02.2015, Befleckte Verhütung – das Geschäft mit der Hormonspirale.

45 *Dipl. oec. Troph. Claudia Gaster. – Artikel im Internet: Endokrine Disruptoren – Umweltsubstanzen mit Hormonwirkung aus UGB-Forum 5/11*

46 Gaster s. o.

47 Lesen Sie dazu den Artikel in *Spiegel Online Wissenschaft von Laura Koch vom 19.06.2011 zum Thema: Insektengift DDT: Wie die Malaria-Wunderwaffe Bauern in die Armut treibt.*

48 *Xeno-Östrogene (6). Ist die Hypothese der xeno-östrogenen Wirkungen fundiert? Linda Peters, 25.03.2000.*

49 Vgl. ebd. Peters.

50 Im Mai 2016 wird bekannt, dass der Chemieriese Bayer die Firma Monsanto, den Hersteller von Glyphosat, kaufen will. Wie wirkt sich das auf die Verlängerung der EU auf den Glyphosateinsatz aus? Momentan wird noch um die Übernahmesumme verhandelt (Stand Okt. 2016).

51 In den Medien berichtet man über die Studie, die bestätigte ... *dass aus bislang unerklärten Gründen bei Tausenden von Feldarbeitern auftretende Nierenerkrankung durch das Ackergift verursacht worden sei. Dem Mediziner und Hauptautor Chann Jayasumjana zufolge wirke Glyphosat als Trägerstoff für Schwermetalle, die in die Leber eingelagert würden und zu chronischen Erkrankungen führten. ... in Deutschland sind derzeit 84 glyphosathaltige Mittel zugelassen, von denen jährlich mehr als 5000 Tonnen versprüht werden.*

52 *Sri Lanka verbietet Glyphosat, 7.5.14. Aus: Ackergift? Nein danke. Auszug.*

53 In einem Artikel von PROVIEH – einem Verein für artgemäße, wertschätzende Tierhaltung – beschreibt ein Milchbauer aus Schleswig-Holstein unter dem Titel »Das Leben sterben sehen« seine Erfahrungen mit Rinderbotulismus und Glyphosat, die seine Milchkühe elendiglich dahinraffte. Es wird darin genau beschrieben, was Botulismus ist und dass er sich in vielen Betrieben schleichend ausbreite: *Botulismus wird durch das Gift des Bak-*

teriums Clostridium botulinum erzeugt. Es wird, wie andere Clostridum-Arten nur unter Sauerstoffausschluss aktiv. 35 dieser Arten sind krankheitserregend und 15 von ihnen können starke Gifte bilden. Als Dauerstadien werden Sporen gebildet, die hitze- und trockenheitsresistent sind und für viele Jahre oder Jahrzehnte in der Erde und im Wasser überleben. Das Gift von C. Botulinum ist ein Nervengift (als BoNT bezeichnet) und verhindert an den Synapsen (Schaltstellen) zwischen Nervenfasern und Muskeln die Ausschüttung des Botenstoffes Acetylcholin und legt so die Muskulatur lahm.

Normalerweise kann ein gesundes Immunsystem der Kühe Antikörper bilden, doch je schwächer das Immunsystem, desto höher ist die Belastung mit Sporen von Clostridium botulimum. Seit 1996 wurde Botulismus schon in über tausend Betrieben nachgewiesen. Die Professorin Dr. Monika Krüger, Veterinärmedizinerin und Bakteriologin erklärt in im Artikel von PRO-VIEH den Zusammenhang von Botulismus und Glyphosat: »Kühe mit hoher Milchleistung nehmen seit Jahren Soja und seit einigen Jahren auch Getreide und Kartoffeln auf, die alle kurz vor der Ernte mit Glyphosat gespritzt wurden.« Glyphosat gelange aus dem Darmtrakt in alle durchbluteten Körperteile. Je höher die Glyphosatkonzentration wäre, desto eher käme es zu Störungen der Fruchtbarkeit und zu Fehl- und Missgeburten. Der Grund sei darin zu suchen, dass Glyphosat die Spurenelemente wie Kupfer, Mangan und Kobalt binde, die somit den Kühen nicht mehr zur Verfügung stehe. Zusätzlich hemme Glyphosat die Vermehrung von Enterokokken und anderen Bakterien, die zu einer gesunden Darmflora gehören und dessen potente Gegenspieler Clostridium botulimum wären. Zu den Abbauprodukten von Glyphosat gehört AMPA, das im Pansen die Anheftung der Pansenbakterien an das aufgenommene Futter hemme. So könne das Futter nur noch mangelhaft verwertet werden, schwäche das Immunsystem der Kühe und mache sie zu einem leichten Opfer für chronischen Botulismus.

Da Fleisch- und Knochenreste von Kühen u. a. fein gemahlen als Dünger ausgebracht werden, könnten sie sich zum Beispiel in Biogasanlagen vermehren. Selbst wenn nach der Gärung die Gärreste erhitzt werden, blieben die Sporen keimfähig und gelangten wiederum in die Silage, die an Rinder verfüttert wurde. In einem YouTube Video vom 17.04.2015 »Das Umweltgift Glyphosat und Glufosinat Herbizide mit Nebenwirkungen« erklärt Professor Dr. Krüger, welche Krankheiten entstehen, wenn Kinder zu wenig Mangan, Zink und Kobalt aufnehmen.

Professor Liess vom Helmholtz Zentrum für Umweltforschung sagte am 19.05.16 im Notizbuch des Radiosenders Bayern 2, dass man Glyphosat unterschiedlich testen kann, und zwar auf die Umweltwirkung und auf krebsauslösende Faktoren. Man kann Laborversuche machen oder Versuche in der Natur, was dann die tatsächliche Wirksamkeit betrifft.

54 Pressemeldungen zum Thema

Am 26.06.2015 berichtet der Radiosender Bayern 2, dass die Partei Die Grünen eine Untersuchung zu Glyphosat in Auftrag gegeben hätten. Die Muttermilch 16 stillender Frauen aus verschiedenen Bundesländern Deutschlands wurde auf Glyphosatrückstände untersucht. Es wurden teilweise sehr hohe Rückstände gefunden.

Mittelbayerische Zeitung Regensburg am 27.06.2015: *... die Glyphosatmengen lagen zwischen 0,210 und 0,432 Nanogramm pro Milliliter Muttermilch. Für Trinkwasser sind 0,1 Nanogramm zulässig. Nanogramm ist ein milliardstel Gramm. Getreide und Raps werden zum Teil auch vor der Ernte mit Glyphosat behandelt. Die Krebsforschungsagentur IARC der WHO stufte den Wirkstoff im März 2015 als »wahrscheinlich krebserregend ein. Die Genehmigung für Glyphosat in der EU läuft Ende 2015 aus. Der Wirkstoff soll neu geprüft werden.*

13. Oktober 2011 – »der Standard.at/Wissenschaft/Natur/Pestizide sind ein größeres Problem als angenommen«. Auszüge: *Studie untersuchte 500 organische Substanzen in Einzugsgebieten von vier großen europäischen Flüssen – 38 Prozent kommen in hohen Konzentrationen vor.*

Auszug aus Studie und Fakten – Bund für Umwelt und Naturschutz Deutschland (BUND). *Glyphosathaltige Pestizide können über die Nahrung in den Körper gelangen. Zudem gibt es Hinweise von dänischen Wissenschaftlern, dass Glyphosat während der Schwangerschaft die Plazenta-Schranke überwinden kann (Poulsen 2009). Dies wird durch eine weitere dänische ex-vivo Studie (das heißt mit nach Geburt gewonnener Plazenta) bestätigt: 15 Prozent des Glyphosats im mütterlichen Blutkreislauf passiert in dieser Studie die Plazenta-Schranke (Mose 2008). Zusätzlich gibt es Hinweise, dass Glyphosat das menschliche Hormonsystem beeinflussen und so auch Störungen in der Schwangerschaft verursachen kann.*

55 Pressemeldungen zum Thema

Ärztezeitung 13.01.2011: *Dioxin schädigt zudem die Leber, wodurch Lipide, Cholesterin und Transaminasen steigen, es verursacht Auszehrung, Entgleisungen des Stoffwechsels, des Hormon-, Immun- und Nervensystems, wie das Umweltbundesamt in Dessau-Roßlau informiert.*

Ärzteblatt.de 13.6.2013 Babynahrung: *EU verschärft Regeln zu Kennzeichnungsvorschriften: Pestizide sollen »auf ein Mindestmaß« reduziert werden. Eigentlich sollte der Höchstgehalt für Dioxine in Säuglings- und*

Kleinkindernahrung reduziert werden. Weitere Informationen finden Sie unter: www.bfr.bund.de.

56 Michael Martin beschreibt in seinem Buch »Labormedizin in der Naturheilkunde« Sterilität als mögliche Folge. Dem Risiko seien insbesondere Angestellte der chemischen Industrie, Anwohner von chemischen Reinigungen, Heimwerker, die mit Holzschutzmitteln arbeiten, und Menschen, die pestizidbehandeltes Obst und Gemüse essen, ausgesetzt. Bei der Müllverbrennung entstehen Dioxine, und der gesamte Globus ist bereits durch den Masseneinsatz von Chlorkohlenwasserstoff belastet. Vgl. *Labormedizin in der Naturheilkunde.* Michael Martin. Verlag Urban & Fischer 3. Auflage 2006 Seite 158ff.

57 *Der Darm denkt mit*, Dr. Runow, S. 69.

58 Vortrag der Firma Sanum – auch im anthroposphischen Nachschlagwerk »Individuelle Pädiatrie« wird auf Seite 398 von einer Amalgambelastung des Säuglings gesprochen. Säuglinge bekommen also eine Amalgambelastung der Mutter über die Plazenta mit.

59 Vor vielen Jahren kam ein Zahnarzt mit seinem Sohn in meine Praxis. Ich behandelte seinen Sohn, und als die Behandlung beendet war, unterhielt ich mich mit dem Zahnarzt über die verschiedenen Zahnfüllungen, die angeboten werden. Er erzählte, dass er in seiner Praxis nur Zementfüllungen einsetze. Ich fragte ganz erstaunt, ob die auch halten würden. Er sagte zu mir: »Solange nicht bewiesen ist, dass alle anderen Füllungen die es gibt, unschädlich sind, bekommen meine Patienten Zementfüllungen in ihre Zähne.« Als ich nochmals fragte, ob die auch halten würden, sagte er: »Die halten sehr gut, und falls mal eine Füllung herausfallen sollte, erneuere ich eben die Füllung.« Das hat mich so beeindruckt, dass ich diese ehrliche Philosophie nie vergessen werde.

60 *Untersuchungsbericht des Bundesinstituts für Risikobewertung (BfR),* 2010, S. 25.

61 Feinstaub auf dem Land
Agrarstaub – dieser Stoff kommt uns nicht als erstes in den Sinn, wenn wir von Feinstaub, also Partikel mit einem Durchmesser von weniger als zehn Mikrometer (PM10), hören. Schließlich denkt man eher an die dicke Luft an den Hauptverkehrsstraßen in den Ballungsgebieten. Und doch ist die Landwirtschaft ein besonders wichtiger Faktor bei der Entstehung der gesundheitsgefährdenden Staubwolken. Zwar ist der Anteil des Feinstaubs,

der von Tierhaltung und Ackerbau herrührt, geringer als der aus der Industrie. Doch mit etwas 35 000 Tonnen im Jahr machten die Emissionen aus der Landwirtschaft zum Beispiel im Jahr 2009 dem Umweltbundesamt (UBA) zufolge immerhin 21 % aus. Verkehr, Haushalte und Kleinverbraucher sowie Energieerzeuger tragen inzwischen jeweils weniger zur Feinstaubbelastung bei.

Die Quellen der Feinstaubemissionen auf dem Lande sind die Traktoren, Mähdrescher und andere Geräte. Auch beim Mähen, Transportieren und Umfüllen der sogenannten Schüttgüter wie Getreide kann es bedenklich stauben. Dazu kommen Partikel, die beim Ackerbau vom Boden aufgewirbelt werden.(27.09.2012 SZ Wissen:»Feinstes vom Land«)

Außerdem wird sogenannter Sekundärstaub frei. Dabei handelt es sich um gasförmige Vorläuferstoffe von Feinstaub wie Ammoniak (NH_3), das den größten Anteil an der Feinstaubbildung in der Landwirtschaft hat, Schwefeldioxid (SO_2), Stickstoffoxide (NO_x) und Kohlenwasserstoffe. Solche Moleküle können aus der Tierhaltung und der Verwendung von Gülle stammen. Erst in der Atmosphäre reagieren diese Stoffe mit anderen Molekülen und bilden Feinstaub. Durch die Verbrennung des Schweröls entsteht ein Abgasmix aus Kohle-, Schwefel- und Stickstoffoxid-Ausstöße. In einer Stunde Liegezeit im Hafen stoßen große Schiffe so viel Feinstaub aus wie mehrere 10.000 Autos. (3sat 10. Juni 2014 Dreckschleuder Schiff)

Die Bundesregierung, Umweltschutz 23. April 2014: Die Gesamtmenge des Feinstaubs aus Kaminöfen und anderen Holzfeuerungsanlagen übersteigt mittlerweile diejenigen aus den Auspuffrohren aller Diesel-Pkw, Lkw und Motorräder.

Viele Emissionen aus der Landwirtschaft verursachen Umweltschäden. Am bedeutendsten ist jedoch Ammoniak – hier ist die Landwirtschaft mit 95 % Hauptverursacher. Das Gas entsteht bei der Zersetzung abgestorbener Pflanzen und tierischen Exkrementen. Wesentliche Quellen sind landwirtschaftlich genutzte Böden, die Tierhaltung sowie Lagerung und Ausbringung von Wirtschaftsdünger. Für über die Hälfte der landwirtschaftlichen Ammoniak-Emissionen sind ein Problem intensiver Massentierhaltung. Viele Tierhalter und Fleischproduzenten verfügen nicht über die landwirtschaftlichen Betriebsflächen, um den anfallenden stickstoffhaltigen Mist betriebsnah und umweltverträglich auszubringen. Saure Böden, überdüngte Seen: Ammoniak und besonders seine in der Luft gebildeten Ammoniaksalze wirken versauernd auf Böden. Weil sie durch Wasser und Wind weiträumig verfrachtet werden, beeinträchtigen sie Waldökosysteme und belasten naturnahe nährstoffarme Flächen, Seen, Teiche oder Moore mit zu viel Stickstoff. Dort führen sie zur Überdüngung, der sogenannten Eutrophierung. Ferner verstärkt Ammoniak die Bildung von Feinstaub und trägt zur Luftverschmutzung auch in entfernten Regionen bei. Es wirkt indirekt auf den Treibhauseffekt, weil etwa zwei Prozent des eingetragenen Ammoniaks zu dem klimawirksamen Lachgas (N_2O) umgewandelt werden. (10./11.4.2015 Verkehrsclub Deutschland: »Ammoniak-Emissionen aus der Landwirtschaft«)

62 Pressemeldungen zum Thema
Ärztezeitung 4.6.2013 LUND:
Raucht eine Frau während der Schwangerschaft, dann hat ihre Tochter im späteren Leben ein erhöhtes Risiko für Gestationsdiabetes und für Adipositas (Fettleibigkeit), berichten schwedische Forscher in Lund (Diabetologia 2013; online 23. Mai). Sie fanden bei Frauen, deren Mütter während der Schwangerschaft moderat geraucht hatten, eine um 62 Prozent erhöhte Rate für Gestationsdiabetes (Schwangerschaftsdiabetes) im Vergleich zu Frauen nichtrauchender Mütter. Die Rate von Adipositas war bei den Töchtern rauchender Mütter im Vergleich um 36 Prozent erhöht.
Kinderwunschzentrum Kantonsspital Baden:
Mehrere Studien konnten mittlerweile belegen, dass das Rauchen sowohl für die männlichen als auch für weibliche Keimzellen schädlich ist, da es eine toxische Wirkung auf das Erbgut der Zellen hat. Gleichzeitig bewirkt regelmäßiges Rauchen einen oxidativen Stress in der Eizellreifungsphase, der sich negativ auf das Eibläschenwachstum auswirken kann. In der Eibläschenflüssigkeit lässt sich eine erhöhte Konzentration eines Abbauproduktes des Nikotins messen. Beim Mann führen die Abbauprodukte des Nikotins zudem zu einer reduzierten Spermiendichte und deren Beweglichkeit.

63 *Ärzteblatt vom 19. Februar 2013,* Kaffee senkt Geburtsgewicht

64 Babyflaschen mit Bisphenol A wurden ab 1.3.2011 verboten und waren bis Ende Mai 2011 im Handel.

65 Über die »gesunde« Milch
80 % der Kühe leiden unter chronischen Euterentzündungen. Sie scheiden auch noch wochenlang nach Antibiotika-Einnahme verschiedenste zellwandfreie Keime aus. Zellwandfreie Keime können entstehen, wenn öfters Antibiotika gegeben wurde. Dr. Hrska untersuchte 2005 Babymilchpulverproben und fand darin CWD Formen von Mycobakterien (Sanum Post 95/2011 zellwandfreie Formen). Die Universität Bonn fand 2008 in NRW in 61 % der Milchbetriebe Chlamydien. Die Chlamydien vermehren sich nur intrazellulär und sind in der Zellmembran sehr schwer nachzuweisen, als zellwandfreie Formen gar nicht. Diese Kühe hatten massenhaft Proteus, Colibakterien, Staphylokokken und Streptokokken. Spuren von Antibio-

tika sind auch noch in der Milch enthalten, wenn die Milch der Kuh wieder geliefert werden darf. Herkömmliche Milch enthält Giftstoffe aus Futtermittelbeimischungen. Auszug aus dem Fachbuch »Dermatologie – Neurodermitis« von Dr. Jachens:

Kuhmilch wird unverträglich: *Kühe werden mit eiweiß- und energiereichem Kraftfutter (quasi wie Schweine) gefüttert. Überdüngung der Wiesen und Weiden durch zu hohe Kopfzahl pro Hektar. Auch industrielle Verarbeitung der Kuhmilch hat Auswirkungen auf die Qualität: Beeinträchtigung einer natürlichen Baktierienbesiedlung der Kuhmilch durch Kühlung der Milch direkt nach dem Melken (Lactobacillen werden abgetötet), starke Erhitzung (Perkin 2007) und Homogenisierung: Zerstörung der Fettkügelchen, Schädigung der Membranen, die die Fetttropfen umschließen.*

Zu H-Milch: Durch Homogenisierung werden die Fetttröpfchen so stark zerkleinert, dass sie unverdaut durch die Darmwand direkt ins Blut gelangen können. Paracelsus Naturheilpraxis Heft 1/2009: *In Kuhmilch sind hohe Dosen an Östrogen, Progesteron und Wachstumshormonen enthalten. Wenn Ihnen Milch bekommt und sie diese trinken wollen, kaufen Sie Milch, die aus biologischen oder biodynamischen Milchviehbetrieben stammt.*

Viele Menschen vertragen die Laktose in der Milch nicht. Die Unverträglichkeit entsteht, wenn Sie zu oft Milchprodukte essen und dadurch einen hohen Laktosewert erreichen. Wenn Menschen mit einer Kuhmilcheiweißunverträglichkeit Milch trinken, kommt der Körper in Stress und holt sich Calcium aus den Knochen. Das Calcium schwimmt dann im Blut und lagert sich an den Gefäßwänden und den Gelenken ab und geht nicht mehr in den Knochen zurück. Das führt zu Osteoporose.

66 Bisphenol A (BPA) ist heute immer noch in Kassenbons und Fahrkarten, in mikrowellenfestem Geschirr, Milchtüten, Flaschen und Behältern für Lebensmittel und Getränke sowie in Innenbeschichtungen von Getränke- und Konservendosen zu finden. Zahntechnische Komposite können während und nach einer Behandlung BPA freisetzen. BPA findet man in Wasserspendern, in PET-Flaschen, Computermäusen, Kunstglas, Sonnenbrillen, Mobiltelefonen, in transparenten Kunststoffteilen im Auto, Klebstoffen, Nagellack, Farben und Lacken, CDs, in Innenbeschichtungen von Wasserrohren und vielem mehr. BPA wurde erstmals 2001 im Hausstaub nachgewiesen. Beim den Suchtests für Wohngiftbelastungen wird inzwischen auch nach Bisphenol A gesucht. Die BPA Belastung kann im Urin gemessen werden.

67 Das Alkala N Pulver ist eine Basenmischung, die für Wannenbäder (1 Esslöffel für 1 Vollbad), Fußbäder (1 Teelöffel für 1 Fußbad) oder Duschpeeling

geeignet ist. Es bewirkt die Entsäuerung über die Haut. Die Bäder regen den Stoffwechsel an und fördern die Ausscheidung.

Sanuvis Tropfen morgens 40 - 60 Tr. in 1 Glas heißes Wasser gegeben und schluckweise getrunken, regulieren Ihren Milchsäurehaushalt und den Säure-Basen-Haushalt.

Citrokehl Tropfen abends in 1 Glas heißes Wasser 5 - 7 Tropfen gegeben und schluckweise getrunken, regulieren Ihren Zitronensäurehaushalt und die Zellatmung. Sie können auch 3x tgl. 1 Tablette Citrokehl zerkauen und mit ausreichend Wasser schlucken.

Geben Sie Tropfen, die Alkohol enthalten, immer in heißes Wasser.

Wenn Sie Sanuvis und Citrokehl Tropfen zu Ende genommen haben, können Sie Formasan Tropfen für die Reinigung Ihres Bindegewebes einsetzen.

Eine Woche lang geben Sie tägl. 5 Tr. Formasan in 1 Glas heißes Wasser und trinken es über den Tag verteilt.

Ab der zweiten Woche geben Sie 10 Tr. in 1 Glas heißes Wasser und trinken es über den Tag verteilt.

Ab der dritten Woche geben Sie 15 Tr. in 1 Glas heißes Wasser und trinken es über den Tag verteilt. Bei dieser Tropfenzahl bleiben, bis die Flasche zu Ende genommen wurde.

Formasan wird nicht in der Schwangerschaft eingenommen, da es plazentagängig ist.

68 Metasolitharis (früher metasolidago) regt die Nieren zur Ausscheidung von Toxinen an.

Metaheptachol N regt den Bereich von Leber, Gallenblase und Darm zur Ausscheidung von Toxinen an. Es bietet sich an, begleitend Leberwickel mit gut warmem Wasser oder Schafgarbentee – am besten mittags nach dem Essen – anzulegen.

Metaharonga ist ein Mittel zur Unterstützung der Bauchspeicheldrüse und enthält u. a. ge-trocknete Blätter und Zweigrinde des tropischen Baumes Haronga und sowie Okoubaka. Neben der Wirkung auf den Zuckerhaushalt, bildet die Bauchspeicheldrüse in ihren Zellen zucker- und eiweißspaltende Enzyme. Die Bauchspeicheldrüse wird bei den meisten Entgiftungsverfahren kaum berücksichtigt. Sie ist oft mit Pestiziden, Herbiziden und Fungiziden belastet, die die Produktion und den Ausstoß von Verdauungsenzymen behindern. Deshalb ist es wichtig, ihr die Belastungen zu nehmen, bevor sich Probleme bei der endokrinen und der exokrinen Funktion der Bauchspeicheldrüse ergeben.

Der endokrine Bereich der Bauchspeicheldrüse produziert Insulin, Glukagon und steuert die Blutzuckerregulation. Der exokrine Bereich der

Bauchspeicheldrüse produziert Bauchspeicheldrüsenenzyme und ist wichtig für die Verdauung.

Lymphaden Complex der Firma Hevert: Bei den heutigen hohen Schadstoffbelastungen ist die Entgiftung des Körpers durch das Lymphsystem wichtig. In den Lymphbahnen und den Lymphknoten werden Zellreste, Fremdkörper und Krankheitserreger abgefangen und von den sogenannten Fresszellen unschädlich gemacht. Bei einer Schwächung des Lymphsystems wird die Entgiftung gestört.

Selen 100 µg z.b. der Firma Köhler, hilft Genuss- und Umweltgifte auszuleiten.

69 Gesundheitsrisiko durch Phosphatzusätze in Nahrungsmitteln. *Ärzteblatt* 2012.

70 Lynne McTaggart schreibt in *Was Ärzte Ihnen nicht sagen*. (Lynne McTaggart, S. 133, 9. Auflage 2005, Sensei Verlag: *Eines der gefährlichsten fettarmen Nahrungsmittel scheint die Margarine zu sein, die aus hydrogenisiertem Öl hergestellt wird (gehärtete Fette). Bei der Hydrogenisierung entstehen Transfettsäuren. Diese künstlich ungesättigten Fettsäuren haben eine andere Molekularstruktur, als man sie im Gewebe von Menschen und anderen Säugetieren vorfindet. ... Der Anteil von Transfetten in verarbeiten Nahrungsmitteln kann zwischen 5 und 57 Prozent des gesamten Fettgehaltes schwanken.*

Dr. Leo Galland, Autor des Buches *Superimmunity for Kids (Superimmunität für Kinder, erschienen bei E.P. Dutton): Transfette sind noch gefährlicher, wenn sie erhitzt werden. Sie verwandeln sich in eine Substanz, die den in Plastik enthaltenen Polymeren ähnelt. Gehärtete (hydrogenisierte Fette) findet man in Pommes frites, »Berlinern« und in den pflanzlichen Ölen, die zu Backfetten und Keksen verarbeitet werden.*

71 Vgl. Internet Artikel von Omega 3- und Omega 6-Fettsäuren: Deutsches Grünes Kreuz für Gesundheit e.V.

72 Spiegel online, 9.8.14.

73 Vgl. *Biophotonen, das Licht in unseren Zellen*: Biophysikalisches Modell der Ernährung. Marco Bischof Verlag 2001 – 9. Auflage 2009, S. 318-320.

74 Ebd., Seite 149.

75 Aus dem Buch von Hans-Ulrich Grimm: *Vom Verzehr wird abgeraten: Eine schwedische Studie ergab, dass Folsäuregaben die Zahl der Zwillingsgeburten erhöhen kann. Festgestellt wurden z.B. ein erhöhtes Risiko für Allergien,*

Asthma und Lungenkrebs. Wer freiwillig größere Mengen nimmt als die empfohlenen 400 Mikrogramm am Tag, kann unter Schlafstörungen leiden, unter dauerhafter Erregung, es kann zu Hyperaktivität führen und Blähungen hervorrufen. Außerdem wurde bei Folsäureeinnahme eine gestörte Geschmacksempfindung beobachtet und vermehrt Allergien, so das deutsche Bundesinstitut für Risikobewertung (BfR).

76 *S. 130.*

77 Vorgeschichte: Die Klienten hatte 14 Jahre lang die Antibabypille genommen. 2012 setzte sie die Pille ab, und prompt traten wieder die heftigen Aknepusteln auf, die sie schon als junges Mädchen vor der Pilleneinnahme hatte. Ihre Periode stellte sich nur sehr unregelmäßig ein. Mal waren es 30, mal 45, mal 63 Tage. Nach und nach kam ihre Periode, durch unsere gemeinsame homöopathische Behandlung, regelmäßiger. Es bewegte mich unendlich, als sie mit ihren eindringlichen braunen Augen in meiner Praxis saß und ich sie bitten hörte: »Ich möchte doch so gerne schwanger werden.«

Im März und April 2014 kam ihre Periode jeweils nach 29 bis 32 Tagen. Ich sagte ihr: Jetzt sind wir auf einem guten Weg, und prompt war sie im Mai 2013 schwanger. Da wir über viele Jahre der Behandlung wegen eines anderen Themas ein optimales Vertrauensverhältnis aufgebaut hatten, konnten wir diese während des Wartens auf ihre Wunsch-Schwangerschaft fortsetzen und gemeinsam immer wieder ihren Kinderwunsch erträumen und gemeinsam vertiefen. Sie stellte Fragen, was sie vor und während einer Schwangerschaft zu beachten hätte. Seitdem habe ich erkannt, wie außerordentlich wichtig einfühlsame Energien und Gespräche sind, um eine Schwangerschaft möglich zu machen.

Bei der Einnistung des befruchteten Eies in die Gebärmutterschleimhaut hatte die Klientin eine ganz leichte Schmierblutung. Sofort nachdem sie schwanger war, bemerkte sie, dass ihr Urin schärfer roch und die Brustwarzen empfindlicher waren. Sie konnte plötzlich viel besser riechen. Dadurch konnte die Mutter besser darauf achten, welche Ernährung ihr und ihrem Kind guttat.

Nach zehn Mondmonaten einer problemlosen Schwangerschaft **ohne** Schwangerschaftserbrechen gebar sie einen gesunden Sohn. Die Akne behandelten wir nach der Stillzeit mit ausgetesteten ätherischen Öle. Ich fragte die Klientin, ob ich ihr persönliches Erlebnis in meinem Kinderwunschbuch schildern darf. Sie gab mir ihre Erlaubnis.

78 *Kinderwunschzentrum Darmstadt:* Embryoscope.

Danksagung

Ein großer Dank an meine Lektorin Nicola Natalie.

Mein Buch habe ich mit meinem Herzen geschrieben, und so war es wohl kein Zufall, dass ich bei ihrem Projekt »Herzenstexte« gelandet bin.

Mit großem Interesse hat sich Frau Nicola in mein ganz spezielles Thema eingearbeitet. Unsere Aufgabe, mein Kinderwunschbuch in eine gut lesbare Form zu bringen, war für mich sehr aufregend, denn ich musste so manchen meiner mir für mich wichtigen Sätze opfern.

Mich davon zu überzeugen, kostete sie und mich einige Geduld.

Doch wir ließen uns gegenseitig genügend Raum, rauften uns zusammen, ergänzten uns schließlich glänzend und haben (so hoffen wir) das Wesentliche zum Thema herausarbeiten können. Meine sprudelnde Begabung dem Kosmos unendlich vielen Ideen abzuringen, verstand sie in eine geerdete Form umzusetzen.

Mit ihrer Gabe, im richtigen Moment immer wieder zu hinterfragen, mich zu bestätigen, ermutigen und liebevoll zu begleiten oder mir auch mal einen strengen Schubs zu geben, war sie einmalig.

Dafür meine uneingeschränkte Bewunderung.

Bedanken möchte ich mich bei allen Personen, die mir beim Schreiben dieses Buches zur Seite standen:

Meine Tochter Angela Sellmann, Kinderkrankenschwester, Stillberaterin und Heilpraktikerin

Meine Schwägerin Claudia Kaiser, Autorin.

Viele Menschen, die mir in Gesprächen ihre persönlichen Erfahrungen zum Thema Kinderwunsch anvertrauten.

Über die Autorin

Elisabeth Kaiser, Jahrgang 1944, hat mit 20 ihre Hebammenprüfung abgelegt und in verschiedenen Kliniken als Hebamme gearbeitet. 1984 war sie Gründungsmitglied des Bundes freiberuflicher Hebammen, und seit mehr als 30 Jahren setzt sie sich politisch und mit Vortragsreisen für den Hebammenberuf ein. Als Heilpraktikerin arbeitet sie schwerpunktmäßig mit Frauen mit Kinderwunsch, mit Schwangeren und mit Säuglingen und Kindern. Elisabeth Kaiser hat zwei erwachsene Töchter, von denen eine selbst Kinderkrankenschwester und Stillberaterin ist.

Sie lebt in der Oberpfalz.

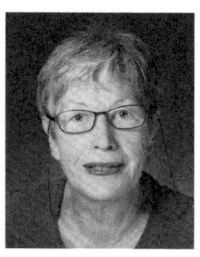

Foto: Elisabeth Wiesner

Hat die Hebamme eine Zukunft?

Eine Bestandsaufnahme...

Der neue Gynäkologieprofessor der Uni Erlangen, zurückgekehrt von einem USA-Aufenthalt, sagte 1962: »In den USA gibt es keine Hebammen mehr, und so sehe er das auch für Deutschland.«

Ein anderer, damals berühmter Gynäkologe entwirft für gebärende Frauen folgendes Bild: Mehrere Frauen in Wehen liegen in einem Saal, ein Arzt beobachtet über einen Bildschirm alle Frauen, Helferinnen verrichten die Putzarbeiten.

1983/84 Unterschriftensammlungen, denn Bayern plant ein Gesetz, das Beisein einer Hebamme während der Geburt nicht mehr zwingend vorzusehen. Proteste einer Journalistin im »Neue Tag« Weiden und Unterschriftensammlungen in Bayern führen zu einem Rückzieher des zuständigen Ministers.

1984 Gründung des Verbandes freiberuflicher Hebammen, nachdem vorher Klinikhebammen und freiberufliche Hebammen in einem Verband organisiert waren. Herrschende Meinung war, dass Hausgeburten gefährlich wären und die Geburten in der Klinik stattzufinden hätten. Es gibt jedoch zahlreiche Beweise des Gegenteils.

Zu der Zeit kehrt eine gewisse Beruhigung ein, und es werden wieder einige Hebammenschulen gegründet. In Großstädten gibt es Hebammengemeinschaften, die Hausgeburten anbieten, Geburtshäuser werden gegründet.

Jedoch machen einige Krankenhäuser Frauen schwere Vorwürfe, wenn sie während ihrer Hausgeburt wegen einer unerwarteten Komplikation ins Krankenhaus gebracht werden müssen. In Kliniken und Praxen werden immer mehr Überwachungsgeräte angeschafft. Den Frauen wird erzählt, dass es ihrer Sicherheit dient.

Organisationen übernehmen die Ausbildung von Stillberaterinnen, zuvor war es Aufgabe der Hebammen. »Doulas« bieten ihre Dienste als Begleiterinnen in der Schwangerschaft, während der Geburt und im Wochenbett an.

Die steigende Zahl der Kaiserschnitte könnte Hebammen überflüssig machen. Kaiserschnitte gelten als ungefährlich, sind es aber nicht!

Im Jahr 2015 geben 150 Frauen ihren Beruf als Hebamme auf. Die Bezahlung ist und war immer unzureichend bis schlecht. Es können nur verheiratete Hebammen überleben. Die Versicherungsbeiträge für Hebammen, die Hausgeburten machen, steigen ab Juli 2017 bis auf über 7000 Euro im Jahr. Geburtshäuser müssen schließen.

Es schließen auch immer mehr Geburtshilfestationen. Manche Kliniken müssen Schwangere mit Wehen abweisen und diese müssen 15 bis 100 km weit in die nächste Klinik fahren. In vielen Krankenhäusern gibt es einen Mangel an Hebammen. Vielerorts gibt es nur noch wenige Hebammen, die Frauen nach der Entbindung zu Hause betreuen. Die zunehmende Zahl künstlicher Befruchtungen führt dazu, dass immer öfter Mediziner die Schwangerschaft betreuen.

...und ein Ausblick

Das althochdeutsche Wort Hebamme heißt *Hev(i)anna*: die das Neugeborene aufhebt. Eine Hebamme ist seit jeher eine weise Frau, eine Amme, eine Ahnin, Mutter Erde, die Große Mutter. Und Hebammen haben aus langer Tradition bei der Bevölkerung noch immer einen hohen Stellenwert!

Ich möchte allen Hebammen, die sich resigniert von ihrem Beruf abwenden, Mut machen. Eine Hebamme begleitet Frauen, egal ob Sie schwanger werden möchten oder bereits schwanger sind. Die Anonymität einer Kinderwunschklinik bietet keinen Ersatz für die Weisheit und Fähigkeit der Hebammen. Viele Frauen haben den Glauben an ihre Ur-Fähigkeit, zum rechten Zeitpunkt schwanger werden zu können, verloren. Als Hebammen können wir sie wieder zu ihrem Ur-Wissen zurückführen.

Erschaffen Sie Ihre eigenen Ideen, wie Sie in Zukunft als Hebamme arbeiten möchten. Erschaffen Sie zusammen mit Frauen eine einfühlsame, stärkende, vertrauensbildende, mütterliche Atmosphäre.

Die ausufernde Technisierung mit lückenlosen Überwachungen bringt nur in seltenen Fällen mehr Sicherheit, sondern in den meisten Fällen unnötige Ängste und Gefahren mit sich. Sie könnte jahrhundertealtes Hebammenwissen verdrängen.

Liebe Hebamme! Mit Ihrer guten theoretischen und praktischen Ausbildung, Ihrer Erfahrung und Intuition sind Sie sehr eng mit dem Wissen und der Weisheit um Zeugung, Schwangerschaft und Geburt verbunden. Stärken Sie das Selbstbewusstsein der Frauen und vermitteln Sie ihnen, dass die neuen, angsteinflößenden Geschichten von gefährlichen Geburten nur in seltenen Fällen zutreffen und dass Frauen eine jahrtausendealte in den Genen verankerte Erfahrung im Gebären haben.

Die Geburt kann ein freudiges Erleben sein! Das schildert sehr eindrücklich Nadine Wenger in ihrem Mutmach-Buch und praktischen Ratgeber rund um Schwangerschaft, Geburt und Säuglingsalter, das viele Wege aufzeigt zu einer freudigen, entspannten und erfüllten Mutterschaft – mit Themen wie Alleingeburt, Stillen und Windelfrei und vielem mehr.

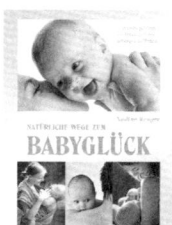

Nadine Wenger
Natürliche Wege zum Babyglück
In Liebe geboren – ins Leben getragen – geborgen auf Erden
Hardcover, 384 Seiten, durchgehend farbige Fotos
ISBN 978-3-89060-611-8

http://babyglueck.ch

Ein empfehlenswertes Buch, wie das Gebären in die Hand der Männer geriet und damit dem Fluss des Lebens entrissen wurde, ist von Gabriele Uhlmann: »Der Gott im 9. Monat«.

Uhlmann , Gott im 9. Monat, auf www.fembooks.de

NEUE ERDE im Buchhandel

Neue Erde ist ein kleiner unabhängiger Verlag, und der unabhängige Buchhandel ist unser natürlicher Partner. Wir unterstützen die Initiative »buy local«.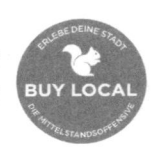

Sollte es Lieferschwierigkeiten bei den Büchern von NEUE ERDE geben, lassen Sie immer im VLB (Verzeichnis lieferbarer Bücher) nachsehen, im Internet unter **www.buchhandel.de**

Alle lieferbaren Titel des Verlags sind für den Buchhandel verfügbar.

Auch mobil können Sie, zum Beispiel mit der App von LChoice, unsere Bücher beim örtlichen Buchhändler kaufen.

Sie finden unsere Bücher auch auf unserer Homepage **www.neue-erde.de** oder in unserem Gesamtverzeichnis, welches Sie gerne hier anfordern können:

NEUE ERDE GmbH
Cecilienstr. 29 · 66111 Saarbrücken
info@neue-erde.de

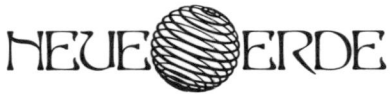